高职高专药学专业系列教材

药理学

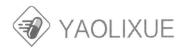

YAOLIXUE

韩永红　孙 静　主编

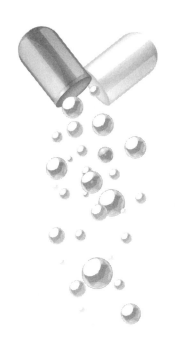

U0367137

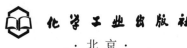

化学工业出版社

·北京·

内 容 简 介

《药理学》共分为41章，介绍了药理学的基本概念和基本知识，主要包括外周神经系统、中枢神经系统、心血管系统、内脏及血液系统、内分泌系统和化学治疗药物的药理作用、临床应用、不良反应和注意事项。每章均明确了"学习目标"，对重难点知识一目了然；正文部分穿插"知识链接"，有助于知识面的拓展，增加教材内容的趣味性和可读性；"用药指导"可以培养学生临床思维，增强实际运用的能力与水平；"巩固提高"可以增强学生对所学内容的掌握。本书配有电子课件，可从 www.cipedu.com.cn 下载参考，其他数字资源可扫描二维码学习观看。教材全面贯彻党的教育方针，落实立德树人根本任务，有机融入党的二十大精神。

本教材可供高职高专药学、护理及其他相关专业学习或其他药学工作者参考使用。

图书在版编目（CIP）数据

药理学/韩永红，孙静主编 . —北京：化学工业出版社，
2022.4（2024.8重印）
高职高专药学专业系列教材
ISBN 978-7-122-40526-5

Ⅰ.①药…　Ⅱ.①韩…②孙…　Ⅲ.①药理学-高等职
业教育-教材　Ⅳ.①R96

中国版本图书馆 CIP 数据核字（2021）第 273002 号

责任编辑：迟　蕾　李植峰　张雨璐　　　　　装帧设计：王晓宇
责任校对：宋　玮

出版发行：化学工业出版社（北京市东城区青年湖南街 13 号　邮政编码 100011）
印　　刷：三河市航远印刷有限公司
装　　订：三河市宇新装订厂
787mm×1092mm　1/16　印张 19½　字数 519 千字　　2024 年 8 月北京第 1 版第 3 次印刷

购书咨询：010-64518888　　　　　　　　　　　售后服务：010-64518899
网　　址：http://www.cip.com.cn
凡购买本书，如有缺损质量问题，本社销售中心负责调换。

定　　价：56.00 元

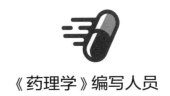

《药理学》编写人员

主　　编　韩永红　孙　静
副 主 编　张艳军　何　婵　樊鑫梅　刘　华
编　　者（以姓名笔画为序）
　　　　　　丁　旭（江苏护理职业学院）
　　　　　　王　丽（黑龙江农业经济职业学院）
　　　　　　刘　华（黑龙江农垦科技职业学院）
　　　　　　孙　静（山东商业职业技术学院）
　　　　　　李天平（湖南环境生物职业技术学院）
　　　　　　李囡囡（芜湖职业技术学院）
　　　　　　李　娜（烟台职业学院）
　　　　　　何　婵（烟台职业学院）
　　　　　　汪　葵（湖南环境生物职业技术学院）
　　　　　　张艳军（江苏护理职业学院）
　　　　　　韩永红（江苏护理职业学院）
　　　　　　樊鑫梅（江苏食品药品职业技术学院）

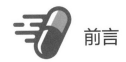

为突出高职高专重视学生职业能力培养的特色，本教材坚持"实用、够用"的原则，以思想性、科学性、启发性、先进性、适用性为指导，结合学情、就业岗位群和群岗位能力需求分析，参照《中国药典》（2020 年版），以国家基本药物目录为基准编写，并将新冠疫情相关知识纳入到编写内容，适当增加临床已应用的新药，以拓宽学生视野，为学生良好就业奠定基础。

本教材根据药理学教学内容分为 41 章，介绍了药理学的基本概念和基本知识，外周神经系统、中枢神经系统、心血管系统、内脏及血液系统、内分泌系统和化学治疗药物的药理作用、临床应用、不良反应和注意事项。每章均明确了"学习目标"，使学生对重难点知识一目了然；正文部分穿插"知识链接"，有助于拓展学生的知识面，增加教材内容的趣味性和可读性；"用药指导"可以培养学生的临床思维，增强实际用药的能力与水平；"巩固提高"可以增强学生对所学内容的掌握。

本教材注重纸质教材与数字资源的融合，附有配套 PPT、重难点微课演绎等学习资源，电子课件可从 www.cipedu.com.cn 下载参考；其他数字资源可扫描二维码学习观看。教材全面贯彻党的教育方针，落实立德树人根本任务，有机融入党的二十大精神。

在教材的编写过程中，汲取和借鉴了相关教材和专家的研究成果，得到了多位专家的悉心指导和参编单位的大力支持，在此一并致以崇高的敬意和衷心的感谢。由于编者知识能力有限，书中不妥之处在所难免，敬请广大师生批评指正。

编者

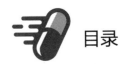

目录

绪　论

⊙ **学习目标**

1. 掌握药物概念及其来源。
2. 能说出药理学发展简史、研究方法。
3. 掌握药理学的学习方法和注意事项。

药理学是一门涉及药学、基础医学和临床医学等相关内容的综合性学科，随着科技的不断进步，药理学研究也取得了长足发展并呈现出众多分支，其主要任务是为临床用药提供指导和服务。

一、药理学的性质、研究对象和任务

药物是指凡能影响机体器官生理功能及细胞代谢活动，用于预防、诊断和治疗疾病的物质。

药物是人类在长期与疾病作斗争的过程中不断发现、积累并丰富起来的。按来源可分为天然药物、合成药（化学药）和半合成药物；按用途可分为预防药物、治疗药物、诊断药物等；按组成可分为无机药物、有机药物等；按管理需要可分为处方药和非处方药；按产地可分为国产药和进口药。

药理学是研究药物与机体相互作用及作用规律的学科，即药物效应动力学和药物代谢动力学。药物效应动力学又称药效学，主要研究药物对机体的作用及作用机制；药物代谢动力学又称药动学，主要研究药物在机体的影响下发生的变化及其规律。药理学以生理学、生物化学、病理学、微生物学等学科为基础，为防治疾病、合理用药提供理论知识。药理学的研究是在严格控制的条件下进行的，其研究方法分为实验药理学方法、实验治疗学方法和临床药理学方法。

随着现代科学技术的发展，每年都会有大量新药进入临床，因此只有掌握这些药物的基本作用和特点，运用科学的思维方法将知识融会贯通，才能保证临床用药的安全、有效、经济。

二、药理学的学习目的和方法

药理学是连接药学与医学、基础医学与临床医学的桥梁，为防治疾病、合理用药提供理论知识和科学思维方法，是药学专业一门重要的专业课程。学习药理学主要是要了解药物作用机制、临床应用及用药注意事项，从而在常见疾病的防治过程中，能够正确地选择药物，为患者制定合理的给药方案，从而对药物的有效性、安全性做出正确评价，为药物使用和管理提供科学依据。

在学习过程中，首先要掌握生理学、生物化学、微生物学和免疫学等知识，并能熟练运用这些知识理解药物作用机制、临床治疗效果和不良反应；第二要选用合适的学习方法掌握各类药物中代表药的作用、作用机制、临床应用和不良反应等，在此基础上，通过比较归纳总结该类药物作用的共同规律及个性特点，充分掌握药物的特性；第三要重视实验和实训，实验和实训可加深对学习内容的理解并通过实际操作练习，培养其观察、分析和解决问题的能力和职业素质。

三、药理学的发展概况

药理学是在人们对药物应用的过程中逐渐发展起来，而人类对药物的应用可追溯到五六千年以前。药物的发现是人们从生产、生活经验中认识到很多天然物质可以治疗疾病、去除病痛，例如饮酒止痛、大黄导泻、麻黄止喘等。约成书于秦汉时期的《神农本草经》是我国最早的药学著作，书中除药物总论外，分为上、中、下三品，共收载药物 365 种，其中不少药物直到现在仍然在临床广泛使用，奠定了我国药学的基础；唐代的《新修本草》是世界上最早的一部由政府颁发的具有法律效力的药典，收载药物 844 种，增加了安息香、龙脑等外来药品。明朝李时珍所著的《本草纲目》是闻名世界的一部药物学巨著，全书 52 卷，共收载药物 1892 种，已被译成英、日、朝、德、法、俄、拉丁 7 种文本，是世界重要的药物学文献之一。

药理学的建立和发展与科学技术日新月异地发展紧密相关。19 世纪初，化学、生物学及生理学的发展，促进了药理学整体研究方法与水平的提高。英国的 Langley 于 1878年根据对阿托品与毛果芸香碱对猫唾液分泌的作用研究，为受体学说的建立奠定基础；1804 年，德国化学家 Sertumer 从阿片中分离提取出吗啡，用狗实验证明其有镇痛作用；1846 年，德国的 Bucheim 建立了世界上第一个药理实验室，创立了实验药理学，标志着药理学作为独立学科的诞生。其后，他的学生 Schmiedberg 继续发展了实验药理学，开始研究药物的作用部位，开创了器官药理学。有机化学和实验医学的发展，使药物研究和开发进入了一个崭新的阶段：1909 年，德国的 Ehrlich 从有机砷化合物中筛选出有效治疗梅毒的砷凡纳明；1935 年，德国的 Domagk 发现磺胺类药物可以治疗细菌感染；1940年，英国的 Florey 在前人研究的基础上，从青霉菌培养液中分离出青霉素。现在临床上广泛使用的药物，如磺胺类药物、抗生素、合成抗疟药、抗组胺药、镇痛药、抗高血压药、抗精神失常药、抗癌药、激素类药物及维生素均是在 20 世纪 30 年代到 50 年代这一时期研制开发的。

近代以来，由于细胞生物学、分子生物学、免疫学以及同位素、各种色谱、生物工程和计算机等先进技术的广泛应用，药理学发展有了长足进步。近年来随着自然科学技术特别是克隆、基因重组及基因敲除等技术的迅猛发展，药理学由过去的单一学科发展成了分子药理学、神经药理学、免疫药理学、遗传药理学临床药理学、生化药理学等分子学科，其中，生化药理学和分子药理学的发展将药物作用机制的研究从宏观引入到微观，从原来的系统、器官水平进入到分子水平。这些分支学科的建立和发展，极大推动并丰富了药理学及其他生命科学的发展。

我国药理学研究出现在 20 世纪初期，虽起步较晚但经过几代人数十年的努力已经取得了许多成就：我国科学家在 1965 年首次用人工方法合成了牛胰岛素；1972 年，我国学者从黄花蒿中提取出青蒿素，青蒿素是抗疟的特效药，挽救了成千上万的生命。2001 年，世界卫生组织推荐以青蒿素方为基础的联合疗法，2015 年我国科学家屠呦呦因在青蒿素研究中的特殊贡献获得了诺贝尔医学奖。我国药理学工作者肩负着双重责任，一方面要赶上国际现代药理学水平，同时也要努力提高中药药理学研究水平，使我国药理学发展具有中国特色，形成中西医结合的药理学。

四、新药开发与研究

新药是指化学结构、药品组分和药理作用不同于现有药品的药物，我国《药品管理法》、《药品注册管理办法》对新药的界定有着明确的规定。新药开发有着非常严格而复杂的过程，且各药不尽相同，但药理学研究是必不可少的关键步骤。新药研究过程大致可分为临床前研究、临床研究和上市后药物监测三个阶段。

临床前研究主要由药物化学和药理学相关内容组成，包括药物制备工艺和质量控制标准、动物药效学和药动学研究等。临床前研究是新药从实验研究过渡到临床应用必不可少的阶段，但由于人和动物对药物的反应性存在着明显的种属差异，因此必须开展以人为研究对象的临床药理研究，才能对药物作出准确的评估。

为了评价药物的安全性、有效性和耐受性等，新药的临床研究一般分为Ⅰ、Ⅱ、Ⅲ、Ⅳ期临床试验。为了更好地控制新药研发过程中的临床风险，使更多的有效化合物能够尽快上市，美国食品和药物管理局（FDA）在 2006 年发布了 e IND 研究指导原则，也就是我们所说的 0 期临床试验。0 期临床试验是指活性化合物在完成临床前试验后，但还未正式进入临床试验之前，允许研制者使用微剂量（一般不大于 $100\mu g$，或小于 1% 的标准剂量）对少量人群（6 人左右，健康志愿者或者患者）进行药物试验，其特点是小剂量、短周期、受试者少、不以药物疗效评价为目的，其目的是对药物的药效学和药动学进行评价。但因在伦理、PK 线性关系、受试结果误差大等方面存在风险，我国目前还没有开展 0 期临床试验。

? 巩固提高

一、简答题
1. 试述药物的定义与来源。
2. 简述药理学的研究方法。

第一章　药物效应动力学

学习目标

1. 掌握药物的防治作用及不良反应，以及药物的量效曲线及意义。
2. 熟悉受体学说及药物的主要作用机制。
3. 学会分析用药剂量和效应的关系并指导用药。

药物效应动力学（药效学）是研究药物对机体的作用及作用机制，为临床合理用药和新药研究提供理论依据的科学。

第一节　药物的作用

药物作用指药物与机体细胞间的初始作用。药理效应指药物与机体相互作用引起的机体生理、生化功能或形态的变化，是药物作用的结果。

一、药物的基本作用

药物的基本作用包括兴奋作用和抑制作用。凡能使机体生理生化功能增强的药物作用称为兴奋作用，如肌肉收缩、心率加快、酶的活性增强等。反之，使机体生理生化功能减弱的药物作用称为抑制作用，如肌肉松弛、心率减慢、酶活性降低等。两者在一定条件下可以相互转化，如中枢神经系统过度兴奋可导致惊厥，持续惊厥可转变为衰竭性抑制，甚至死亡。

二、药物作用的类型

1. 局部作用和吸收作用

（1）局部作用　药物在吸收进入血液循环之前在用药局部产生的作用称为局部作用，如乙醇、碘酒对皮肤黏膜的消毒作用，口服硫酸镁在肠道产生的导泻作用。

（2）吸收作用　药物进入血液循环后分布到组织器官而发挥的作用称为吸收作用，也称全身作用。如口服阿司匹林的退热作用，注射硫酸镁的降压作用和抗惊厥作用。

2. 直接作用和间接作用

（1）直接作用　指药物在所分布的组织器官直接产生的作用，又称为原发作用。如强心苷能选择性加强心肌收缩力，增加衰竭心脏的排出量，此作用为强心苷的直接作用。

（2）间接作用　指由药物的直接作用引发的其他作用，又称为继发作用。如强心苷在增强心肌收缩力、增加心排出量的同时，可反射性提高迷走神经的兴奋性，导致心率减慢，此作用为强心苷的间接作用。

3. 药物作用的选择性

药物在治疗剂量时对某些器官或组织发生明显作用，而对其他器官或组织的作用较小或不发生作用，称为药物的选择性。药物的选择性与药物的体内分布、机体组织细胞的结构及生理生化功能等有关。如抗慢性心功能不全药物地高辛，对心肌的选择性较强，很小剂量即可产生正性肌力作用，而对骨骼肌则无影响。

药物的选择性是临床选药的依据，一般而言，选择性高的药物不良反应较少，但作用范围及应用较窄。选择性低的药物，不良反应较多，作用及应用范围较广。如阿托品对腺体、胃肠道平滑肌、心脏、血管及中枢神经系统都有作用，可用于治疗多种疾病，也可导致多种不良反应。另外，药物的选择性是相对的，与用药剂量有关，如治疗量的地高辛增强心肌的收缩力，但随着剂量的增加，对中枢神经系统也会产生影响，甚至造成毒性反应。因此临床用药过程中，应严格掌握药物的剂量。

三、药物作用的两重性

药物的作用具有两重性，即防治作用和不良反应。

1. 防治作用

防治作用包括预防作用和治疗作用。

（1）预防作用　指提前用药以防止疾病或症状发生的作用，如服用小剂量阿司匹林用于防治血栓性疾病。

（2）治疗作用　指符合用药目的，有利于防病治病作用。一般分为对因治疗与对症治疗。

① 对因治疗。用药目的在于消除原发致病因子，彻底治愈疾病，又称治本，如用化疗药物杀灭病原微生物以控制感染。

② 对症治疗。用药目的在于消除或缓解疾病的症状，但不能消除病因，又称治标，如应用解热镇痛药使发热患者体温下降等。

对因治疗固然重要，但对某些严重危及患者生命的症状，采取对症治疗也是非常重要的。临床用药时应采用"急则治标，缓则治本，标本兼治"的原则。

③ 补充治疗，又称替代疗法。用药目的在于补充体内营养物质或代谢物质的不足，如铁剂用于治疗缺铁性贫血等，补充治疗不能祛除原发病灶，需要进一步进行对因治疗。

2. 药物不良反应

药物不良反应指不符合用药目的且给患者带来痛苦甚至危害的反应。少数较严重的难以恢复的不良反应，称为药源性疾病，如氯霉素引起再生障碍性贫血、链霉素与庆大霉素引起的中毒性耳聋。药物不良反应主要包括以下几种类型。

（1）副作用　药物在治疗剂量下出现的与用药目的无关的作用，又称副反应。副作用是药物固有的作用，可以预知但不能避免。副作用一般比较轻微，危害不大，可自行恢复。其产生原因是药物的选择性低，当药物的某一效应被用于治疗目的时，其他效应就成了副作用，随治疗目的的不同，其治疗作用与副作用是可以相互转化的，如阿托品因其抑制腺体分泌作用于全身麻醉时，其松弛平滑肌作用引起的腹胀则是副作用。

（2）毒性反应　指用药剂量过大、时间过长或机体对药物的敏感性过高产生的危害性反应。短期大剂量应用发生的毒性反应为急性毒性反应，主要损害神经系统、循环系统、呼吸系统。长期应用因药物在体内蓄积而缓慢发生的毒性为慢性毒性反应，多损害肝、肾、骨髓、内分泌等。有些患者由于对某种药物的敏感性过高或有肝肾疾病使药物代谢排泄功能障碍，在常用量下也会出现毒性反应。毒性反应可以预知也可以避免。

致突变、致畸和致癌作用称为"三致"作用，是药物损伤细胞遗传物质所致的特殊毒性作用或潜在毒性作用，均属于慢性毒性范畴。

（3）变态反应　是药物作为抗原或半抗原与机体接触致敏后所引起的病理性免疫反应，又称过敏反应。致敏物质可能是药物本身或其代谢物，也可能是药剂中杂质。

药物过敏反应的特点是：①常见于少数过敏体质患者。②过敏反应的发生与剂量无关，极少量即可发生，反应程度与剂量有关。③不可预知，反应严重程度因人而异。④结构相似的药物之间可产生交叉过敏反应，如对青霉素 G 过敏的患者，对头孢菌素也可能过敏。因此，对于过敏体质患者和易致敏的药物，临床用药前应做皮肤过敏试验，阳性者禁用。

（4）后遗效应　指停药后血浆药物浓度已降至阈浓度以下时残存的药理效应。后遗效应可能是短暂的，如服用苯巴比妥钠催眠后出现的宿醉现象；也可能比较持久，如长期应用肾上腺皮质激素后出现肾上腺皮质功能低下，数月内难以恢复。

> **知识链接**
>
> **严重不良反应案例**
>
> 1922～1934 年，氨基比林作为一种新型的解热镇痛药物流行于欧洲及美国，常被人们用于退热、止痛，结果造成众多患者因粒细胞缺乏导致死亡：美国死亡 1981 人，欧洲死亡 200 余人。
>
> 1937 年，美国某工厂使用二甘醇代替乙醇生产磺胺酏剂，用于治疗感染性疾病，结果有 300 多人发生肾功能衰竭，107 人死亡。
>
> 黄体酮等孕激素是 20 世纪 30～40 年代治疗习惯性流产等妇科疾病的常用药物，50 年代美国霍普金斯大学医院的医生发现有许多女婴（大约有 600 名）出现外生殖器男性化畸形，研究发现这种异常现象与女婴的母亲在孕期曾服用孕激素有关。

（5）停药反应　指长期用药后突然停药，原有疾病的症状复发或加剧的现象，又称为反跳现象或撤药综合征，如突然停用抗高血压药后可引起血压突然上升。长期应用此类药物应逐渐减量。

（6）继发反应　指继发于药物治疗作用之后的一种不良反应，是治疗剂量下治疗作用本身带来的后果，又称治疗矛盾。如长期使用广谱抗生素阿莫西林等可出现由念珠菌或耐药菌大量繁殖引起的二重感染。

第二节　药物的构效关系与量效关系

一、药物的构效关系

　　一般来说，结构类似的药物能与同一受体或酶结合，产生相似或相反的作用，如吗啡、可待因结构相似而具有相似的镇痛作用，而烯丙吗啡虽与吗啡结构相似却产生拮抗吗啡的效应。有时药物的化学结构完全相同，但光学异构体不同，它们的药理作用可能完全不同，如奎宁为左旋体，具有抗疟作用，而右旋体奎尼丁却具有抗心律失常作用。侧链常可影响药物作用的强弱、快慢等，如天然糖皮质激素抗炎作用弱，调节水盐代谢作用强，对其侧链结构加以改造，可获得一系列广泛应用的糖皮质激素，降低了其对水盐代谢的影响，增强了其抗炎作用。药物的构效关系以吗啡及其衍生物为例见表 1-1。

表 1-1　吗啡及其衍生物的构效关系

药物	R_1	R_2	R_3	作用特点
吗啡	—OH	—OH	—CH$_3$	镇痛、易成瘾

续表

药物	R_1	R_2	R_3	作用特点
可待因	—OCH_3	—OH	—CH_3	镇痛、镇咳
纳洛酮	—OH	=O	—CH_2—CH=CH_2	吗啡拮抗剂

二、药物的量效关系

药物的量效关系指药物的剂量在一定范围内与效应成正比，药物效应随着血药浓度的升高而增强，这种剂量与效应关系称为量效关系。

1. 剂量-效应曲线

以药理效应强度为纵坐标，剂量或浓度为横坐标，即得量效曲线（见图 1-1）。

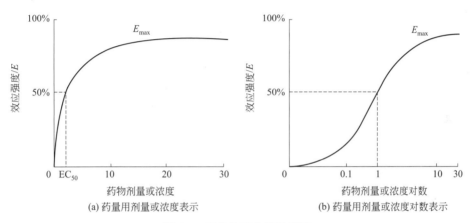

(a) 药量用剂量或浓度表示　(b) 药量用剂量或浓度对数表示

图 1-1　量效关系曲线示意图

量效曲线根据所观察的药理效应指标不同，可分为量反应-量效曲线和质反应-量效曲线。

（1）量反应-量效曲线　药理效应的强弱可用具体数量或最大效应百分率表示，如心率、血压、血糖浓度、尿量、肌肉张力程度等，称为量反应。以效应强度（E）为纵坐标，药物剂量或浓度（C）为横坐标作图，所得曲线称量反应-量效曲线，为先陡后平的曲线 ［图 1-1(a)］。若横坐标改为对数剂量或浓度（$\lg C$）则曲线呈对称 S 形 ［图 1-1(b)］。

药物的药理效应在一定剂量范围内随着剂量或血药浓度的增加而增强，增加到一定程度时，效应就不再增强，只会引起毒性反应。这一药理效应称为最大效应（或效能）。

效价强度指药物达到一定效应时所需的剂量。达到相同的药理效应时所需的剂量越小，效价强度越大；反之，所需药物剂量越大则效价强度越小。效能和效价强度反映药物的不同性质，具有不同的临床意义，可用于评价同类药物不同品种的作用特点。如利尿药以每天排钠量为效应指标来比较，氢氯噻嗪的效价强度大于呋塞米，但呋塞米的效能远大于氢氯噻嗪，其临床效果也超过氢氯噻嗪（图 1-2）。所以，两者均可作为临床选择药物和确定药物剂量的依据。

（2）质反应-量效曲线　有些药物药理效应不能用具体数值来表示，只能用阳性或阴性表示，如动物存亡、睡眠、麻醉、惊厥等反应，这种反应称为质反应，亦称全或无反应。若以反应出现的频数为纵坐标，以剂量（浓度）为横坐标作图，质反应的量效曲线则为正态分布曲线。若以累加阳性频数为纵坐标，以对数剂量（浓度）为横坐标，则曲线呈对称 S 形（图 1-3）。

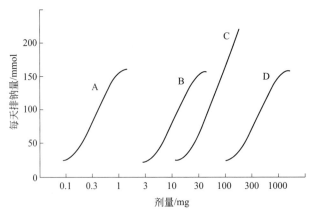

图 1-2 各种利尿药效价强度及效能的比较
A—环戊噻嗪；B—氢氯噻嗪；C—呋塞米；D—氯噻酮

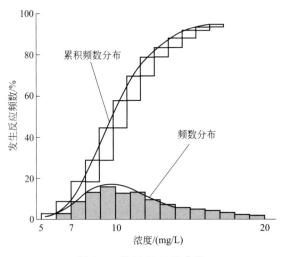

图 1-3 质反应-量效曲线

2. 量效关系中重要的药效学参数

（1）无效量 指未达到有效血药浓度，不产生药理效应的剂量称为无效量。

（2）最小有效量 是指刚能引起药理效应的最小剂量，或称阈剂量，其血药浓度称为阈浓度。

（3）有效量 能达到治疗效果但不引起毒性反应的剂量，称为有效量。治疗量是介于最小有效量与极量之间、疗效显著且安全的剂量。

（4）极量 是产生最大效应而不出现中毒的剂量，又称最大治疗量。

（5）最小中毒量和中毒量 超过极量并能引起毒性反应的最小剂量，称为最小中毒量。介于最小中毒量与最小致死量之间的剂量，称为中毒量。

（6）致死量 可导致动物死亡的剂量。

3. 药物的安全性评价

（1）半数有效量（ED$_{50}$） 或半数有效浓度（EC$_{50}$）指能引起 50％ 的效应（量反应）或 50％ 阳性反应（质反应）的剂量或浓度，是反映药物治疗效应的重要参数。

（2）**半数致死量（LD_{50}）** 指能引起半数动物死亡的剂量。LD_{50}是反映药物毒性大小的重要参数，常用于临床前药理研究检测药物毒性的大小。

（3）**治疗指数（TI）** 是评价药物安全性的重要指标，用LD_{50}/ED_{50}来表示，一般而言TI越大越安全。鉴于治疗指数未考虑到药物达到最大效应时的毒性情况，故单用治疗指数不能完全严格地反映药物的安全性。如某药的ED和LD两条曲线的首尾有重叠［图1-4（a）］，即有效剂量与其致死剂量之间有重叠。为此，有人用1％致死量与99％有效量的比值或5％致死量与95％有效量之间的距离来衡量药物的安全性。

如图1-4（b）所示，A、B两药的LD_{50}及ED_{50}相同，故治疗指数相同，但两药的量效曲线的斜率并不相同，A药表示疗效的曲线和表示毒性的曲线首尾无重叠，在ED_{95}和ED_{99}时没有动物死亡，B药表示疗效的曲线与表示毒性的曲线首尾有重叠，即LD_5小于ED_{95}，说明B药未达最大效应时已出现动物死亡。故A、B两药虽然TI相等，但实际A药比B药安全，因此单用治疗指数不能完全反映药物的安全性。故用安全范围及可靠安全系数来评价药物的安全性比治疗指数更佳。

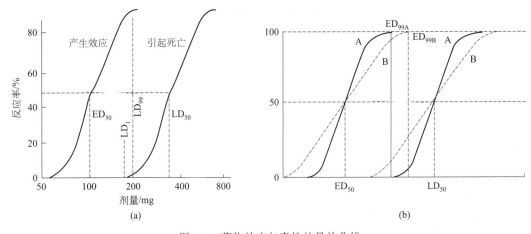

图1-4 药物效应与毒性的量效曲线

（4）**安全范围** 指5％致死量（LD_5）与95％有效量（ED_{95}）的比值。安全范围为$ED_{95}\sim LD_1$之间的距离，其距离越大药物越安全。

（5）**可靠安全系数** 指1％致死量（LD_1）与99％有效量（ED_{99}）的比值。若系数<1，说明有效量与致死量仍有重叠，是不安全的。

第三节 药物作用机制

一、药物作用的受体机制

药物作用的受体机制在药理学中占有重要地位，多数药物是通过受体机制产生作用的，如吗啡可激动中枢的阿片受体发挥镇痛作用，阿托品可阻断胃肠平滑肌上的胆碱受体发挥松弛胃肠平滑肌。

1. 受体的概念和特性

（1）**受体的概念** 受体是存在于细胞膜或细胞质内的一类大分子功能蛋白，能识别和结合相应的生物活性物质，产生特定生理效应和药理效应。能与受体结合的生物活性物质称为配体，包括神经递质、自体活性物质、激素和药物等。

（2）受体的特性

①特异性：受体对特异配体有极高的识别能力。②灵敏性：受体与较低浓度的配体结合就能产生显著的效应。③饱和性：因受体数目限制，受体与配体的结合具有饱和性，即配体与受体结合到某种程度效应便不再增加，且作用于同一受体的配体之间存在竞争结合现象。④可逆性：配体与受体结合形成配体-受体复合物后又解离的现象。⑤多样性：同一受体可由多种亚型构成，可广泛分布于不同的细胞而产生不同效应。

2. 药物与受体的相互作用

药物作用于受体能否产生生物效应取决于受体与药物的亲和力和内在活性。亲和力是指药物与受体结合的能力。亲和力大，与受体结合的数目多，作用强；反之，亲和力小，与受体结合的数目少，作用则弱。内在活性是指药物与受体结合后产生生物效应的能力。

按药物与受体结合后呈现作用的不同分为激动药和阻断药两大类。

（1）受体激动药　药物有很强的亲和力和内在活性，能有效地激活受体产生生物效应，称为激动药，也称兴奋药，如毛果芸香碱为胆碱受体的激动药。有些药物虽能与受体结合，但内在活性低，产生的生物效应较弱，称为部分激动药，如喷他佐辛为阿片受体的部分激动药。

（2）受体阻断药　药物虽与受体有亲和力，但无内在活性，与受体结合后可阻碍激动药或内源性配体与受体结合，称为阻断药，也称拮抗药，如阿托品为胆碱受体的阻断药。

3. 受体的调节

受体的数量、亲和力和内在活性受各种生理、生化、病理及药理因素的影响而发生变化，称为受体调节。受体调节是维持机体内环境稳定的一个重要因素，其调节方式有受体增敏和受体脱敏两种类型。

（1）受体增敏　也称向上调节，是指受体长期反复与拮抗药接触产生的受体数目增加、亲和力和效应力增强的现象。如长期应用普萘洛尔突然停药出现的反跳现象。

（2）受体脱敏　也称向下调节，是指在长期使用一种激动药产生的受体数目减少、亲和力和内在活性减弱的现象。如长期使用 β 受体激动药所产生的耐受性。

二、药物作用的非受体机制

（1）改变理化环境　有些药物通过改变机体内周围环境的理化性质而发挥作用，如静滴甘露醇提高血浆渗透压治疗脑水肿等。

（2）影响酶的活性　参与调节机体生理功能的前列腺素、神经递质、激素等自身活性物质大多在酶的参与下合成。阿司匹林通过抑制环氧酶而抑制前列腺素的合成产生解热镇痛作用。

（3）参与或干扰代谢　铁制剂中 Fe^{2+} 可参与血红蛋白合成，用于纠正缺铁性贫血；喹诺酮类抗菌药可抑制细菌 DNA 回旋酶而发挥杀菌作用。

（4）影响离子通道　局部麻醉药可阻滞 Na^+ 通道，抑制 Na^+ 内流而发挥局部麻醉作用。硝苯地平可阻滞 Ca^{2+} 通道，减少血管平滑肌细胞 Ca^{2+} 内流，使血管平滑肌松弛而降血压。巴比妥类药物可通过增加 Cl 通道的开放时间而产生中枢抑制作用。

（5）影响递质释放　麻黄碱可促进去甲肾上腺素能神经末梢释放去甲肾上腺素，间接地产生拟肾上腺素的作用。

？ 巩固提高

一、真题分析

1. 受体拮抗药的特点是（　　　）。

A. 对受体有亲和力和内在活性　　　B. 对受体无亲和力而有内在活性

C. 对受体无亲和力也无内在活性　　D. 对受体有亲和力而无内在活性

E. 以上都不对

2. 有关药物的副作用，不正确的是（　　　）。

A. 治疗剂量时产生的不良反应　　　B. 因药物选择性低

C. 不太严重的不良反应　　　　　　D. 一种难以避免的不良反应

E. 与治疗目的有关的药物反应

二、选择题

1. 药理学是研究（　　　）。

A. 药物的学科　　　　　　　　　　B. 药物与机体相互作用规律及原理的学科

C. 药物效应动力学的学科　　　　　D. 药物代谢动力学的学科

E. 药物药理作用的学科

2. 下列属于局部作用的是（　　　）。

A. 普鲁卡因的浸润麻醉作用　　　　B. 苯巴比妥的催眠作用

C. 地高辛的强心作用　　　　　　　D. 利多卡因的抗心律失常作用

E. 阿司匹林的解热镇痛作用

3. 副作用是在下述哪种剂量时产生的不良反应？（　　　）

A. 治疗量　　　B. 无效量　　　C. 极量　　　D. LD_{50}　　　E. ED_{50}

4. 药物作用的两重性是指（　　　）。

A. 对因治疗与对症治疗　　　　　　B. 副反应和毒性反应

C. 治疗作用与副作用　　　　　　　D. 防治作用与不良反应

E. 预防作用与治疗作用

5. 反复多次应用药物后，机体对药物的敏感性降低，称为（　　　）。

A. 习惯性　　　B. 成瘾性　　　C. 依赖性　　　D. 耐受性　　　E. 耐药性

6. 药物的半数致死量（LD_{50}）是（　　　）。

A. 中毒量的一半　　B. 致死量的一半　　C. 引起50％动物死亡的剂量

D. 引起60％动物死亡的剂量　　　E. 引起100％动物死亡的剂量

7. 下列对治疗指数的阐述哪项不正确？（　　　）

A. 可用动物试验获得　　　　　　　B. 可用 ED_{50}/LD_{50} 表示

C. 是评价药物安全性的指标之一　　D. 可用 LD_{50}/ED_{50} 表示

E. 值越大则安全范围越广，值越小越不安全

8. 受体是（　　　）。

A. 配体的一种　　　B. 酶　　　C. 第二信使　　　D. 蛋白质　　　E. 神经递质

9. 连续用药较长时间，药效逐渐减弱，需加大剂量才能出现药效的现象称为（　　　）。

A. 耐受性　　　B. 成瘾性　　　C. 耐药性　　　D. 快速耐受性　　　E. 习惯性

10. 药物的内在活性（效应力）是指（　　　）。

A. 药物穿透生物膜的能力　　　　　B. 药物激动受体的能力

C. 药物水溶性大小　　　　　　　　D. 药物对受体亲和力高低

E. 药物脂溶性强弱

三、简答题

1. 常见的药物不良反应有哪些？

2. 简述药物的作用机制。

第二章　药物代谢动力学

学习目标

1. 掌握药物吸收、分布、生物转化、代谢的概念及其影响因素。
2. 熟悉药物消除动力学的类型、特点、基本参数及意义。
3. 了解药物跨膜转运的方式及特点。

药物代谢动力学（简称药动学），是研究药物在体内的动态变化规律的学科，即应用数理方法分析药物在体内的吸收、分布、代谢、排泄过程，并揭示体内药物浓度随时间变化的规律。

第一节　药物的跨膜转运

药物跨膜转运指药物在体内的吸收、分布、生物转化及排泄等过程中，多次跨越各种生物膜的过程。药物的跨膜转运方式主要有被动转运和主动转运两种。

一、被动转运

被动转运是指药物顺浓度梯度由高浓度一侧向低浓度一侧的跨膜转运，包括简单扩散、易化扩散和滤过。被动转运不需消耗能量，转运速率符合扩散规律，故又称扩散转运。药物的被动转运有三种类型。

（1）简单扩散　又称脂溶性扩散，系指脂溶性药物可溶解于细胞膜的脂质双分子层透过细胞膜的顺浓度差的扩散方式。大多数药物以这种方式转运。简单扩散的速度除取决于细胞膜的性质、面积及膜两侧的浓度梯度外，还与药物的性质有关，分子量小（200 以下）、脂溶性高、极性小、解离度小的药物较易通过细胞膜转运。

药物大多是弱酸性或弱碱性化合物，如在体液环境中转化成离子型分子，则不易透过细胞膜。药物的离子化程度与其 pK_a 及其所在溶液的 pH 值有关。一般来说弱酸性药物在酸性环境下不易解离，非离子型多，脂溶性大，易透过细胞膜；而在碱性环境中，解离度大，离子型多，脂溶性小，难以透过细胞膜。弱碱性药物则与之相反。临床上，弱酸性药物过量中毒（如苯巴比妥、阿司匹林）可用碳酸氢钠等碱性药物碱化体液以促进排泄；而弱碱性药物中毒时则给予氯化铵等酸性药物酸化体液，以促进排泄。

（2）易化扩散　易化扩散又称载体转运，系指一些不溶于脂质而与机体生理代谢有关的物质，如氨基酸、葡萄糖等，借助细胞膜上的某些特异性蛋白质——通透酶而扩散的方式。其特点是：不耗能、需要载体、有竞争性抑制现象、有饱和现象。一些离子如 Na^+、K^+、Ca^{2+} 等，经细胞膜上特定的蛋白质通道由高浓度一侧向低浓度一侧转运，也属于易化扩散。

（3）滤过　又称水溶性扩散指直径小于膜孔的水溶性的极性或非极性药物，借助膜两侧的流体静压和渗透压差被水携带到低压侧的过程。如水、乳酸、乙醇等水溶性物质等。

二、主动转运

主动转运指药物依赖于细胞膜上的特殊载体，由低浓度一侧向高浓度一侧（逆浓度梯度或电位梯度）的跨膜转运过程。其特点是：需要消耗能量，需要载体且多为特殊的酶，具有选择性和特异性，并有竞争性抑制及饱和现象。这类转运主要存在于神经元、肾小管和肝细胞内。如去甲肾上腺素能神经末梢突触前膜对去甲肾上腺素的再摄取及近曲小管主动分泌青霉素及丙磺舒等均属主动转运。

第二节　药物的体内过程

药物的体内过程包括四个方面：吸收、分布、生物转化或代谢和排泄。其中，药物的生物转化和排泄合称消除。

一、吸收

药物从用药部位进入血液循环的过程称为吸收。凡血管外途径给药，如口服、肌内注射等，都必须经过吸收过程才能产生药理效应。吸收的快慢和多少与药物的理化性质、给药途径以及吸收环境等有关。

1. 药物的理化性质和制剂特点

一般来说，分子量小、脂溶性高的药物易于吸收，反之，则不易吸收。注射用药时，水溶液制剂吸收较快，油剂及混悬剂因在注射部位滞留，吸收较慢。

2. 不同给药途径药物吸收的特点

（1）消化道给药

① 口服给药是最常用的给药方式，其特点是简单、经济、安全。胃液pH 值 0.9～1.5，除弱酸性药物如水杨酸和巴比妥类可从胃中吸收外，口服给药主要的吸收部位是小肠。影响口服给药吸收的因素有：a. 药物的崩解度，各种剂型的吸收快慢依次为水溶液、粉剂、胶囊、片剂；b. 胃排空速度，加速胃排空可使药物很快进入小肠，加速药物吸收，反之吸收减慢；c. 胃内容物等。

首过效应

药物自胃肠吸收后经门静脉进入肝脏，有些药物在进入体循环之前，会被胃肠黏膜和肝药酶代谢灭活，使进入全身血液循环的有效药物量减少，药效下降，称为首关代谢或首过效应。具有首关代谢的药物一般不宜口服或需增加口服用药的剂量才能达到所需的治疗效果。

② 舌下给药。少数药物可经舌下含化，通过口腔黏膜吸收。舌下给药不需经门静脉，可避免首关代谢。如硝酸甘油通过舌下给药控制心绞痛的发作。

③ 直肠给药可经直肠黏膜吸收，吸收亦较迅速，对少数刺激性大的药物或不能口服者尤为适合，可经肛门灌肠或使用栓剂置入直肠。

（2）注射给药　静脉给药直接进入血液循环，无需吸收，迅速起效。肌内注射及皮下注射药物通过不同部位的毛细血管进入血液循环，吸收快而完全，吸收速率主要取决于注射部位的血流量，局部热敷或按摩可加速吸收，缩血管药物则延缓药物吸收。

（3）吸入给药　指一些气体及挥发性药物可经过呼吸道直接进入肺泡，由肺泡表面吸收，产生全身作用。吸入给药吸收迅速，速度仅次于静脉给药。

（4）经皮给药和黏膜给药　药物通过贴敷可使体内达到一定的血药浓度，产生稳定持久的药理效应，如硝酸甘油贴膜剂涂布皮肤预防心绞痛发作。黏膜的吸收能力比皮肤强，可经口腔黏膜、支气管黏膜、鼻黏膜或阴道黏膜给药。

二、分布

药物被机体吸收后随血液循环通过各种生理屏障而转运到全身组织器官的过程称为分布。影响分布的因素主要有以下五个。

1. 药物与血浆蛋白结合

吸收进入血液循环的药物可与血浆蛋白结合，成为结合型药物，未与血浆蛋白结合的药物是游离型药物。结合型药物具有以下特点：①差异性，不同的药物均有各自的血浆蛋白结合率；②暂时失活和暂时贮存；③结合型和非结合型药物始终处于一种动态平衡过程中，是可逆、疏松的；④存在竞争性抑制与饱和现象。研究药物与血浆蛋白的结合状况与规律，可帮助预测药物的作用、毒性及药物间的相互作用，以便调整药物剂量。

2. 器官血流量

药物分布的快慢与组织器官血流量密切相关，分布的量则与组织器官对药物的亲和力有关。某些药物进入体循环后，首先向血流量大的组织器官分布，随后再向亲和力高的组织器官转移，这种现象称为再分布。如硫喷妥钠用药后首先分布到血流量大的脑组织，随后迅速地再分布到亲和力高的脂肪等组织，使脑组织中药物浓度下降，药物作用消失。

3. 组织的亲和力

有些药物对某些组织有特殊的亲和力，药物在该组织的浓度明显高于其他组织。如碘主要集中分布于甲状腺组织，钙主要沉积于骨骼组织，氯喹在肝、肺的浓度高于血浆数百倍。

4. 体液的 pH 值与药物的理化性质

在生理条件下，细胞内液 pH（约 7.0）略低于细胞外液（约 7.4），弱酸性药物在细胞外液解离型增多，难以进入细胞内液，弱碱性药物则相反。若改变体液的 pH 值，则药物的分布随之改变。

5. 屏障现象

药物在血液与组织器官间转运分布时会受到某些干扰和阻碍，称为屏障现象。

（1）血脑屏障 是血-脑、血-脑脊液、脑脊液-脑三种屏障的总称。血脑屏障有利于维持中枢神经系统内环境的相对稳定，大多数药物难以通过血脑屏障，但当脑膜有炎症时，血脑屏障通透性增强，药物可在脑脊液中达到有效治疗浓度。另一方面，为减少药物的中枢不良反应，可适当改造药物化学结构，增加其极性，以减少药物进入中枢，如将阿托品季铵化变成甲基阿托品后，极性增大，中枢兴奋等不良反应降低。

（2）胎盘屏障 是指胎盘绒毛与子宫血窦之间的屏障，由数层生物膜组成，其通透性与生物膜相似，几乎所有的药物都能穿过胎盘屏障进入胎儿体内，故在妊娠期间应慎重应用药物，避免造成胎儿的中毒或畸形。

（3）其他 血眼屏障、血关节囊液屏障等，这些屏障使药物在眼和关节囊中难以达到有效浓度，往往须采用局部直接给药的方法，以达到治疗目的。

三、代谢

药物在体内发生的化学结构的变化称为代谢。大多数药物代谢是在肝脏进行，少数可发生在血浆、肾、肺、肠及胎盘等。经过代谢后，药物的药理活性常可发生改变，绝大多数药物通过代谢后药理活性降低或消失，称为灭活；少数药物通过代谢才具有药理活性或者活性增强，称为活化；部分药物在体内可不被代谢，以原形直接排出体外。药物代谢的目的是促进药物及代谢物排出体外。药物在肝脏代谢时受肝功能影响较大，肝功能障碍时易产生药物在体内的蓄积。

1. 代谢方式

药物在体内的代谢方式包括氧化、还原、水解、结合，其步骤分为两阶段。

（1）第一阶段　氧化、还原及水解反应。氧化，如醇氧化、醛氧化、单胺氧化、氧化脱氢及氮氧化等；还原，如硝基还原成氨基（—NH_2）。药物经过第一阶段反应后药理活性减弱或消失。

（2）第二阶段　结合反应。经过第一阶段反应的代谢物或原形药物，可与体内的葡萄糖醛酸、乙酰基、硫酸等结合，结合后的产物药理活性降低或消失，水溶性和极性加大，利于排泄。

2. 药物代谢酶

药物在体内的转化必须在酶的催化下才能进行，分为微粒体酶系和非微粒体酶系。

（1）非微粒体酶系　分布于肝、肾、肺、肠、神经组织及血浆中，可对水溶性较大、脂溶性较小的药物进行生物转化，有单胺氧化酶、黄嘌呤氧化酶、醇和醛脱氢酶、胆碱酯酶、乙酰转移酶、磺基转移酶等。

（2）微粒体酶系　一般指肝细胞微粒体混合功能酶系统，主要存在于肝细胞内质网上，简称肝药酶，是药物代谢最重要的酶系统，其中最主要的氧化酶系是细胞色素 P450，此酶系成员众多。肝药酶有专一性低、个体差异大和具有饱和现象等特点。

3. 肝药酶诱导剂和肝药酶抑制剂

（1）肝药酶诱导剂　凡能使肝药酶的活性增强或合成加速的药物称为肝药酶诱导剂。肝药酶诱导剂可加速自身或与其合用药物的代谢，例如苯巴比妥与抗凝血药双香豆素合用，双香豆素代谢加速，抗凝作用降低。

（2）肝药酶抑制剂　凡能使肝药酶的活性降低或合成减少的药物称为肝药酶抑制剂。肝药酶抑制剂可减慢与其合用的其他药物的代谢，使其作用增强或者毒副作用增加，如氯霉素、异烟肼等。

临床用药时，要充分考虑药物对肝药酶活性的影响，酌情增减药物剂量，确保用药安全有效。

四、排泄

药物在体内经吸收、分布、代谢后，以原形或代谢产物形式经排泄器官或分泌器官排出体外的过程称为排泄。

（1）肾排泄　肾脏是排泄的重要器官。除与血浆蛋白结合的药物不能经肾小球滤过外，游离型药物及其代谢产物均可经肾小球滤过。经过肾小球滤过的药物及其代谢产物进入肾小管可有不同程度的重吸收，脂溶性药物（非解离型）重吸收较多，排泄较慢，水溶性药物（解离型）重吸收较少，排泄较快。

增加尿量可降低尿中药物浓度，减少药物的重吸收；改变尿液的 pH 值可影响药物的排泄，临床常应用碳酸氢钠、氯化铵等药物调整尿液及体液的 pH，促进弱酸或弱碱性药物的肾排泄。

肾小管尚有主动分泌的功能，这一过程由非特异性载体转运系统完成。合用两个分泌机制相同的药物时，经同一载体转运可发生竞争性抑制现象。如丙磺舒可抑制青霉素的分泌，使之排泄减慢，药理效应增强或作用时间延长。

（2）**胆汁排泄** 有些药物经肝代谢形成极性较强的水溶性代谢物，由胆汁排泄进入肠道，如药物或代谢物在肠道内又被重吸收进入血液循环，可形成肝肠循环。利福平、多西环素经胆汁排泄，在胆道内浓度较高，有利于胆道感染的治疗。

（3）**乳汁排泄** 乳汁 pH 低于血浆，并富含脂质，故脂溶性较高或弱碱性药物（如吗啡、阿托品等）可由乳汁排泄，因此哺乳期妇女应谨慎用药。

（4）**其他排泄途径** 有的药物可经汗液排泄，如利福平经汗腺排泄，造成红色汗液；有的药物可经唾液排出，如苯妥英钠的血液中游离浓度与唾液中药物浓度相平行，由于采集方便，可测定唾液中药物浓度进行临床药物监测；有的药物可经泪液排出；挥发性药物如麻醉药、乙醇可经肺呼气排出体外。

第三节　药物代谢动力学基本概念和参数

药物代谢动力学研究药物在体内吸收、分布和消除的规律，为临床合理用药、设计和调整给药方案（给药剂量、途径、间隔时间）具有重要指导意义。

一、血药浓度-时间曲线

药物在体内的吸收、分布、代谢及排泄是一个连续变化的动态过程。在给药后不同时间采集血样，测定血药浓度，以血药浓度为纵坐标，以时间为横坐标，绘制出血药浓度随时间变化的曲线称为血药浓度-时间曲线，又称药-时曲线（图 2-1）。通过药-时曲线可定量地分析药物在体内的动态变化规律。

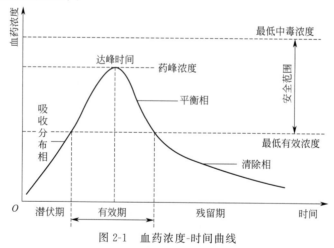

图 2-1　血药浓度-时间曲线

药-时曲线的基本概念如下。

（1）**潜伏期** 指用药后到药物开始出现作用的时间，反映药物的吸收及分布过程。

（2）**持续期** 指药物维持基本疗效即维持有效治疗浓度的时间，其与药物剂量成正比。

（3）**达峰时间（高峰时间，T_{max}）** 指用药后达到药峰浓度（C_{max}）的时间，曲线在达峰时间其吸收与消除的速率相等。

（4）**残留期** 指药物浓度已降低到最小有效浓度（阈浓度）以下，但尚未在体内完全消除的时间。其长短与消除速度有关。

药物的药-时曲线可随不同给药途径、给药剂量和不同的个体对药物分布、消除情况不同而呈现不同的曲线形态。不同的给药途径、反应药物吸收的快慢（潜伏期的长短）、给药量决定了药峰浓度的高低，不同的分布、消除特性可影响药物持续时间或药物残留期的长短（图 2-2）。

如将药-时曲线的血药浓度纵坐标改为药物的效应时，曲线即为时效曲线，曲线的形态与药-时曲线相似。

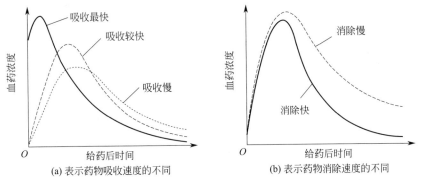

(a) 表示药物吸收速度的不同　　(b) 表示药物消除速度的不同

图 2-2　不同药物的药-时曲线比较

二、药物消除动力学过程

药物消除动力学过程指血药浓度不断衰减的动态变化过程，其规律可用消除速率和血药浓度关系的数学方程式表示。

1. 一级动力学消除

一级动力学消除指药物的转运或消除速率与血药浓度成正比，即单位时间内转运或消除某恒定比例的药物，又称恒比消除。

一级动力学的数学方程：

$$dC/dt = -kC$$

式中，C 为血药浓度；t 为时间；dC/dt 表示药物消除速率；k 为消除速率常数。负号表示血药浓度随时间而降低。

如将血药浓度与时间 t 作图，则为一曲线，如将血药浓度的对数与时间 t 作图，则为一直线，故一级动力学消除又称线性消除，见图 2-3。

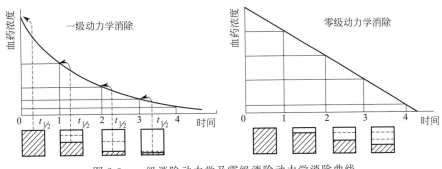

图 2-3　一级消除动力学及零级消除动力学消除曲线

2. 零级动力学消除

零级动力学消除又称恒量消除，是指单位时间内药物按恒定数量进行消除。药物的消除速率与血药浓度无关。

零级动力学的数学方程：

$$dC/dt = -kC^0 = -k$$

式中，C 的指数为 0，属于零级动力学消除，此时如将血药浓度与时间 t 作图，则为一直线，如将血药浓度的对数与时间 t 作图，则为一曲线，故零级动力学消除又称非线性消除（图 2-3）。

零级动力学消除一般是在用药剂量超过机体消除能力或机体消除功能低下时药物的消除方式。如苯妥英钠、阿司匹林、华法林等药物在应用大剂量时，按零级动力学消除，当药物浓度降低到治疗浓度时则按一级动力学消除。

三、常用的药动学参数及意义

1. 表观分布容积

当药物在体内分布达到动态平衡时，体内药量与血药浓度的比值称为表观分布容积（V_d）。

根据表观分布容积大小可推测药物在体内分布的广泛程度或药物与生物大分子结合的程度，如 V_d 值较小，推测药物主要分布在血浆或血流丰富的心、肝、肾等器官；如 V_d 值较大，推测血药浓度比较低，药物分布比较广泛。另外，当已知某药的分布容积，可推算体内药物的总量，或推算达到某一有效浓度时药物应用的剂量。

2. 生物利用度

生物利用度（F）指药物吸收进入体循环的速度和程度。可分为绝对生物利用度和相对生物利用度。

$$绝对生物利用度 = 口服制剂 AUC/静注制剂 AUC \times 100\%$$
$$相对生物利用度 = 被试制剂 AUC/参比制剂 AUC \times 100\%$$

生物利用度可以反映不同药物剂型其血药浓度的差异，或同一药物剂型在不同机体生理及病理状态血药浓度的差异（如空腹和餐后、肝肾功能不全等）。AUC 代表血药浓度-时间曲线下面积。需要注意有时不同药厂生产的相同制剂，甚至同一药厂生产的不同批号的制剂，由于生产工艺和技术水平的影响，生物利用度也会发生明显改变。

3. 半衰期（$t_{1/2}$）

通常指药物的血浆半衰期，即血药浓度降低一半所需要的时间。反应药物在体内的消除速率。

一级动力学血浆半衰期的公式为 $t_{1/2} = 0.693/k$，零级动力学血浆半衰期的公式为 $t_{1/2} = 0.5C_0/k$。一级动力学消除 $t_{1/2}$ 为恒定值，不因血浆药物浓度变化而变化。零级动力学消除 $t_{1/2}$ 不是恒定值，可随血浆药物浓度变化而变化。

药物血浆半衰期的意义：①反映药物在体内消除的快慢程度，也反映机体消除药物的能力；②给药的间隔时间：一次用药后经 4～6 个 $t_{1/2}$，体内药量消除达 93.5%～98.4%，如每隔一个 $t_{1/2}$ 给药一次，则经 4～6 个 $t_{1/2}$，体内药量可达稳态水平的 93.5%～98.4%；③肝肾功能不全时，药物在体内的 $t_{1/2}$ 延长，此时应调整给药剂量或调整给药间隔时间。

4. 清除率（CL）

清除率指单位时间内从体内清除的药物表观分布容积数，即每分钟有多少毫升血液中的药物被清除。CL 值可反映机体的肝肾功能。

四、多次给药的血药浓度变化

临床上大多数药物需要连续多次给药，才能达到治疗所需的血药浓度。属于一级动力学消除的药物在连续恒速给药（如静脉输注）或分次恒量给药的过程中，血药浓度会逐渐增高，经 4～6 个半衰期可达稳定而有效的血药浓度，此时药物吸收速度与消除速度达到平衡，血药浓度相对稳定在一定水平，这时的血药浓度称为稳态血药浓度（C_{ss}），也称坪值。

如果单位时间内给药总量不变，仅改变给药的间隔时间，一般对达到 C_{ss} 的时间和血药浓度的水平无很大影响。缩短给药间隔时间可减小血药浓度峰谷波动的范围，如恒速静滴时血药浓度几乎为一条直线，延长给药间隔时间血药浓度的峰谷波动加大（图 2-4）。

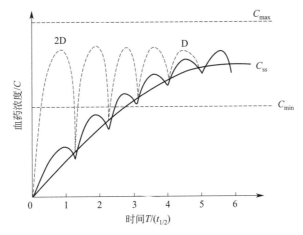

图 2-4　连续多次给药和恒速给药药-时曲线（D 为给药剂量）

如果给药间隔时间不变，增加药物剂量，则血药浓度水平可提高，但达到 C_{ss} 的时间不变，仍需 4～6 个半衰期。

为了使体内血药浓度迅速达到稳态浓度，可在首次服药时采用负荷剂量，或突击剂量。通常负荷剂量为每次服药的加倍量（首次加倍），但须注意只有少数毒性较低的药物可采用这种治疗方法（见图 2-4）。

药动学参数大多数是人体的平均值，有时个体差异比较大，因此在临床实际用药过程中，还要结合患者的机体情况、病理状态、并发症等因素，选择和调整剂量、疗程、用药间隔，做到用药个体化，以提高疗效，减少不良反应。

? 巩固提高

一、真题分析

1. 关于药物生物转化的叙述错误的是（　　）。

A. 药物的生物转化皆在肝脏进行　　　　　B. 主要的代谢酶是细胞色素 P450 酶系

C. 肝药酶的作用专一性低　　　　　　　　D. 有些药可抑制肝药酶活性

E. 肝药酶活性可被某些药物诱导而活性增强

2. 碱化尿液时，可以使弱酸性药物经肾排泄时（　　）。

A. 解离多，再吸收多，排出慢　　　　　　B. 解离少，再吸收多，排出慢

C. 解离少，再吸收少，排出快　　　　　　D. 解离多，再吸收少，排出快

E. 解离多，再吸收少，排出慢

二、选择题

1. 药物在体内消除是指（　　）。

A. 肾排泄　　　　　　　　　B 消化道排泄　　　　　　　　C. 首关代谢

D. 经肝药酶代谢破坏　　　　E. 生物转化和排泄

2. 大多数药物在体内通过细胞膜的方式是（　　）。

A. 主动转运　　　B. 简单扩散　　　C. 易化扩散　　　D. 膜孔滤过　　　E. 被动转运

3. 易透过血脑屏障的药物所具有的特点为（　　）。

A. 与血浆蛋白结合率高 　　　　 B. 分子量大 　　　　 C. 极性大

D. 脂溶性高 　　　　 E. 脂溶性低

4. 按药物半衰期给药 1 次，按一级动力学消除，在经过（　　）可达稳态血浓度。

A. 2～3 次 　　 B. 4～6 次 　　 C. 7～9 次 　　 D. 10～12 次 　　 E. 13～15 次

5. 哪种给药方式有首关代谢？（　　）

A. 口服 　　 B. 舌下 　　 C. 直肠 　　 D. 静脉注射 　　 E. 肌内注射

6. 下列提法哪项不正确？（　　）

A. 药物消除是指生物转化和排泄 　　　　 B. 生物转化是指药物被氧化

C. 肝药酶是指细胞色素 P450 酶系统 　　　　 D. 苯巴比妥具有肝药酶诱导作用

E. 西咪替丁具有肝药酶抑制作用

7. 某药 $t_{1/2}$ 为 12 小时，每天给药 2 次，（　　）后血药浓度即达到稳态血药浓度。

A. 1 天 　　 B. 2 天 　　 C. 3 天 　　 D. 4 天 　　 E. 7 天

8. 下述关于药物的代谢，哪种说法正确？（　　）

A. 只有排出体外才能消除其活性 　　　　 B. 药物代谢后肯定会增加水溶性

C. 药物代谢后肯定会减弱其药理活性 　　 D. 肝脏代谢和肾脏排泄是两种主要消除途径

E. 药物只有分布到血液外才有消除效应

9. 药物进入细胞最常见的方式是（　　）。

A. 特殊载体摄入 　　　　 B. 脂溶性跨膜扩散 　　　　 C. 胞饮现象

D. 水溶扩散 　　　　 E. 氨基酸载体转运

10. 决定药物起效快慢的最主要因素是（　　）。

A. 生物利用度 　　　　 B. 个体差异 　　　　 C. 吸收速度

D. 血浆蛋白结合率 　　　　 E. 消除速率常数

三、简答题

1. 简述舌下给药的特点。

2. 说出人体的几种生理屏障。

第三章 影响药物作用的因素

学习目标

1. 掌握影响药物作用的因素。
2. 了解药物剂型对药物作用的影响及遗传因素、心理因素对药物作用影响。
3. 结合实际用药情况，能够解释影响药物作用的因素及应对措施。

药理学是研究药物与机体之间相互作用及其作用规律的学科。因此，影响药物作用的因素主要为药物与机体两个方面。

第一节 药物方面的因素

一、药物的化学结构

药物的化学结构决定了药物的理化性质，会对药物的体内过程及药理作用产生重要影响。结构相似的药物可能产生相似的药理作用，如各种头孢类抗菌药结构相似，均有杀菌作用；结构相似的药物也可能表现出相反的药理作用，如吗啡和纳洛酮的结构相似而作用相反，前者为阿片受体激动药，后者为阿片受体阻断药。

二、药物剂量

在一定剂量范围内，药物作用与药物剂量存在正相关性，合适的剂量是保证临床用药安全有效的基础。低剂量时药物疗效较差甚至无效，过高剂量可因药物作用剧烈而产生毒性反应。临床用药常采用治疗量或常用量，一般不允许超过极量，但有时也因患者个体及患病情况适当调整剂量。

三、药物剂型

药物剂型可影响药物的吸收速率和分布范围，不同的剂型给药时产生的药物效应可能不同。口服制剂中，溶液剂吸收较快，散剂次之，胶囊剂和片剂较慢；注射制剂中，水溶液起效比混悬剂和油溶剂快。

为使药物更好地发挥作用，常用一些特殊药物剂型。缓释制剂与控释制剂均系利用无药理活性的基质或包衣延缓药物溶出和吸收，从而延长作用时间的制剂。为减少药物对胃的刺激，还可将药物做成肠溶衣。

四、给药途径

不同的给药途径可改变药物作用的性质，如硫酸镁口服有导泻作用，注射有降压作用，而外用则有消肿止痛的作用。

不同的给药途径可影响药物产生效应的快慢和强度。口服是临床最常见的给药方式，具有安全、方便的特点，但起效慢，药物经胃肠黏膜等途径吸收入血发挥作用。注射也是临床常用的给药方式。注射给药部位不同，药物产生效应的快慢不同，静脉注射药物无须吸收即可发挥作用；肌内注射时可通过肌肉组织吸收而较快地发挥作用；皮下注射吸收缓慢，但可使药物维持较长的作用时间。局部用药如滴眼、滴鼻、麻醉等，可发挥局部治疗作用。

五、给药时间与次数

合理的给药时间与次数是保证药物疗效和安全的重要因素。口服药物时，空腹用药，药物吸收快、起效快；饭后用药，药物吸收慢、起效慢。据不同的用药目的或为减少不良反应，可采用不同的给药时间，如有中枢抑制作用的药物宜在晚上或睡前使用；如食物会对药物吸收产生影响，则宜餐前使用；药物如对胃有一定刺激性，宜餐后服用。有时也根据病情选择给药时间，如糖尿病使用降Ⅰ型血糖药宜在餐前使用。还可根据昼夜节律选择给药时间，如糖皮质激素采用隔日晨服的给药方法。

合理的给药次数对维持稳态血药浓度具有重要意义，常根据病情需要和药物的半衰期决定给药次数。半衰期长的药物给药次数要相应减少，半衰期短的药物给药次数要相应增加。危重患者可能短时间给药次数较多；肝、肾功能不全时，为避免药物蓄积中毒，应注意给药次数和用药剂量。

六、反复用药

1. 耐受性和耐药性

（1）耐受性 指连续用药后机体对药物的反应性降低的一种状态。增加剂量可保持药效不减。按其性质分为先天性和后天性耐受性。后天性耐受性可因连续多次用药而发生，增加剂量后可能达到原有效应；停药一段时间后，其耐受性又逐渐消失，如硝酸甘油、地西泮等。

（2）耐药性 又称抗药性，指病原体及肿瘤细胞等对化学治疗药物敏感性降低或消失的现象，常是化疗药物治疗失败的原因之一。长期应用化疗药物，病原微生物或肿瘤细胞通过产生使药物失活的酶或改变原有代谢途径等机制，使药物疗效降低。若要达到原有治疗效果，往往需要增加剂量，有时即使增加剂量也不能杀灭耐药菌。

2. 药物依赖性

患者长期用药后，产生主观和客观上需要连续用药的现象称为药物依赖性，分为精神依赖性和躯体依赖性。

（1）精神依赖性 又称心理依赖性，是指患者对药物产生了精神上的适应，停药会造成主观上的不适感，但客观体征无明显反应。

（2）躯体依赖性 又称生理依赖性，是指反复用药后患者对药物产生的身体适应状态，一旦停药就会出现戒断症状，引起一系列生理功能紊乱，表现为烦躁不安、流泪、出汗、疼痛、恶心、呕吐、惊厥等，甚至危及生命。对此，我国颁布了《麻醉药品和精神药品管理条例》，对麻醉药品和精神药品的保管和使用均有严格的规定，医、药、护等相关人员均需严格遵守。

七、药物相互作用

临床使用时为了提高疗效、降低不良反应，通常将两种或两种以上药物合用。联合用药时，既要考虑药效学的作用，又要考虑药动学的影响。

1. 配伍禁忌

药物在体外配伍时发生物理、化学变化，出现混浊、沉淀、结晶、降解而使疗效降低、毒性增强的现象称为配伍禁忌。注射剂在混合使用或大量稀释时易使药物产生物理、化学改变，因此，注射剂配制时应特别注意配伍禁忌，避免发生严重后果。

2. 药效学方面的相互作用

联合用药时，表现为药物效应增强的作用称为协同作用，表现为药物效应减弱的作用称为拮抗作用。如磺胺甲噁唑与甲氧苄啶联用后抑菌作用增强数倍至数十倍，甚至呈现杀菌作用；纳洛酮与吗啡联用后可拮抗吗啡对阿片受体的激动作用。

3. 药动学方面的相互作用

联合用药对药物的吸收、分布、生物转化和排泄产生影响，而使药物的作用或效应发生变化，有以下方面。

(1) 影响吸收过程　如四环素可与 Fe^{2+}、Ca^{2+} 等形成络合物，互相影响吸收。

(2) 竞争血浆蛋白　阿司匹林可与华法林竞争血浆蛋白而使血中游离型华法林浓度增加，引起出血。

(3) 影响肝脏生物转化　苯巴比妥、利福平、苯妥英钠等肝药酶诱导剂通常能促进其他药物在肝脏转化而致药效减弱；异烟肼、氯霉素、西咪替丁等肝药酶抑制剂能减慢其他药物在肝脏转化而致药效增强。

(4) 影响肾排泄　碱化尿液可加速酸性药物自肾排泄，酸化尿液可加速碱性药物自肾排泄。青霉素与丙磺舒联用，丙磺舒竞争青霉素经肾小管分泌，可减慢青霉素的消除而延长其作用时间。

第二节　机体方面的因素

一、年龄

我国药典规定用药剂量在 14 岁以下为儿童剂量，14～60 岁为成人剂量，60 岁以上为老人剂量。儿童和老人因生理功能与成人相差较大，因此用药时应酌情减量。

1. 儿童

儿童正处于生长发育时期，各器官如肝、肾的功能发育尚不完善，对药物的代谢和排泄过程均较慢；神经系统尚不成熟，对药物的敏感性较强；血浆蛋白含量少，药物与血浆蛋白结合率低；体液占体重的比例较大，对水盐代谢转换率较快；这些因素均易引起药物不良反应。例如儿童应用氯霉素可导致灰婴综合征，使用吗啡可引起呼吸抑制。

2. 老人

老人各器官功能逐渐减退，特别是肝、肾功能逐渐减退时，对药物的代谢和排泄能力降低；神经系统功能减退，对药物的敏感性较强；体液少、血浆蛋白少，且对药物的耐受性较差，对中枢神经抑制药、心血管系统药、非甾体抗炎药等药物的反应很强烈，易致严重不良反应，应用时需注意。老人用药剂量一般约为成人剂量的 3/4。例如苯二氮䓬类药物在老年人中易引起精神错乱，降压药物在老年人中常引起体位性低血压。

二、性别

女性患者存在月经、妊娠、分娩、哺乳等特殊生理阶段，用药时应予以特殊注意。月经期不宜使用抗凝药或泻药，以免引起月经过多或盆腔充血；妊娠期不宜使用易致流产、早产的药物以及有致畸等毒性反应的药物；哺乳期不宜使用通过乳汁排泄且对婴儿生长发育有影响的药物。

三、遗传因素

遗传因素是导致药物作用产生个体差异的主要原因，可使部分药物的药效学、药动学发生变化。

1. 种属差异

由于动物与动物之间的生理、生化及病理特点不同，因此，药物对不同种属动物的作用效果可能有较大差异。如吗啡对猫、虎等有兴奋作用，而对人、小鼠、大鼠及犬有抑制作用。

2. 种族差异

不同种族的人生活的地理环境不同，具有不同的文化背景、食物来源和饮食习惯，会对药物代谢的酶产生影响。根据机体对药物的代谢速度，分为快代谢型和慢代谢型。前者表现为药物消除速率加快，药物作用减弱，但若代谢产物有毒性作用则使药物毒性增强；后者的作用相反。例如在乙醇代谢方面，服用等量的乙醇后中国人体内生成的乙醛血浆浓度比白人高，更容易出现面部潮红和心悸。

3. 个体差异

在年龄、性别、体重相同的情况下，大多数人对药物的反应是相似的，但也有少数人存在着较为明显的量和质的差异。量的差异表现为高敏性和耐受性，其中高敏性为个别敏感机体使用低于常用量的药物特性，而耐受性为个别不敏感机体使用高于常用量的药物特性。有些药物如苯妥英钠在不同个体用药时，体内血药浓度存在较大的差异，在这种情况下临床则需采取剂量个体化。个体差异也有质的方面，如过敏体质患者使用极少量青霉素就可能产生剧烈的变态反应。

4. 特异质反应

特异质反应是指患者因受遗传因素影响而对某些药物产生的特定不良反应，通常是有害的，甚至是致命的，反应的发生常与剂量无关。如先天性葡萄糖-6-磷酸脱氢酶缺乏者，服用伯氨喹、磺胺药易引起溶血反应。

四、病理状态

病理状态会影响药物的作用。阿司匹林具有解热作用，但只有当机体体温出现升高时，才能表现出解热效果，而对正常体温无影响。肝功能障碍会使药物代谢速率减慢，血药浓度升高；血浆结合蛋白水平降低，血液中的游离型药物浓度升高，药物作用增强，甚至出现毒性反应。肾功能障碍时药物排泄速率减慢，会使药物及其代谢产物在体内蓄积而使作用和毒性增强。胆汁分泌不足时，会导致体内维生素 K 吸收障碍。

五、心理因素

有些情况下，药物的疗效并不仅仅取决于药物本身，其他因素如患者的心理因素与药物的疗效也存在一定的联系。医护人员的言语、表情、工作态度、工作经验、技术熟练度及患者的文化素养、人性特征等，都会影响患者的心理状态。一般而言，乐观积极的情绪、对药物及医护人员的信任等因素，有利于提高药物疗效；而消极失望、紧张焦虑的情绪及对医护人员的不信任，可降低药物疗效，甚至使病情加重。

安慰剂是不具药理活性的物质，如用乳糖、淀粉等制成的片剂或仅含生理盐水的注射剂。安慰剂效应主要由患者的心理因素引起，临床上治疗头痛、心绞痛、神经官能症等能获得30％～50％的疗效。故在评价药物的临床疗效时，应考虑安慰剂效应。但安慰剂不能随意使用，使用时还须遵循伦理原则。

？ 巩固提高

一、真题分析

联合用药的目的不包括（　　）。

A. 增强疗效　　　　　　　B. 减少不良反应　　　　　　C. 减少耐药性

D. 减少单味药用量　　　　E. 促进药物消除

二、选择题

1. 反复应用药物后，人体对药物的敏感性降低是因为（　　）。

A. 习惯性　　　B. 成瘾性　　　C. 依赖性　　　D. 耐受性　　　E. 抗药性

2. 利用药物的拮抗作用，目的是（　　）。

A. 增加疗效　　　　　　　B. 解决个体差异问题　　　C. 使原有药物作用减弱

D. 减少不良反应　　　　　E. 减少药物吸收

3. 某两种药物联合应用，其总的作用大于各药单独应用之和，称为（　　）。

A. 增强作用　　　B. 协同作用　　　C. 互补作用　　　D. 拮抗作用　　　E. 相加作用

4. 对多数患者来说，最安全、最经济、最方便的给药途径是（　　）。

A. 皮下注射　　　B. 口服　　　C. 肌内注射　　　D. 静脉滴注　　　E. 气雾吸入

三、简答题

1. 简述药物方面的因素对药物作用的影响。

2. 儿童、老人和女性用药应注意的事项有哪些？

3. 什么是耐受性、耐药性及药物依赖性？

第四章 传出神经系统药理概论

学习目标

1. 掌握胆碱受体与肾上腺素受体的分类、分布与效应。
2. 熟悉乙酰胆碱与肾上腺素消除的方式及传出神经的解剖结构和生理特点。
3. 能说出传出神经系统药物的分类和作用方式。

传出神经是传递来自中枢神经冲动以支配效应器官活动的神经。能直接或间接影响传出神经的化学传递而改变效应器官活动的药物，称传出神经系统药物。

第一节 传出神经系统的分类

传出神经的分类、递质与受体

1. 分类

（1）按解剖学分类

传出神经包括自主神经系统和运动神经系统。自主神经又分交感神经和副交感神经（图 4-1）。

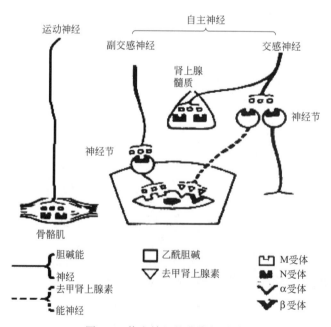

图 4-1 传出神经的分类与递质

① 自主神经 自主神经由中枢发出后均在神经节内更换神经元，然后才到达所支配的

效应器，故自主神经有节前纤维和节后纤维之分。自主神经主要支配心脏、平滑肌、腺体和眼等效应器官的活动。

② 运动神经　运动神经自中枢发出后不更换神经元，直接到达所支配的骨骼肌，故无节前纤维和节后纤维之分。运动神经支配骨骼肌的活动。

（2）按递质分类

传出神经按其兴奋时所释放的递质不同，可分为胆碱能神经和去甲肾上腺素能神经。

① 胆碱能神经末梢释放的递质为乙酰胆碱。包括交感神经和副交感神经的节前纤维、副交感神经的节后纤维、运动神经、少数交感神经节后纤维。

② 去甲肾上腺素能神经兴奋时神经末梢释放的递质为去甲肾上腺素（NA），大部分交感神经节后纤维属于去甲肾上腺素能神经。

此外，某些效应器官组织中还存在着多巴胺神经，兴奋时所释放的递质为多巴胺（dopamine，DA）。

2. 递质

传出神经的主要递质有乙酰胆碱（acetylcholine，ACh）和去甲肾上腺素（noradrenaline，NA 或 norepinephrie，NE）。

（1）乙酰胆碱　乙酰胆碱合成部位主要在胆碱能神经末梢，也有少量在胞体内合成。胆碱和乙酰辅酶 A 在胆碱乙酰化酶的作用下合成 ACh，合成的 ACh 进入囊泡并与腺苷三磷酸（ATP）和囊泡蛋白共同储存于囊泡内。当神经冲动到达末梢时，使突触前膜去极化，Ca^{2+} 内流，促使囊泡膜与突触前膜融合成裂孔，通过裂孔将 ACh 排入突触间隙（胞裂外排），ACh 与受体结合引起效应。

释放出的 ACh 在数毫秒内被突触间隙中的胆碱酯酶（AChE）水解成胆碱和乙酸，胆碱被突触前膜再摄取供合成 ACh（图 4-2）。

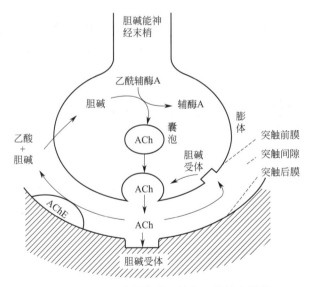

图 4-2　乙酰胆碱的合成、储存、释放和消除

乙酰胆碱的合成、释放和消除

（2）去甲肾上腺素　去甲肾上腺素合成部位主要在去甲肾上腺素能神经末梢。酪氨酸在酪氨酸羟化酶的作用下生成多巴，多巴在多巴胺脱羧酶的作用下生成多巴胺，多巴胺进入囊泡，在多巴胺 β-羟化酶的作用下生成 NA，合成的 NA 与 ATP 和嗜铬蛋白结合，贮存于囊泡

内。当神经冲动到达末梢时，使突触前膜去极化，Ca^{2+}内流，促使囊泡膜与突触前膜融合成裂孔，通过裂孔将 NA 排入突触间隙，与突触后膜的受体结合发生效应。释放到突触间隙的 NA，约 75%～95% 通过突触前膜上的胺泵被再摄取，重新贮存于囊泡中，这是 NA 作用消失的主要原因；其余部分被儿茶酚氧位甲基转移酶（COMT）和单胺氧化酶（MAO）破坏（图 4-3）。

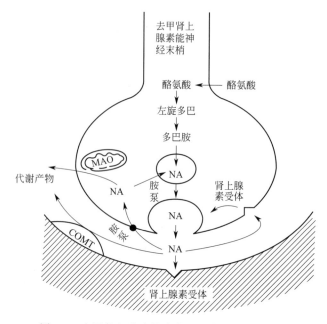

图 4-3　去甲肾上腺素的合成、贮存、释放和消除

3. 受体

根据受体选择性的不同，可将传出神经的受体分为胆碱受体和肾上腺素受体。能选择性与 ACh 结合的受体称胆碱受体，能选择性与 NA 或肾上腺素结合的受体称肾上腺素受体。

第二节　传出神经系统的受体与效应

一、传出神经系统的化学传递

神经末梢与效应器细胞或次一级神经元间的一种特化的细胞连接称为突触。突触由突触前膜、突触间隙、突触后膜三部分构成。当神经冲动到达神经末梢时，从突触前膜释放化学传递物质（递质）。通过递质作用于效应器或次一级神经元细胞膜上的受体产生效应，从而完成神经冲动的传递，此过程称为化学传递。

> **知识链接**
>
> **囊泡**
>
> 交感神经末梢分许多细微的神经分支，分布于平滑肌细胞之间。其分支都有连续的膨胀部分，呈稀疏串珠状，称为膨体。每个神经元约有 3 万个膨体，每一个膨体含有 1000 个左右的囊泡。胆碱能神经末梢的囊泡内含有大量的乙酰胆碱，去甲肾上腺素能神经末梢的囊泡内则含有高浓度的去甲肾上腺素。囊泡为递质合成、转运和贮存的重要场所。

二、胆碱受体的分布和效应

胆碱受体分为 M 受体和 N 受体,分布与效应详见表 4-1。

表 4-1 传出神经的受体与效应

效应器		胆碱能神经兴奋		去甲肾上腺素能神经兴奋	
		受体	效应	受体	效应
心脏	心肌	M_2	收缩力减弱	β_1	收缩力加强[①]
	窦房结	M_2	心率减慢	β_1	心率加快
	传导系统	M_2	传导减慢	β_1	传导加快
平滑肌	血管 皮肤黏膜	M	扩张(交感神经)	α	收缩[①]
	内脏			α,β_2	收缩[①]
	骨骼肌			α,β_2	扩张[①]
	冠状动脉			α,β_2	扩张[①]
	支气管	M	收缩[①]	α,β_2	松弛
	胃肠壁	M	收缩[①]	β_2	松弛
	膀胱逼尿肌	M	收缩[①]	β_2	松弛
	胃肠,膀胱括约肌	M	松弛[①]	α	收缩
	胆囊与胆道	M	收缩[①]	β_2	松弛
	眼 虹膜	M	瞳孔括约肌收缩[①]	α	瞳孔开大肌收缩
	睫状肌	M	收缩(近视)[①]	β_2	松弛(远视)
腺体	汗腺	M	分泌(交感神经)	α	手、脚心分泌
	涎腺	M	分泌	α	分泌
	胃肠及呼吸道	M	分泌		
代谢	肝糖原			β_2	分解
	肌糖原			β_2	分解
	脂肪组织			β_1	分解
自主神经节		N_1	兴奋		
肾上腺髓质		N_1	分泌(交感神经节前纤维)		
骨骼肌		N_1	收缩	β_2	收缩(运动神经)

① 表示占优势。

1. M 受体 (毒蕈碱型胆碱受体)

M 受体主要分布于副交感神经节后纤维所支配的效应器的细胞膜上,可分为 M_1、M_2、M_3、M_4、M_5 五种亚型。当 M 受体兴奋时,呈现出 M 样作用。

2. N 受体 (烟碱型胆碱受体)

N 受体可分为 N_1 和 N_2 受体。N_1 受体分布于自主神经节和肾上腺髓质细胞膜上,当 N_1 受体兴奋时,表现为自主神经节兴奋、肾上腺髓质分泌(N_1 样作用)。N_2 受体分布于骨骼肌细胞膜上,当 N_2 受体兴奋时,表现为骨骼肌收缩(N_2 样作用)。

三、肾上腺素受体的分布和效应

肾上腺素受体分为 α 受体和 β 受体,分布与效应详见表 4-1。

1. α 受体

α 受体分为 α_1 和 α_2 受体两个亚型。α_1 主要分布在皮肤黏膜血管、内脏血管、瞳孔开大肌等上。α_2 受体分布在去甲肾上腺素能神经末梢突触前膜上,当 α_2 受体兴奋时,产生负反馈作用,减少递质 NA 的释放。

2. β 受体

β 受体分为 β_1、β_2、β_3 三种亚型。β_1 受体主要分布在心脏和肾小球动脉球旁细胞等细胞膜上。β_2 受体主要分布在支气管、血管平滑肌等细胞膜上，去甲肾上腺素能神经末梢突触前膜上也分布有 β_2 受体，兴奋时，产生正反馈作用，促进递质 NA 的释放。β_3 受体分布于脂肪组织，兴奋时可引起脂肪分解。

机体大多数器官受胆碱能神经和去甲肾上腺素能神经双重支配，它们的作用效果多是相互对立的，但在中枢神经系统的调节下又是统一的，共同维持所支配效应器的正常活动。通常情况下，心脏和血管以去甲肾上腺素能神经支配为主（占优势），胃肠道和膀胱平滑肌等以胆碱能神经支配为主（占优势）。当两类神经同时兴奋或抑制时，一般表现为优势支配的神经引起的效应增强或减弱。

多巴胺受体分为 D_1 和 D_2 两个亚型。外周为 D_1 亚型，主要分布在肾血管、肠系膜血管和冠脉血管上，当 D_1 受体激动时，引起上述血管扩张。D_2 受体主要分布于中枢。

第三节　传出神经系统药物的作用方式和分类

一、传出神经系统药物的作用方式

1. 直接与受体结合

许多传出神经药能直接与相应的受体结合呈现兴奋或抑制作用，分别称为受体激动药或受体阻断药。

2. 影响递质生物合成、释放与贮存

有些药物如抗乙酰胆碱酯酶（AChE）药新斯的明，抑制胆碱酯酶活性，减少 ACh 的水解失活，从而发挥拟胆碱作用。有些药物如麻黄素，通过促进 NA 的释放而发挥拟肾上腺素的作用。有些药物如利血平抑制囊泡对 NA 的主动再摄取，从而影响 NA 在囊泡内贮存以致耗竭，表现为拮抗去甲肾上腺素能神经的作用。

二、传出神经药物的分类

传出神经药物的分类见表 4-2。

表 4-2　传出神经系统药物分类

拟似药	拮抗药
一、胆碱受体激动药	一、胆碱受体阻断药
1. M、N 受体激动药（乙酰胆碱）	1. M 受体阻断药
2. M 受体激动药（毛果芸香碱）	(1) 非选择性 M 受体阻断药（阿托品）
3. N 受体激动药（烟碱）	(2) M_1 受体阻断药（哌仑西平）
二、抗胆碱酯酶药（新斯的明）	(3) M_2 受体阻断药（戈拉碘铵）
三、肾上腺素受体激动药	2. N_1 受体阻断药（美加明）
1. α 受体激动药	3. N_2 受体阻断药（筒箭毒碱）
(1) α_1、α_2 受体激动药（去甲肾上腺素）	二、胆碱酯酶复活药（氯磷定）
(2) α_1 受体激动药（去氧肾上腺素）	三、肾上腺素受体阻断药
(3) α_2 受体激动药（可乐定）	1. α 受体阻断药
2. α、β 受体激动药（肾上腺素）	(1) α_1、α_2 受体阻断药
3. β 受体激动药	① 短效类（酚妥拉明）
(1) β_1、β_2 受体激动药（异丙肾上腺素）	② 长效类（酚苄明）

续表

拟似药	拮抗药
(2)β₁ 受体激动药(多巴酚丁胺)	(2)α₁ 受体阻断药(哌唑嗪)
(3)β₂ 受体激动药(沙丁胺醇)	(3)α₂ 受体阻断药(育亨宾)
	2. β 受体阻断药
	(1)β₁、β₂ 受体阻断药(普萘洛尔)
	(2)β₁ 受体阻断药(阿替洛尔)
	(3)β₂ 受体阻断药(布拉沙明)
	3. α、β 受体阻断药(拉贝洛尔)

? 巩固提高

一、真题分析

1. 关于传出神经系统的分类叙述错误的是 (　　)。

A. 传出神经按解剖学分为运动神经和自主神经

B. 传出神经按递质分为胆碱能神经和去甲肾上腺素能神经

C. 传出神经分为交感神经和副交感神经

D. 自主神经包括交感神经和副交感神经

E. 去甲肾上腺素能神经主要是大部分交感神经节后纤维

2. M 效应的表现是 (　　)。

A. 降低眼压,升高血压　　　　　　　　B. 兴奋心脏,扩张血管,松弛平滑肌

C. 兴奋骨骼肌　　　　　　　　　　　　D. 兴奋心脏,收缩血管,散大瞳孔

E. 抑制心脏,促进腺体分泌,收缩平滑肌

二、选择题

1. 属于 M 效应的是 (　　)。

A. 心肌收缩肌力增强　　　　　B. 平滑肌收缩　　　　　　　C. 冠脉扩张

D. 皮肤、黏膜血管收缩　　　　E. 瞳孔散大

2. 合成去甲肾上腺素的限速酶是 (　　)。

A. 多巴胺羟化酶　　　　　　　B. 儿茶酚胺氧位甲基转移酶　　　C. 单胺氧化酶

D. 酪氨酸羟化酶　　　　　　　E. 多巴胺脱羧酶

3. NA 消除的主要方式是 (　　)。

A. 被儿茶酚胺氧位甲基转移酶破坏　　　　　　B. 被单胺氧化酶破坏

C. 被胆碱酯酶破坏　　　　D. 被神经组织再摄取　　　　E. 被非神经组织再摄取

4. β₂ 受体兴奋可引起 (　　)。

A. 心脏兴奋　　B. 支气管扩张　　C. 平滑肌收缩　　D. 骨骼肌收缩　　E. 瞳孔散大

5. N₂ 受体分布于 (　　)。

A. 骨骼肌　　　B. 神经节　　　C. 心肌　　　　D. 血管平滑肌　　　E. 腺体

6. 去甲肾上腺素能神经是 (　　)。

A. 运动神经　　　　　　　　B. 自主神经节前纤维　　　C. 副交感神经节后纤维

D. 小部分交感神经节后纤维　　E. 大部分交感神经节后纤维

7. ACh 消除的主要方式是 (　　)。

A. 被儿茶酚胺氧位甲基转移酶破坏　　　　B. 被单胺氧化酶破坏

C. 被胆碱酯酶水解　　　　　　　　　　　D. 被突触前膜再摄取　　　E. 进入血液

8. 用药后可出现大汗淋漓、瞳孔缩小、腹痛、大小便失禁等反应的是 (　　)。

A. α 受体激动药　　　　　　　B. β 受体激动药　　　　　　　C. M 受体激动药

D. N_1 受体激动药   E. N_2 受体激动药

9. α 受体兴奋时可引起（　　）。

A. 心脏兴奋   B. 胃肠平滑肌收缩   C. 瞳孔缩小

D. 腺体分泌增加   E. 皮肤、黏膜血管收缩

10. β_1 受体主要分布于（　　）。

A. 骨骼肌   B. 肾上腺髓质   C. 心肌   D. 支气管平滑肌   E. 血管平滑肌

11. 肾上腺素受体包括（　　）。

A. M 受体   B. N 受体   C. α 受体

D. β 受体   E. α 受体、β 受体

12. 传出神经系统药物作用原理是（　　）。

A. 直接作用于受体   B. 影响递质的合成与释放   C. 影响递质的转运与储存

D. 影响递质的转化   E. 以上均是

13. 外周去甲肾上腺素能神经合成与释放的递质是（　　）。

A. 肾上腺素   B. 去甲肾上腺素   C. 异丙肾上腺素   D. 多巴胺   E. 麻黄碱

三、简答题

1. 简述传出神经按递质的分类。

2. 简述传出神经受体兴奋的效应。

第五章　拟胆碱药

学习目标

1. 掌握毛果芸香碱、新斯的明的药理作用、临床应用、不良反应和注意事项。
2. 了解其他拟胆碱药的作用特点及临床应用。
3. 能够应用药物的基本理论和基本知识，提供用药咨询服务。

拟胆碱药能与胆碱受体结合，激动胆碱受体，产生与乙酰胆碱相似的作用。根据其作用机理不同，拟胆碱药分为胆碱受体激动药和胆碱酯酶抑制药两类。

第一节　胆碱受体激动药

一、全胆碱受体激动药

全胆碱受体激动药是指对 M、N 胆碱受体均有激动作用的药物。这类药物因作用广泛、不良反应多，临床应用少。

乙酰胆碱（ACh）

乙酰胆碱是胆碱能神经释放的递质，在体内可迅速被（乙酰）胆碱酯酶［(acetyl) cholin esterase，AChE］水解而失活，作用维持时间短暂，且其作用广泛，选择性差，副作用多，故无临床应用价值。

从 ACh 衍生的药物还有氨甲酰胆碱（卡巴胆碱）、乙酰甲胆碱（醋甲胆碱）、氨甲酰甲胆碱（贝胆碱）等，均不易被 AChE 水解，口服可以吸收，能直接激动 M 和 N 受体，产生与 ACh 相似的作用。氨甲酰胆碱可用于局部滴眼治疗青光眼，皮下注射用于术后腹胀和尿潴留。乙酰甲胆碱皮下注射可治疗口腔黏膜干燥症；氨甲酰甲胆碱口服或注射用于术后腹胀、尿潴留和口腔黏膜干燥症。

二、M 胆碱受体激动药

毛果芸香碱

毛果芸香碱又称匹鲁卡品，是从美洲毛果芸香树植物叶子中提取的生物碱，在水溶液中性质稳定。

【药理作用】

直接激动 M 胆碱受体，产生 M 样作用，对眼和腺体作用最明显。

(1) 对眼的作用

① 缩瞳。虹膜内有两种平滑肌：一种是环形的虹膜括约肌，受胆碱能神经支配，神经兴奋时，激动括约肌的 M 受体，环形肌向中心方向收缩，瞳孔变小；另一种是辐射肌，又

称瞳孔开大肌，受去甲肾上腺素能神经支配，神经兴奋时，辐射肌的 α 受体兴奋，辐射肌向虹膜根部（外缘）收缩，瞳孔扩大。毛果芸香碱能兴奋虹膜括约肌的 M 受体，使虹膜括约肌收缩，瞳孔缩小。

② 降低眼内压。眼内压是房水对眼产生的压力。房水由睫状体上皮细胞分泌及血管渗出产生，经过瞳孔到达前房，再经前房角的小梁网滤过进入巩膜静脉窦，之后进入血循环。毛果芸香碱激动虹膜括约肌的 M 受体，使虹膜向中心方向收缩，虹膜根部变薄，前房角间隙扩大，房水易于通过小梁网进入体循环，房水回流通畅，使眼内压降低（图 5-1）。

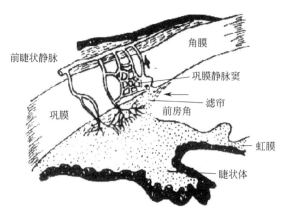

图 5-1　房水出路（箭头表示房水回流方向）

知识链接

眼内压与青光眼

由睫状体上皮细胞分泌及血管渗出而产生的房水经瞳孔流入眼前房，经前房角间隙、小梁网流入巩膜静脉窦，最后进入血液循环。房水不断循环，维持一定的眼内压。若房水回流不畅，则可致眼内压升高。病理性高眼压合并视功能障碍即称为青光眼。

③ 调节痉挛。眼睛可通过调节晶状体凸度以适应视物远近的需要（图 5-2）。晶状体富有弹性，具有自行呈球形的趋势；而悬韧带向外牵拉晶状体，使其维持相对扁平的状态。悬韧带的紧张度又受睫状肌控制，睫状肌是环形平滑肌，受胆碱能神经支配，存在 M 胆碱受体。毛果芸香碱激动睫状肌的 M 受体，使其向瞳孔中心方向收缩，使悬韧带放松，晶状体因弹性而变凸，屈光度增加，此时视近物清晰，视远物模糊。毛果芸香碱这种引起睫状肌痉挛的作用称为调节痉挛。

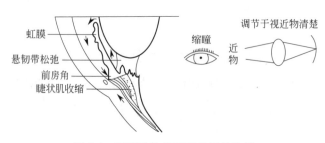

图 5-2　胆碱受体激动药对眼的作用

（2）腺体　毛果芸香碱兴奋腺体的 M 受体，使腺体分泌增加。

（3）平滑肌　毛果芸香碱激动 M 受体，使消化道平滑肌的收缩力增强，大剂量可致痉挛；收缩气管平滑肌，可诱发哮喘；也可增加子宫、膀胱、胆道平滑肌的兴奋性。

【临床应用】

（1）青光眼 是常见的眼科疾病，主要表现为眼内压升高，可分为闭角型和开角型两种。前者眼内压升高的主要原因是眼球局部的解剖结构变异，房角狭窄，导致房水回流受阻。后者眼内压升高可能与小梁网和巩膜静脉窦硬化或变性有关，导致房水循环障碍。毛果芸香碱是治疗闭角型青光眼的一线药物，用药后患者瞳孔缩小，前房角间隙增大，房水回流通畅，眼内压下降。毛果芸香碱对开角型青光眼早期有一定疗效。

（2）虹膜炎 与扩瞳药交替使用，可防止虹膜与晶状体粘连。

【不良反应和注意事项】

毛果芸香碱全身用药不良反应比较多，主要副作用为恶心、呕吐、腹痛、腹泻、流涎、多汗、支气管痉挛等 M 受体过度兴奋症状，可用足量阿托品对抗，并作对症处理。滴眼时应压迫内眦，以避免药物经鼻腔黏膜吸收而引发全身反应。

三、 N胆碱受体激动药

N 受体有 N_1 和 N_2 受体两种亚型。N_1 受体分布于神经节和肾上腺髓质，N_2 受体分布于神经肌肉接头处。N 受体激动药有烟碱、洛贝林（山梗菜碱）等。

烟碱是从烟叶中提取的生物碱，因其作用广泛而复杂，无临床应用价值。洛贝林选择性激动 N_1 受体，临床主要用于兴奋呼吸中枢和迷走神经中枢。

第二节　胆碱酯酶抑制药

胆碱酯酶抑制药又称抗胆碱酯酶药，本类药物能增加突触间隙乙酰胆碱浓度和持续时间，间接激动 M、N 受体，产生拟胆碱作用。根据与胆碱酯酶结合复合物水解的难易程度，分为易逆性抗胆碱酯酶药和难逆性抗胆碱酯酶药。

一、易逆性胆碱酯酶抑制药

新斯的明

新斯的明为人工合成的季铵类化合物，口服吸收少而不规则，因此口服用药剂量较大。皮下注射或肌内注射 15min 显效，作用可持续 0.5～1h。本药不易透过血脑屏障和透过角膜进入前房。新斯的明可在肝脏代谢，亦可被血浆中的胆碱酯酶水解为季醇，并以原形及其代谢产物的形式经肾排泄。

【药理作用】

新斯的明通过可逆性抑制胆碱酯酶的活性，减少乙酰胆碱的水解而蓄积，表现 M 样及 N 样作用；还能直接兴奋骨骼肌运动终板上的 N_2 受体，促进运动神经末梢释放乙酰胆碱；对心血管、腺体、眼和支气管平滑肌的作用较弱，对胃肠平滑肌和膀胱平滑肌作用较强，对骨骼肌作用最强。

【临床应用】

（1）重症肌无力 重症肌无力患者主要症状为骨骼肌呈进行性肌收缩无力，眼睑下垂，肢体无力，咀嚼和吞咽困难。新斯的明兴奋骨骼肌的作用强，能明显改善重症肌无力的症状。多采用口服给药，紧急情况可采用皮下或肌内注射。

（2）术后腹胀和尿潴留 新斯的明能明显增强肠蠕动和膀胱逼尿肌张力，促使排气和排尿，疗效显著。

（3）阵发性室上性心动过速 新斯的明通过增加乙酰胆碱的浓度，增强其对心脏的 M 样作用，减慢传导，抑制阵发性室上性心动过速。

（4）解救肌松药过量中毒 新斯的明兴奋骨骼肌的作用可对抗非除极化型肌松药，如筒箭毒碱的过量中毒。对除极化型肌松药中毒无效。

知识链接

重症肌无力

重症肌无力是一种影响神经肌肉传递的自身免疫性疾病，其主要病因是体内异常的自身抗体破坏了神经肌接头突触后膜的 N_2 胆碱受体，导致传递障碍、肌肉麻痹。主要特征为骨骼肌进行性收缩无力，表现为眼睑下垂，肢体无力，咀嚼、吞咽困难及呼吸困难。

【不良反应和注意事项】

可引起心动过缓、恶心、呕吐、腹痛、腹泻、进行性流涎等 M 样症状和肌肉震颤等 N 样症状。患有机械性肠梗阻、尿路闭塞、支气管哮喘等患者禁用。

毒扁豆碱

毒扁豆碱又名依色林，是从西非植物毒扁豆种子中提取的生物碱，现已人工合成。毒扁豆碱属叔胺类化合物，脂溶性高，易通过生物膜，并能透过血脑屏障，在体内主要被血浆胆碱酯酶水解失活。

【药理作用与临床应用】

目前主要局部应用治疗青光眼，其作用与毛果芸香碱相似，但强而持久，刺激性也较强。因其可透过血脑屏障，故对中枢和外周神经均有较强的作用。

【不良反应】

本药滴眼后可致睫状肌强烈收缩而调节痉挛，并可出现头痛、眼痛和视物模糊；本药水溶液性质不稳定，易氧化，且刺激性强，宜现配现用，并避光保存。剂量过大或吸收过快可致全身胆碱能兴奋效应，严重者产生"胆碱能危象"，甚至呼吸麻痹。

吡斯的明

吡斯的明作用与新斯的明相似，但较弱，其 N 样作用较为明显，起效慢，但持续时间较长。口服吸收差，剂量较大。主要用于治疗重症肌无力，亦可用于术后尿潴留及麻痹性肠梗阻的治疗。

依酚氯铵

依酚氯铵抗胆碱酯酶作用较弱，但对骨骼肌作用较强，用药后可立即改善症状，使肌肉收缩力增强，但维持时间很短，5～15min 作用消失，故不宜作为治疗用药。常用于诊断重症肌无力。

加兰他敏

加兰他敏为石蒜科植物中所含生物碱，已人工合成。抗胆碱酯酶作用较弱，但维持时间长，可穿透血脑屏障。用于治疗重症肌无力，脊髓灰质炎后遗症和阿尔茨海默病。

二、难逆性抗胆碱酯酶药

有机磷酸酯类是难逆性抗胆碱酯酶药，与胆碱酯酶结合后产生的磷酰化胆碱酯酶复合物难以水解，酶"老化"后很难恢复，造成乙酰胆碱持久积聚，产生强烈毒性。目前主要用作杀虫剂，如敌百虫、敌敌畏、乐果、马拉硫磷、内吸磷和对硫磷等。有些生化武器如沙林、塔崩和梭曼等，也属于有机磷酸酯类化合物。

【体内过程】

有机磷酸酯类药物脂溶性高，可经胃肠道、呼吸道和皮肤吸收。吸收后分布全身，以肝中含量最高。在体内氧化后的产物毒性增强，如对硫磷在肝内可氧化成毒性更强的对氧磷。水解可使毒性降低，最后主要由肾排出体外。

【中毒表现】

慢性中毒多数发生于生产农药的工人或长期接触农药的人员。中毒后血中胆碱酯酶活性持续明显下降，临床表现为头痛、头晕、失眠、腹胀、多汗，偶见肌束颤动及瞳孔缩小。大量吸收有机磷酸酯类，使胆碱酯酶失去活性，突触间隙大量的乙酰胆碱积聚引起急性中毒。急性中毒表现为 M 样症状、N 样症状及中枢症状。各症状的出现与中毒的程度有关。轻度中毒时，乙酰胆碱活力 70%～50%，以 M 样症状为主；中度中毒时，乙酰胆碱活力 50%～30%，M 样症状加重，出现 N 样症状；严重中毒时，乙酰胆碱活力低于 30%，除 M、N 样症状外，合并出现中枢神经系统症状。严重者可因循环衰竭和呼吸中枢麻痹而死亡。

（1）M 样症状

① 眼。兴奋虹膜括约肌的 M 受体，使瞳孔缩小。早期不明显，而中毒严重者瞳孔明显缩小。也可因睫状肌痉挛而出现视力模糊和眼部疼痛。

② 腺体。促进汗腺、唾液腺和支气管腺分泌，表现为流涎、出汗，重者大汗淋漓、口吐白沫。

③ 胃肠道。胃肠道平滑肌兴奋，引起恶心、呕吐、腹痛和腹泻。

④ 呼吸系统。引起呼吸困难，严重时引起肺水肿。

⑤ 泌尿系统。重者可因膀胱逼尿肌收缩引起尿失禁。

⑥ 心血管系统。引起心率减慢和血压下降。

（2）N 样症状

① 神经节。兴奋交感神经节和副交感神经节的 N_1 受体，表现复杂，常因中毒的程度而不同。通常在消化系统、呼吸系统和泌尿系统表现为 M 受体兴奋的症状，在心血管则表现为去甲肾上腺素能神经兴奋的症状。

② 骨骼肌。N_2 受体兴奋引起肌肉颤动、抽搐，甚至呼吸肌麻痹。

（3）中枢神经系统

有机磷酸酯类可抑制脑内胆碱酯酶活性，使脑内乙酰胆碱含量升高，表现为先兴奋后抑制。首先出现兴奋、不安、谵妄、失眠。过度兴奋转为抑制而引起昏迷。严重时抑制血管运动中枢和呼吸中枢，引起血压下降、呼吸抑制。

三、胆碱酯酶复活药

胆碱酯酶复活药属于肟类化合物，在磷酰化胆碱酯酶"老化"之前使用，能将胆碱酯酶从磷酰化物中置换出来，使胆碱酯酶恢复活性。但对已经"老化"的酶效果差。目前临床常用的胆碱酯酶复活药有氯解磷定和碘解磷定等。

🔲 用药指导

一、处方分析

案例：张某某，女，35岁，因肌肉无力、眼睑下垂而就诊，经检查诊断为重症肌无力，处方如下。

Rp：甲硫酸新斯的明　1mg×60支　2mg/次　t. i. d.　i. m.

用法：2mg/次　肌注3次/d

请问：以上处方是否合理，为什么？

分析：此处方属不合理用药。①新斯的明注射剂的极量是，肌内注射1mg/次，5mg/d，过量使用可致严重不良反应。②新斯的明治疗重症肌无力患者，在病情严重时采用皮下或肌内注射给药，而病情一旦缓解即采用口服给药，且在不超过极量的情况下依病情缓解程度而定一日给药次数，故不应一次开10日的注射制剂且固定一日给药3次。

二、模拟练习

案例：某男，网络少年，最近出现眼胀痛，视力模糊，经检查诊断为急性闭角型青光眼。

请问：本章所学的哪些药物可用于该患者治疗，用药时应注意哪些问题？

分析：可用毛果芸香碱、毒扁豆碱治疗。用药注意事项包括滴眼方法和用药次数，滴眼时中指向下轻拉下眼睑，滴入药液后食指压迫内眦1～2min，防止药物吸收过多引起中毒；每日3～4次。

❓ 巩固提高

一、真题分析

新斯的明在临床使用中不可治疗（　　）。

A. 有机磷酸酯中毒　　　　　B. 肌松药过量中毒　　　　　C. 阿托品中毒

D. 手术后腹胀　　　　　E. 重症肌无力

二、选择题

1. 毛果芸香碱对眼睛的作用是（　　）。

A. 缩瞳、降低眼压、调节痉挛　　B. 扩瞳、升高眼压、调节痉挛

C. 缩瞳、升高眼压、调节痉挛　　D. 缩瞳、降低眼压、调节麻痹

E. 扩瞳、升高眼压、调节麻痹

2. 新斯的明对下列哪一效应器兴奋作用最强？（　　）

A. 平滑肌　　B. 腺体　　　　C. 眼　　　　　D. 骨骼肌　　　　　E. 睫状肌

3. 治疗重症肌无力应首选（　　）。

A. 琥珀胆碱　　B. 新斯的明　　C. 毒扁豆碱　　　D. 毛果芸香碱　　　E. 乙酰胆碱

4. 治疗手术后肠麻痹及尿潴留最好用（　　）。

A. 毒扁豆碱　　B. 新斯的明　　C. 乙酰胆碱　　　D. 加兰他敏　　　E. 毛果芸香碱

5. 新斯的明禁用于（　　）。

A. 腹胀　　B. 尿潴留　　　C. 心律失常　　　D. 重症肌无力　　　E. 支气管哮喘

6. 治疗闭角型青光眼最好的药物是（　　）。

A. 毛果芸香碱　　B. 乙酰胆碱　　　C. 新斯的明　　　D. 毒扁豆碱　　　E. 氨甲酰胆碱

三、简答题

1. 比较说明毛果芸香碱和毒扁豆碱对眼作用的异同点。

2. 简述新斯的明的临床用途。

第六章 抗胆碱药

学习目标

1. 掌握阿托品的药理作用、临床应用及不良反应。
2. 熟悉山莨菪碱、东莨菪碱的药理作用、临床应用及不良反应。
3. 了解其他抗胆碱药的作用特点及临床应用。
4. 能够应用药物的基本理论和基本知识，提供用药咨询服务。

抗胆碱药能与胆碱受体结合而不产生或极少产生拟胆碱作用，妨碍乙酰胆碱或拟胆碱药与胆碱受体相结合，从而产生抗胆碱作用。按其对受体选择性的不同，可分为 M_1、M_2、M_3 胆碱受体阻断药和 N_1、N_2 胆碱受体阻断药。

第一节　M 胆碱受体阻断药

一、阿托品类生物碱

阿托品

阿托品、东莨菪碱和山莨菪碱等是从茄科植物颠茄、曼陀罗、洋金华和莨菪等植物中提取的生物碱。天然存在于植物中的是不稳定的左旋莨菪碱，在提取过程中得到比较稳定的消旋莨菪碱，即阿托品。

【体内作用过程】

阿托品口服迅速吸收，1h 后血药浓度达到峰值，持续作用 3～4h，$t_{1/2}$ 约 4h，生物利用度约 80%。吸收后迅速分布全身，约有 50%～60% 药物以原形经肾排泄，其余以水解和结合产物经肾排泄。滴眼后其作用可持续数天。

【药理作用】

阿托品的作用机制为竞争性阻断 M 胆碱受体，对 M 受体的各种亚型 M_1、M_2、M_3 都有阻断作用。大剂量时可阻断神经节 N_1 受体，中毒剂量则兴奋中枢。

（1）抑制腺体分泌　阿托品因阻断 M 胆碱受体而抑制腺体分泌，唾液腺和汗腺最敏感，泪腺和呼吸道腺体抑制作用明显。较大剂量可减少胃液分泌，但对胃酸浓度影响较小。

（2）对眼的作用　阿托品阻断瞳孔括约肌和睫状肌的 M 受体，松弛瞳孔括约肌和睫状肌。对眼的作用见图 6-1。

① 扩瞳。阿托品可松弛瞳孔括约肌，引起瞳孔散大。

② 眼内压升高。由于瞳孔扩大，使虹膜退向四周边缘，因而前房角间隙变窄，阻碍房水回流入巩膜静脉窦，造成眼内压升高。

③ 调节麻痹。阿托品能使睫状肌松弛而退向外缘，从而使悬韧带拉紧，使晶状体变为扁平，屈光度降低，只适于看远物，而不能将近物清晰地成像于视网膜上，故看近物模糊不

清，称为调节麻痹。

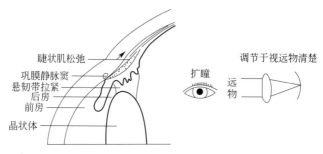

图 6-1　胆碱受体阻断药对眼的作用

（3）松弛内脏平滑肌　阿托品能松弛许多内脏平滑肌。对过度活动或痉挛的内脏平滑肌，松弛作用较显著。

（4）兴奋心脏

① 心率。治疗剂量阿托品（0.3～0.6mg）可使一部分患者心率轻度短暂地减慢，较大剂量（1～2mg）则可使心率加速。对于迷走神经张力高的青壮年，心率加速作用显著，对幼儿和老年人心率的影响较小。

② 房室传导。阿托品能拮抗迷走神经过度兴奋所致的传导阻滞和心律失常。但在心肌梗死时要慎用，防止激发室颤。

（5）扩张血管　治疗量阿托品对血管与血压无显著影响，大剂量阿托品有解除小血管痉挛的作用，尤其以皮肤血管扩张最为显著，可产生皮肤潮红。阿托品扩血管作用的机制未明，但与抗 M 胆碱作用无关，可能是机体对阿托品所引起的体温升高的代偿性散热反应，也可能是阿托品的直接扩张血管的作用。

（6）中枢神经系统　治疗量时作用不明显，较大剂量可兴奋延髓呼吸中枢，更大剂量则兴奋大脑，引起焦虑不安、多言、谵妄；中毒剂量（10mg 以上）常致幻觉、定向障碍、运动失调和惊厥等，也可由兴奋转入抑制，出现昏迷及呼吸麻痹。

【临床应用】

（1）解除平滑肌痉挛　适用于各种内脏绞痛，如肠绞痛及膀胱刺激症状如尿频、尿急等，疗效较好，对胆绞痛及肾绞痛的疗效较差。在治疗这两种绞痛时，常和吗啡类镇痛药合用。用阿托品治疗遗尿症，是利用其松弛膀胱逼尿肌的作用。

（2）抑制腺体分泌　用于全身麻醉前给药，以减少呼吸道分泌，防止分泌物阻塞呼吸道及吸入性肺炎的发生，也可用于严重的盗汗和流涎症。

（3）眼科

① 虹膜睫状体炎　与缩瞳药合用治疗虹膜与晶状体炎。

② 验光、检查眼底　阿托品滴眼，使瞳孔散大，有利于检查眼底。由于其调节麻痹的作用可维持 2～3 天，视力恢复较慢，目前常以作用时间较短的后马托品溶液取代之。

（4）抗缓慢型心律失常　临床上常用阿托品治疗迷走神经过度兴奋所致的窦房阻滞、房室阻滞等缓慢型心律失常，使心率加快。还可用于治疗继发于窦房结功能低下而出现的室性异位节律。

（5）抗休克　对暴发型流行性脑脊髓膜炎、中毒性菌痢、中毒性肺炎等所致的感染性休克，可用大剂量阿托品治疗，可解除血管痉挛，舒张外周血管，改善微循环。对于休克伴有心率过速或高烧者，不宜使用阿托品。

（6）解救有机磷酸酯类中毒　主要对抗有机磷酸酯类中毒时的 M 样症状。

【不良反应和注意事项】

阿托品的作用广泛，当利用某一作用进行治疗时，其他作用便成为副作用。常见的有口干、便秘、心悸、皮肤潮红、眩晕等，一般在停药后逐渐消失，不需要特殊处理。过量中毒时，可出现中枢兴奋症状，表现为烦躁不安、失眠、谵妄，甚至惊厥，重者由兴奋转为抑制，出现昏迷及呼吸麻痹等。

阿托品的中毒可注射新斯的明、毒扁豆碱或毛果芸香碱等药物对抗。青光眼及前列腺肥大者禁用，后者因其可能加重排尿困难。老年人慎用。

> **知识链接**
>
> ### 有机磷酸酯类中毒
>
> 有机磷酸酯类为难逆性抗胆碱酯酶药，能与胆碱酯酶牢固结合，时间稍久，胆碱酯酶难以恢复活性，故称为难逆性抗胆碱酯酶药，对人体毒性很强。主要用作农业及环境卫生杀虫剂。常用的毒性相对较低的有机磷酸酯类有敌百虫、马拉硫磷及乐果；强毒性有机磷酸酯类有敌敌畏、对硫磷、内吸磷和甲拌磷等；剧毒类有沙林、塔朋及梭曼，剧毒类往往用作神经毒气。因此掌握有机磷酸酯类的中毒机制、中毒症状及防治措施，对生产、使用及生物安全均有重大意义。

山莨菪碱

山莨菪碱是我国学者从茄科植物唐古特山莨菪中提取的，作用与阿托品相似，对血管平滑肌和内脏平滑肌的解痉作用选择性较高，临床常用于治疗感染性休克及胃肠绞痛。不良反应及禁忌证与阿托品相似，但其毒性较低。

东莨菪碱

东莨菪碱是从洋金花、颠茄或莨菪等植物中提出的生物碱。外周作用与阿托品相似，中枢作用与阿托品不同，对大脑皮层有较强的抑制作用，表现为镇静和催眠。主要用于麻醉前给药和晕动病。不良反应及禁忌证与阿托品相似。

二、阿托品的合成代用品

主要有散瞳药、解痉药和特异性 M_1 受体阻断药。

1. 散瞳药

后马托品　扩瞳和调节麻痹作用较阿托品弱，作用持续 1～2 天，视力恢复较阿托品快，适用于检查眼底及验光。

托吡卡胺　作用与后马托品相似，但其扩瞳和调节麻痹作用起效快，持续时间更短，临床用途同后马托品。

2. 解痉药

溴丙胺太林（又名普鲁本辛）　为人工合成的季铵类解痉药，口服吸收不完全，食物可妨碍其吸收，故宜在饭前 0.5～1h 服用。本药对胃肠道 M 受体选择性强，解除胃肠道平滑肌痉挛作用强而持久，能延缓胃排空，并能抑制胃酸分泌，主要用于胃、十二指肠溃疡和胃绞痛。

贝那替秦　能缓解内脏痉挛，减少腺体分泌，也有中枢安定及抗心律失常作用。主要适用于兼有焦虑症的消化性溃疡患者，也用于胃酸过多刺激症状及肠蠕动亢进。常见的副作用有口干、头晕、恶心及感觉迟钝等。

3. 特异性 M_1 受体阻断药

哌仑西平能选择性阻断胃壁 M_1 受体，抑制胃酸和胃蛋白酶的分泌，常用于治疗消化性溃疡。

第二节　N 胆碱受体阻断药

N 胆碱受体阻断药是一类能与 N 受体结合，但无内在活性，阻断 ACh 与 N 受体结合，妨碍 ACh 激动 N 受体作用的药物。根据药物阻断 N 受体的亚型不同，又分为 N_1 胆碱受体阻断药和 N_2 胆碱受体阻断药。

一、N_1 胆碱受体阻断药

N_1 胆碱受体阻断药能特异性地与 N_1 受体结合，阻断神经冲动在神经节的传递，也称神经节阻断药。目前神经节阻断药用于麻醉时控制血压和主动脉瘤手术，代表性药物有六甲双铵、美加明和咪噻吩等，由于不良反应多，现较少使用。

二、N_2 胆碱受体阻断药

N_2 胆碱受体阻断药能选择性地与骨骼肌运动终板膜上的 N_2 受体结合，阻断神经肌肉接头的信息传递，导致肌张力下降、肌肉松弛，因此，又称神经肌肉阻断药或骨骼肌松弛药，分为非去极化型肌松药和去极化型肌松药。

1. 非去极化型肌松药

非去极化型肌松药能与神经末梢释放的 ACh 竞争性地结合 N 受体，使终板膜不能去极化，引起骨骼肌松弛，故又称为竞争性肌松药。

本类药物主要有筒箭毒碱、戈拉碘铵和泮库溴铵类。其中筒箭毒碱为经典药物，泮库溴铵类是新的、安全的非去极化型肌松药。

筒箭毒碱

筒箭毒碱是从南美洲防己科植物和番木科植物箭毒中提取的季铵类生物碱。口服吸收难，静脉注射后 2～3min 即产生肌松作用，5min 可达高峰，40min 恢复，少部分在肝代谢，大部分原形从肾排出，重复给药应防止蓄积。

【药理作用】

(1) 肌肉松弛　肌松顺序从眼和面部开始，然后波及颈部、四肢、躯干各肌群，继之肋间肌。剂量过大，最终可致膈肌麻痹，呼吸停止。停药后恢复肌肉收缩的顺序与肌松开始的顺序相反，即膈肌首先恢复，最后是头颈部肌群。

(2) 神经节阻断作用和组胺释放作用　大剂量能阻断 N_1 受体，促进组胺释放，引起血压短暂下降、心率减慢、支气管痉挛。

【临床应用】

作为全身麻醉的辅助用药，通过肌松作用保证外科手术顺利进行。用乙醚全麻时可增强其肌松效果，合用时适当减量。由于副作用较多，已很少使用。

泮库溴铵

泮库溴铵肌松作用类似筒箭毒碱，而作用强度是筒箭毒碱的 5 倍，其维持时间相近，常用量无组胺释放作用。主要用于各种手术维持肌松和气管插管。不良反应主要为腺体分泌增加。

2. 去极化型肌松药

去极化型肌松药又称非竞争型肌松药，能与运动终板后膜上的 N_2 受体结合，激动受体，使终板产生与 ACh 相似而持久的去极化，导致终板对 ACh 反应降低，引起骨骼肌松弛。

本类药物的特点是：①用药后常先出现短暂的肌束颤动，与药物对不同部位的骨骼肌除极化出现的时间先后不同有关；②连续用药可产生快速耐受性；③抗胆碱酯酶药可增强此类药物的骨骼肌松弛作用，故其中毒时不能用新斯的明解救；④治疗量无神经节阻滞作用。

琥珀胆碱

琥珀胆碱又名司可林，进入体内后约 98% 迅速被假性胆碱酯酶水解为琥珀酰单胆碱，肌肉松弛作用明显减弱，然后进一步水解为琥珀酸和胆碱，肌肉松弛作用消失。

【药理作用】

琥珀胆碱的肌肉松弛作用快，静脉注射先出现短暂肌束颤动，尤以胸腹部肌肉明显。1min 内即转变为肌肉松弛，约 2min 肌肉松弛作用达高峰，5min 作用即消失，静脉滴注可延长其作用时间。肌肉松弛的顺序从颈部开始，逐渐波及肩胛、胸腹和四肢。肌肉松弛部位以颈部和四肢最明显，对呼吸肌麻痹作用不明显。

【临床应用】

用于全身麻醉时作辅助用药及气管内插管、气管镜、食管镜等检查。

【不良反应】

（1）**术后肌肉疼痛**　因肌肉松弛前出现短暂的肌束颤动所致，可自愈。

（2）**呼吸肌麻痹**　常见于剂量过大、静滴过快或遗传性胆碱酯酶活性低下者，应进行人工呼吸，直至自主呼吸完全恢复。遗传性胆碱酯酶缺陷者可致严重窒息，故临床应用时需常备人工呼吸机。

（3）**眼内压升高**　与琥珀胆碱使眼外肌短暂收缩有关，故青光眼、白内障患者禁用。

（4）**血钾升高**　由于肌肉的持续除极化，大量钾离子从细胞内释放出来，使血钾升高。故大面积软组织损伤、大面积烧伤、偏瘫、脑血管意外等血钾升高患者应禁用，以免产生高血钾性心搏骤停。

💬 用药指导

一、处方分析

案例：李某某，男，66 岁，腹痛、腹泻 3h，诊断为急性胃肠炎，处方如下。

Rp：阿托品 0.3mg×10 片　0.6mg/次　p.o.　t.i.d.

诺氟沙星：0.2g×24 片　0.4g/次　p.o.　b.i.d.

请问：以上处方是否合理？为什么？

分析：此处方属不合理用药。①患者是 66 岁男性患者，为老人，其肝肾功能已降低，一次口服 0.6mg 阿托品及 0.4g 诺氟沙星，剂量均偏大；②老年男性患者很可能有前列腺增生致排尿不畅现象，而阿托品可松弛泌尿道平滑肌，会加重上述症状。应改用山莨菪碱，后者对胃肠道平滑肌解痉作用选择性高，较安全可靠。

二、模拟练习

案例：吴某，男，28岁，3天前曾淋了一场大雨，后出现寒战、高热、胸痛、咳嗽。送医时四肢冰冷，口唇发绀，胸部压痛明显，可闻及湿性啰音。X线提示肺纹理增粗，可见大片均匀致密阴影。

诊断：中毒性肺炎并早期休克。

请问：可选用本章哪些药物进行治疗？为什么？

分析：本章中阿托品、山莨菪碱均可治疗感染性休克，两药均能扩张血管，改善微循环。山莨菪碱更好，因其不易透过血脑屏障，选择性较高，副作用较少，比阿托品更安全可靠。

？ 巩固提高

一、真题分析

1. 治疗胆绞痛应选用（   ）。

A. 阿托品　　　　　　　　　B. 哌替啶　　　　　　　　　C. 阿司匹林

D. 阿司匹林＋哌替啶　　　　　E. 阿托品＋哌替啶

2. 重度有机磷酸酯类中毒的治疗宜选用（   ）。

A. 阿托品和碘解磷定　　　　　B. 东莨菪碱　　　　　　　　C. 碘解磷定

D. 山莨菪碱　　　　　　　　　E. 阿托品

二、选择题

1. 阿托品抑制腺体分泌最强的是（   ）。

A. 呼吸道腺体　B. 泪腺　　　　C. 胃酸分泌　　　D. 汗腺　　　　E. 以上都不是

2. 阿托品解除平滑肌痉挛作用，最显著是（   ）。

A. 胆管平滑肌　B. 胃肠平滑肌　C. 支气管平滑肌　D. 子宫平滑肌　E. 血管平滑肌

3. 阿托品禁用于（   ）。

A. 麻醉前给药　B. 心动过缓　　C. 有机磷中毒　　D. 青光眼　　　E. 胃肠绞痛

4. 有散瞳作用的药物是（   ）。

A. 新斯的明　　B. 有机磷酸酯类　C. 阿托品　　　D. 毛果芸香碱　E. 毒扁豆碱

5. 东莨菪碱的用途不包括（   ）。

A. 麻醉前给药　　　　　　　　B. 抗晕动病　　　　　　　　C. 抗帕金森病

D. 抗过敏反应　　　　　　　　E. 解救有机磷中毒

6. 阿托品最适合治疗的休克是（   ）。

A. 过敏性休克　B. 感染性休克　C. 神经源性休克　D. 心源性休克　E. 失血性休克

7. 山莨菪碱可代替阿托品治疗（   ）。

A. 帕金森病　　　　　　　　　B. 心动过速　　　　　　　　C. 青光眼

D. 晕动病　　　　　　　　　　E. 胃肠绞痛和感染性休克

8. 可治疗帕金森病的M受体阻断药是（   ）。

A. 阿托品　　　B. 东莨菪碱　　C. 山莨菪碱　　　D. 丙胺太林　　E. 托吡卡胺

9. 作用短暂，常常代替阿托品用于眼底检查的扩瞳药是（   ）。

A. 阿托品　　　B. 东莨菪碱　　C. 山莨菪碱　　　D. 丙胺太林　　E. 后马托品

10. 属于肌松药的是（   ）。

A. 山莨菪碱　　B. 阿托品　　　C. 东莨菪碱　　　D. 琥珀胆碱　　E. 后马托品

三、简答题

1. 简述阿托品的临床用途及主要禁忌证。

2. 与阿托品相比，东莨菪碱、山莨菪碱具有哪些特点？

3. 肌松药分哪几类？它们分别与胆碱酯酶抑制药合用的效果有什么不同？

第七章　拟肾上腺素受体药

学习目标

1. 掌握肾上腺素、去甲肾上腺素、异丙肾上腺素和多巴胺的药理作用、临床应用和不良反应。

2. 熟悉麻黄碱、间羟胺和去氧肾上腺素的药理作用及应用。

3. 掌握过敏性休克的抢救方法。

肾上腺素受体激动药是一类能与肾上腺素受体结合并激动受体，产生与肾上腺素相似效应的药物，故又称拟肾上腺素药。肾上腺素受体激动药按其对不同肾上腺素受体亚型的选择性而分为三大类：①α、β受体激动药；②α受体激动药；③β受体激动药。

第一节　α、β受体激动药

肾上腺素（adrenaline，AD）

肾上腺素是肾上腺髓质分泌的主要激素，药用肾上腺素可以从家畜肾上腺提取或人工合成，其化学性质不稳定，见光易失效。在中性尤其是碱性溶液中，易氧化变色而失去活性。

本品口服后易被碱性肠液破坏，吸收很少，不能达到有效血药浓度。皮下注射因能收缩血管，吸收缓慢，作用维持 1h 左右。肌内注射吸收较快，作用维持约 $10\sim30min$。静脉注射立即起效，作用仅维持数分钟。肾上腺素在体内的摄取与代谢途径和去甲肾上腺素相似。

【药理作用】

肾上腺素主要激动 α 和 β 受体。

(1) 兴奋心脏　肾上腺素能激动心肌传导系统和窦房结 β_1 受体，使心肌收缩力加强，传导加速，心率加快，心排出量增加。因其提高心肌代谢，使心肌耗氧量增加，加上心肌兴奋性提高，如剂量过大或静脉注射速度过快，可引起心律失常，出现期前收缩，甚至引起心室纤颤。

(2) 舒缩血管　肾上腺素对血管的作用取决于各器官血管平滑肌上 α 受体和 β_2 受体的分布密度以及给药剂量的大小。皮肤、黏膜、内脏血管以 α 受体占优势，故以皮肤、黏膜血管收缩最强烈；内脏血管尤其是肾血管也显著收缩；对脑和肺血管收缩作用微弱，有时由于血压升高而被动地舒张。骨骼肌血管、肝脏血管及冠状血管平滑肌上以 β_2 受体占优势，故使这些血管舒张。

(3) 影响血压　皮下注射治疗量（$0.5\sim1mg$）或低浓度静脉滴注（每分钟滴入 $10\mu g$）肾上腺素时，由于心脏兴奋，心排出量增加，故收缩压升高；由于骨骼肌血管舒张作用对血压的影响，抵消或超过了皮肤、黏膜血管收缩作用的影响，故舒张压不变或下降，此时身体各部位血液重新分配，使之更适合于紧急状态下机体能量供应的需要。较大剂量静脉注射时，收缩压和舒张压均升高。

(4) 扩张支气管　肾上腺素能激动支气管平滑肌 β_2 受体，使支气管平滑肌产生强大的舒张作用，并能抑制肥大细胞释放过敏介质如组胺等，还可激动支气管黏膜血管 α 受体，使支气管黏膜血管收缩，毛细血管的通透性降低，有利于消除支气管黏膜水肿。

（5）**促进代谢** 肾上腺素能提高机体代谢，治疗量时可使耗氧量升高20％～30％。由于激动α受体和β₂受体可加速糖原分解，此外，肾上腺素尚具有降低外周组织对葡萄糖摄取的作用，还能抑制胰岛素的释放，故可以使血糖升高。肾上腺素还能激动脂肪组织 β_3 受体，激活甘油三酯酶，加速甘油三酯分解，使血液中游离脂肪酸升高。

【临床应用】

（1）**心脏骤停** 是用于抢救溺水、麻醉意外、药物中毒、传染病和心脏传导阻滞等所致的心脏骤停首选药。在进行有效的人工呼吸和心脏按压的同时，可用0.5～1mg的肾上腺素心室内注射；也可心室内注射心脏复苏三联针（肾上腺素、阿托品各1mg及利多卡因50～100mg）。

（2）**过敏性休克** 肾上腺素能兴奋心脏、收缩血管而升高血压，松弛支气管平滑肌，减轻喉头水肿、抑制过敏介质释放等可缓解呼吸困难。其作用快而强，是治疗过敏性休克的首选药。

（3）**支气管哮喘** 肾上腺素可控制支气管哮喘的急性发作，皮下或肌内注射能于数分钟内奏效。现已少用，主要用于急性发作。

（4）**与局麻药配伍** 在局麻药中加入少量肾上腺素，可延缓局麻药的吸收，减少局麻药中毒的可能性，同时延长局麻药的麻醉时间。一般局麻药中肾上腺素浓度为1：250000，一次用量不超过0.3mg。但应注意在肢体末端（如手指、脚趾、阴茎等处）的手术时不宜加用肾上腺素，以免组织缺血坏死。

（5）**局部止血** 当鼻黏膜和齿龈出血时，将浸有0.1％肾上腺素的纱布或棉花球填塞出血处，通过收缩血管和压迫作用起止血效果。

（6）**青光眼** 肾上腺素能收缩眼后房血管，减少房水生成。2％的肾上腺素可局部用于治疗开角型青光眼以降低眼内压。

【不良反应和注意事项】

主要不良反应为心悸、烦躁、头痛和血压升高等。剂量过大时，α受体过度兴奋使血压骤升，有发生脑出血的危险，故老年人慎用。当β受体兴奋过强时，可使心肌耗氧量增加，能引起心肌缺血和心律失常，甚至心室纤颤，故应严格掌握剂量。禁用于高血压、脑动脉硬化、器质性心脏病、糖尿病和甲状腺功能亢进症等。

知识链接

肾上腺的结构与功能

肾上腺是一对扁平的腺体，位于腹膜后间隙内，在肾上端的前内侧。左肾上腺较长，呈月牙形；右肾上腺较短，呈三角形。肾上腺实质来源和功能由皮质、髓质两部分组成。皮质约占肾上腺的80％～90％，由外向内可分为球状带、束状带和网状带三层。球状带约占皮质的15％，球状带细胞分泌盐皮质激素，主要功能是调节水盐代谢，维持体内钠钾平衡；束状带约占皮质的78％，束状带细胞分泌糖皮质激素，主要功能是可以促进体内蛋白质转化为葡萄糖，同时又可抑制葡萄糖的分解，网状带约占皮质的7％，网状带细胞分泌雄激素和雌激素。髓质约占肾上腺的10％～20％，主要由髓质细胞组成，髓质细胞又可分为两种肾上腺素细胞、去甲肾上腺素细胞两种。

多巴胺（dopamine，DA）

多巴胺是去甲肾上腺素的前体物质，药用为人工合成品，口服易在肠和肝中破坏而失效，一般采用静脉滴注给药。在体内迅速经 MAO 和 COMT 的催化而代谢失效，故作用时间短暂。多巴胺不易透过血-脑脊液屏障，故外源性多巴胺几乎无中枢作用。

【药理作用】

多巴胺能激动α受体、β受体和DA受体。

（1）兴奋心脏　多巴胺能激动心脏β_1受体，也能促进去甲肾上腺素释放，加强心肌收缩力，增加心排出量。一般剂量对心率影响不明显，很少引起心律失常，大剂量可加快心率。

（2）作用于血管　治疗量多巴胺能激动肾脏、肠系膜和冠状血管的D_1受体，使肾脏、肠系膜和冠状血管舒张；大剂量激动皮肤、黏膜血管的α受体，使皮肤、黏膜血管收缩。对β_2受体的影响十分微弱。大剂量时则以α受体的兴奋作用占优势，主要表现为血管收缩。

（3）升高血压　治疗量多巴胺能升高收缩压和加大脉压差，而对舒张压无明显影响或轻微升高。这可能是心排出量增加，而肾脏和肠系膜血管阻力下降，其他血管阻力微升，使总外周阻力变化不大的结果。大剂量时，除激动心脏β受体外，血管以α受体的兴奋作用占优势，引起血管收缩，外周阻力增加，收缩压和舒张压均升高。

（4）改善肾功能　治疗量多巴胺能激动肾血管D_1受体，使肾血管舒张，肾血流量和肾小球滤过率增加。此外，多巴胺还具有排钠利尿作用，故可改善肾功能。但大剂量多巴胺使肾血管收缩，则可减少肾血流量，应予注意。

【临床应用】

（1）休克　适用于感染性休克、出血性休克及心源性休克等。对于伴有心收缩力减弱及尿量减少而血容量已补足的休克患者疗效较好。

（2）急性肾衰竭　因能改善肾功能，增加尿量，与利尿药合用治疗急性肾衰竭。使用时须掌握好用量。

【不良反应和注意事项】

一般较轻，偶见恶心、呕吐。如剂量过大或滴注太快，可出现心动过速、心律失常和肾血管收缩导致肾功能下降等。一旦发生，应减慢滴注速度或停药。与单胺氧化酶抑制剂或三环类抗抑郁药合用时，多巴胺剂量应酌减。

室性心律失常、闭塞性血管病、心肌梗死、动脉硬化和高血压患者慎用。嗜铬细胞瘤患者禁用。

麻黄碱

麻黄碱是从中药麻黄中提取的生物碱，也可人工合成，药用其左旋体或消旋体。本品口服易吸收，易通过血-脑脊液屏障，大部分以原形经尿排泄，一次给药作用可维持3～6小时。

【药理作用】

麻黄碱能激动α受体和β受体，又能促进去甲肾上腺素能神经末梢释放去甲肾上腺素。与肾上腺素比较，麻黄碱具有下列特点：①性质稳定，口服有效；②对心血管作用弱而持久；③中枢兴奋作用较显著；④易产生快速耐受性。

【临床应用】

（1）支气管哮喘　扩张支气管作用较肾上腺素弱，起效慢但持久。用于预防支气管哮喘发作和轻症的治疗，对于重症急性发作效果较差。

（2）鼻黏膜充血　0.5％～1％溶液滴鼻可明显缓解鼻黏膜肿胀，消除鼻黏膜充血引起的鼻塞。

（3）防治低血压　因兴奋心脏，使心收缩力加强、心排出量增加，血压升高，作用弱而持久（持续3～6h），常用于防治硬脊膜外麻醉及蛛网膜下隙麻醉引起的低血压。

（4）缓解荨麻疹和血管神经性水肿的皮肤黏膜症状。

【不良反应和注意事项】

大剂量可引起兴奋不安、失眠等，晚间服用宜加用镇静催眠药以防止失眠。禁忌证同肾上腺素。

伪麻黄碱是麻黄碱的立体异构物，作用与麻黄碱相似，但升压作用和中枢作用较弱。主要用于鼻黏膜充血。

美芬丁胺为 α、β 受体激动药，作用与麻黄碱相似，主要用于腰麻时预防血压下降；也可用于心源性休克或其他低血压，此外还可用于滴鼻治疗鼻炎。

第二节　α 受体激动药

去甲肾上腺素（noradrenaline，NA）

去甲肾上腺素是去甲肾上腺素能神经末梢释放的主要递质，也可由肾上腺髓质少量分泌。药用的是人工合成品，其化学性质不稳定，见光易失效，在中性尤其在碱性溶液中迅速氧化变为粉红色乃至棕色失效，在酸性溶液中较稳定。

本品口服因使胃黏膜血管收缩而难以吸收，在肠内易被碱性肠液破坏，故口服不能产生吸收作用。皮下注射时，因血管剧烈收缩，吸收很少，且易发生局部组织坏死。一般采用静脉滴注给药。吸收后的去甲肾上腺素主要分布于去甲肾上腺素能神经支配的心脏等脏器以及肾上腺髓质中。可迅速被去甲肾上腺素能神经末梢再摄取，被 COMT 和 MAO 代谢，故作用维持时间短暂。代谢产物经尿排泄。

【药理作用】

去甲肾上腺素主要激动 α 受体，对心脏 β_1 受体作用较弱，对 β_2 受体几乎无作用。

（1）舒缩血管　去甲肾上腺素能激动血管平滑肌 α_1 受体，使血管收缩，皮肤、黏膜血管收缩最明显，其次是对肾脏血管的收缩作用。此外，脑、肝、肠系膜甚至骨骼肌的血管也都呈收缩反应。冠状血管舒张，这主要是由于激动心脏 β_1 受体，使心脏兴奋，心肌的代谢产物（如腺苷）增加所致，同时因血压升高，提高了冠状血管的灌注压力，故冠脉流量增加。另外，可激动去甲肾上腺素能神经末梢突触前膜 α_2 受体，减少去甲肾上腺素的释放。

（2）兴奋心脏　去甲肾上腺素对心脏 β_1 受体有较弱的激动作用，使心肌收缩力加强，心率加快，传导加速，心排出量增加。在整体情况下，心率可由于血压升高而反射性减慢。剂量过大也会引起心律失常，但较肾上腺素少见。

（3）升高血压　小剂量滴注去甲肾上腺素时，由于心脏兴奋，收缩压升高，此时血管收缩作用尚不十分剧烈，故舒张压升高不多而脉压差加大。较大剂量时，因血管强烈收缩使外周阻力明显增高，故收缩压升高的同时舒张压也明显升高，脉压差变小。其升压作用较强，且不被 α 受体阻断药所翻转，因此对 α 受体阻断药引起的低血压可用本药治疗。

【临床应用】

（1）休克　休克的关键是微循环血液灌注不足和有效血容量下降，故其治疗关键应是改善微循环和补充血容量。目前去甲肾上腺素类血管收缩药在休克治疗中已不占主要地位，仅限于某些休克类型如早期神经性休克。小剂量去甲肾上腺素静脉滴注，使收缩压维持在 90mmHg 左右（1mmHg＝133.32Pa），以保证心、脑等重要器官的血液供应。长时间、大剂量使用会因血管强烈收缩而加重微循环障碍。

（2）药物中毒性低血压　镇静催眠药、吩噻嗪类及 α 受体阻断药等中毒引起的低血压，用去甲肾上腺素静脉滴注，可使血压升高，维持在正常水平。

（3）上消化道出血　去甲肾上腺素 1～3mg 适当稀释后口服，在食管或胃内因局部作用收缩黏膜血管，产生止血效果。

【不良反应和注意事项】

（1）局部组织缺血坏死　静脉滴注时间过长、浓度过高或药液漏出血管，可引起局部缺血坏死。如发现外漏或注射部位皮肤苍白，应更换注射部位，进行热敷，并用普鲁卡因或 α 受体阻断药如酚妥拉明作局部浸润注射，以扩张血管。

（2）急性肾衰竭　静脉滴注时间过长或剂量过大，可使肾血管剧烈收缩，产生少尿、无尿和肾实质损伤，故用药期间尿量需保持在每小时 25mL 以上。

高血压、动脉硬化症、器质性心脏病、少尿、无尿及严重微循环障碍的患者禁用。

间羟胺

间羟胺为人工合成品，化学性质较稳定。可直接激动 α 受体，对 β_1 受体作用较弱，也可被去甲肾上腺素能神经末梢摄取进入囊泡，通过置换作用促使囊泡中的去甲肾上腺素释放，间接发挥作用。本药不易被 MAO 破坏，故作用较持久。短时间内连续应用，可因囊泡内去甲肾上腺素减少，使效应逐渐减弱，产生快速耐受性。

间羟胺与去甲肾上腺素比较，其主要特点是：①收缩血管、升高血压作用较弱而持久；②对肾脏血管的收缩作用也较弱，很少引起急性肾衰竭；③兴奋心脏作用较弱，可使休克患者的心排出量增加，但对心率的影响不明显，有时因血压升高反射性地使心率减慢，很少引起心律失常；④化学性质稳定，既可静脉给药，也可肌内注射。

间羟胺常作为去甲肾上腺素的良好代用品，用于各种休克早期、脊椎麻醉后或手术后的低血压。

去氧肾上腺素和甲氧明

去氧肾上腺素（又称苯肾上腺素、新福林）和甲氧明（又称甲氧胺）都是人工合成品。作用与间羟胺相似。可用于抗休克，也可用于防治脊椎麻醉或全身麻醉的低血压。甲氧明与去氧肾上腺素均能通过收缩血管而升高血压，使迷走神经反射性兴奋而减慢心率，临床上可用于阵发性室上性心动过速。去氧肾上腺素还能兴奋瞳孔扩大肌，使瞳孔扩大，作用较阿托品弱，持续时间较短，一般不引起眼内压升高（老年人、前房角狭窄者可能引起眼内压升高）和调节麻痹。

羟甲唑啉和阿可乐定

羟甲唑啉和阿可乐定是外周性突触后膜 α_2 受体激动药。羟甲唑啉由于收缩局部血管，可滴鼻，用于治疗鼻黏膜充血和鼻炎，作用在几分钟内发生，可持续数小时。阿可乐定主要利用其降低眼压的作用，用于青光眼的短期辅助治疗，特别在激光疗法之后，预防眼压的回升。

第三节　β 受体激动药

异丙肾上腺素

异丙肾上腺素为人工合成品。本品口服无效，气雾剂吸入给药，吸收较快；舌下给药因能舒张局部血管，少量可从黏膜下的舌下静脉丛迅速吸收。异丙肾上腺素吸收后主要在肝及其他组织中被 COMT 所代谢，较少被 MAO 代谢，也较少被去甲肾上腺素能神经摄取，作用维持时间较肾上腺素略长。

【药理作用】

异丙肾上腺素主要激动 β 受体，对 $β_1$ 受体和 $β_2$ 受体选择性差，对 α 受体几乎无作用。

(1) 兴奋心脏　异丙肾上腺素能激动心脏 $β_1$ 受体，表现为正性肌力和正性频率作用，缩短收缩期和舒张期。与肾上腺素比较，异丙肾上腺素加快心率、加速传导的作用较强，心肌耗氧量明显增加，对窦房结有显著兴奋作用，也能引起心律失常，但较少产生心室纤颤。

(2) 舒张血管　异丙肾上腺素能激动血管 $β_2$ 受体，产生血管舒张作用。对骨骼肌血管舒张作用较明显，对肾血管和肠系膜血管舒张作用较弱，对冠状血管也有舒张作用。

(3) 影响血压　异丙肾上腺素能兴奋心脏和舒张其外周血管，使收缩压升高而舒张压略下降，脉压差增大。

(4) 扩张支气管　能激动支气管平滑肌 $β_2$ 受体，使支气管平滑肌舒张，其作用比肾上腺素略强，也具有抑制组胺等过敏介质释放的作用。但对支气管黏膜血管无收缩作用，故消除黏膜水肿的作用不如肾上腺素。久用可产生耐受性。

(5) 其他　能激动 β 受体，增加脂肪和糖原分解，也能增加组织的耗氧量。与肾上腺素比较，其升高血中游离脂肪酸作用相似，而升高血糖作用较弱。不易通过血-脑脊液屏障，故中枢兴奋作用不明显。

【临床应用】

(1) 支气管哮喘　舌下含化或雾化吸入，用于控制支气管哮喘急性发作，疗效快而强。

(2) 房室传导阻滞　舌下含化或静脉滴注，用于治疗Ⅰ、Ⅱ度房室传导阻滞。

(3) 心脏骤停　适用于心室自身节律缓慢、高度房室传导阻滞或窦房结功能衰竭而并发的心脏骤停。异丙肾上腺素可引起舒张压下降，降低冠状动脉灌注压，故常与去甲肾上腺素或间羟胺合用，作心室内注射。

(4) 休克　在补足血容量的基础上，可用于治疗心排出量较低、中心静脉压高的感染性休克。

【不良反应及用药注意】

常见的是心悸、头晕。用药过程中应注意控制心率。对于支气管哮喘患者，已具缺氧状态，加之气雾剂剂量不易掌握，如剂量过大，可致心肌耗氧量增加，引起心律失常，甚至产生危险的心动过速及心室颤动。禁用于冠心病、心肌炎和甲状腺功能亢进症等。

多巴酚丁胺

多巴酚丁胺为人工合成品，其化学结构和体内过程与多巴胺相似，口服无效，仅供静脉注射给药。

主要激动 $β_1$ 受体。与异丙肾上腺素比较，本品的正性肌力作用比正性频率作用显著，很少增加心肌耗氧量，也较少引起心动过速。主要用于治疗心肌梗死并发心力衰竭。多巴酚丁胺可增加心肌收缩力，增加心排出量和降低肺毛细血管楔压，并使左室充盈压明显降低，使心功能改善，继发地促进排钠、排水，增加尿量，有利于消除水肿。

用药期间可引起血压升高、心悸、头痛、气短等不良反应，偶致室性心律失常。由于该药可使心肌耗氧量增多，亦可引起心肌梗死患者梗死面积增加，应引起重视。梗阻型肥厚型心肌病患者禁用，因其可促进房室传导。心房纤颤患者禁用。

β₁受体激动药还有普瑞特罗、扎莫特罗等，主要用于慢性充血性心力衰竭的治疗。

选择性β₂受体激动药有沙丁胺醇（羟甲叔丁肾上腺醇）、特布他林（间羟叔丁肾上腺素）、克仑特罗（双氯醇胺）、沙美特罗等，临床上主要用于哮喘的治疗。

用药指导

一、处方分析

案例：刘某，男，56岁。既往有支气管哮喘史，现因气温突降致哮喘急性发作。开具处方如下：

Rp：肾上腺素　1mL　　两者合用i. v. gtt.　st!

　　　0.5％碳酸氢钠　250mL

请问：以上处方是否合理？为什么？

分析：不合理。因为肾上腺素类药物除麻黄碱外，遇碱均易氧化变质而失效，致使肾上腺素不能发挥应有的效用。且肾上腺素有酚羟基，具有酸性，碳酸氢钠为碱性，酸碱中和，两者会产生物理化学的配伍禁忌。

二、模拟练习

案例：某男，30岁，因发热、咳嗽、咳痰、胸痛等症状来院就诊，经相关检查后诊断为急性肺炎。给予青霉素抗感染以及降温、镇咳祛痰等治疗。在注射青霉素过程中，患者自觉胸闷、气喘，四肢厥冷，神志模糊不清；测血压为75/50mmHg。立即停止注射。

诊断：青霉素过敏性休克。

请问：患者应使用何药进行治疗？还有哪些抢救措施？

分析：过敏性休克应首选肾上腺素治疗。肾上腺素可以增加心输出量，收缩血管，升高血压；松弛支气管平滑肌，收缩支气管黏膜血管，缓解呼吸困难等。除应用肾上腺素注射液进行抢救外，还可给予吸氧、人工呼吸等对症治疗以及合用氢化可的松等药物进行抢救。

巩固提高

一、真题分析

1. 局麻药中加入微量肾上腺素的目的是（　　　）。

A. 扩张气管，保持呼吸道通畅　　　　　B. 预防手术出血

C. 减少局麻药吸收，延长其作用时间　　D. 防止低血压　　　E. 预防过敏性休克

2. 感染性休克伴尿量减少时常选用的药物是（　　　）。

A. 肾上腺素　　　　　　　　　B. 多巴胺　　　　　　　　　C. 去甲肾上腺素

D. 间羟胺　　　　　　　　　　E. 异丙肾上腺素

二、选择题

1. 去甲肾上腺素治疗上消化道出血时的给药方法是（　　　）。

A. 静脉滴注　　B. 皮下注射　　　C. 肌内注射　　　D. 稀释后口服　　　E. 直肠给药

2. 可用于预防腰麻时低血压的药物是（　　　）。

A. 异丙肾上腺素　　　　　　　B. 多巴胺　　　　　　　C. 肾上腺素

D. 去甲肾上腺素　　　　　　　E. 麻黄碱

3. 多巴胺增加肾血流量的主要机制是（　　　）。

A. 兴奋β₁受体　　　　　　　B. 兴奋β₂受体　　　C. 阻断α受体

D. 兴奋DA受体　　　　　　　E. 直接松弛肾血管平滑肌

4. 肾上腺素的禁忌证不包括（　　　）。

A. 高血压　　　　　　　　　B. 糖尿病　　　　　　　　　C. 甲亢

D. 心脏骤停　　　　　　　　E. 器质性心脏病

5. 可治疗急性肾功能衰竭的药物是（　　）。

A. 多巴胺　　　B. 麻黄碱　　　C. 去甲肾上腺素　D. 异丙肾上腺素　E. 肾上腺素

6. 肾上腺素和异丙肾上腺素均可用于（　　）。

A. 过敏性休克　B. 上消化道出血　C. 心脏骤停　　　D. 局麻药配伍　　E. 齿龈出血

7. 大剂量静脉点滴容易引起急性肾功能衰竭的药物是（　　）。

A. 多巴胺　　　B. 去甲肾上腺素　C. 麻黄碱　　　　D. 异丙肾上腺素　E. 肾上腺素

8. 肾上腺素扩张支气管是因为（　　）。

A. 兴奋 α 受体　B. 兴奋 β_1 受体　C. 兴奋 β_2 受体　D. 阻断 β_1 受体　E. 阻断 β_2 受体

9. 无尿休克患者绝对禁用的药物是（　　）。

A. 阿托品　　　　　　　　　B. 间羟胺　　　　　　　　　C. 肾上腺素

D. 多巴胺　　　　　　　　　E. 去甲肾上腺素

10. 对血压具有双向反应的药物是（　　）。

A. 肾上腺素　　　　　　　　B. 麻黄碱　　　　　　　　　C. 异丙肾上腺素

D. 间羟胺　　　　　　　　　E. 去甲肾上腺素

三、简答题

1. 简述肾上腺素的临床用途。

2. 比较说明肾上腺素、去甲肾上腺素、异丙肾上腺素、多巴胺对心脏、血管、血压的影响有何异同。

3. 简述去甲肾上腺素的临床用途与不良反应。

第八章　抗肾上腺素药

学习目标

1. 掌握酚妥拉明的药理作用、临床应用、不良反应。
2. 熟悉 β 受体阻断药的药理作用、临床应用和不良反应。
3. 了解酚苄明、拉贝洛尔的药理作用及临床应用。
4. 学会观察 β 受体阻断药的疗效和不良反应，能够正确指导患者安全、合理用药。

肾上腺素受体阻断药能与肾上腺素受体结合，本身不激动或较少激动肾上腺素受体，却能阻断去甲肾上腺素能神经递质或肾上腺素受体激动药与肾上腺素受体结合，从而产生抗肾上腺素作用。按其对受体的选择性不同可分为三大类：①α 受体阻断药；②β 受体阻断药；③α、β 受体阻断药。

第一节　α 受体阻断药

α 受体阻断药能选择性地与 α 受体结合，阻断去甲肾上腺素能神经递质及肾上腺素受体激动药与 α 受体结合，从而产生抗肾上腺素作用。它们能将肾上腺素的升压作用翻转为降压作用，这种现象称为"肾上腺素的血压翻转作用"。这是因为 α 受体阻断药选择性地阻断了与血管收缩有关的 α 受体，但不影响与血管舒张有关的 β 受体。所以，肾上腺素激动 α 受体的血管收缩作用被取消，而激动 β 受体舒张血管作用得以充分地表现出来。对于主要作用于血管 α 受体的去甲肾上腺素，它们只能取消或减弱其升压作用，而无"翻转作用"。对于主要作用于 β 受体的异丙肾上腺素的降压作用则无影响。

根据这类药物对 α_1、α_2 受体选择性的不同，可将其分为非选择性 α 受体阻断药（α_1、α_2 受体阻断药）、选择性 α_1 受体阻断药和选择性 α_2 受体阻断药。

一、非选择性 α 受体阻断药

酚妥拉明

酚妥拉明，又名苄胺唑啉、立其丁，为竞争性 α 受体阻断药。

本品生物利用度低，口服效果仅为注射给药的 20%。口服后 30min 血药浓度达峰值，作用维持约 3～6h；肌内注射作用维持 30～45min。大多以无活性的代谢物经尿排泄。

【药理作用】

酚妥拉明能竞争性地阻断 α 受体，对 α_1、α_2 受体具有相似的亲和力，可拮抗肾上腺素的 α 型作用。

（1）扩张血管　静脉注射酚妥拉明能使血管舒张，血压下降，肺动脉压和外周血管阻力降低。其作用机制主要是阻断血管平滑肌 α_1 受体以及对血管的直接舒张作用。

（2）兴奋心脏　可使心收缩力加强，心率加快，心排出量增加。这种兴奋作用部分是由于血管舒张，血压下降，反射性地兴奋交感神经引起；部分是因阻断去甲肾上腺素能神经末梢突触前膜 α_2 受体，从而促进去甲肾上腺素释放的结果。偶可致心律失常。

（3）其他　有拟胆碱作用和组胺样作用，使胃肠平滑肌兴奋，胃酸分泌增加，皮肤潮红等。

【临床应用】

（1）外周血管痉挛性疾病　用于肢端动脉痉挛病、血栓闭塞性脉管炎等。

（2）静脉滴注去甲肾上腺素发生外漏　可用本药 5mg 溶于 0.9％氯化钠溶液 10～20mL 中，作皮下浸润注射以防止组织坏死。

（3）肾上腺嗜铬细胞瘤诊治　用于肾上腺嗜铬细胞瘤的诊断和此病骤发的高血压危象以及手术前的准备，能使嗜铬细胞瘤所致的高血压在短时间内明显下降。做鉴别诊断试验时曾有致死的报告，故应慎重。

（4）休克　用于抗休克，能使心搏出量增加，血管舒张，外周阻力降低，从而改善休克状态时的内脏血液灌注，解除微循环障碍。能降低肺循环阻力，防止肺水肿的发生。主要用于感染性休克、心源性休克和神经源性休克。

（5）心力衰竭　心力衰竭时，因心排出量不足，交感神经张力增加，外周阻力增高，肺充血和肺动脉压力升高，易产生肺水肿。应用酚妥拉明扩张血管，降低外周阻力，使心脏后负荷明显降低，左室舒张末期压与肺动脉压下降，心排出量增加，心力衰竭得以减轻。

（6）其他　可用于肾上腺素等拟交感胺类药物过量所致的高血压，也可用于男性勃起功能障碍。

【不良反应及用药注意】

常见的反应有低血压，胃肠道平滑肌兴奋所致的腹痛、腹泻、呕吐和诱发的溃疡病。静脉给药有时可引起心率加快、心律失常和心绞痛，须缓慢注射或滴注。胃炎，胃、十二指肠溃疡病及冠心病患者慎用。

妥拉唑啉

妥拉唑啉对 α 受体阻断作用与酚妥拉明相似，但作用较弱，而组胺样作用和拟胆碱作用较强。口服和注射都易吸收，大部分以原形经尿排泄。主要用于血管痉挛性疾病的治疗，局部浸润注射用以处理去甲肾上腺素静脉滴注时药液外漏。不良反应与酚妥拉明相似，但发生率较高。

酚苄明

酚苄明为非竞争性 α 受体阻断药。本品口服吸收 20％～30％，主要以口服和静脉给药。因刺激性大，不作肌内注射和皮下注射，静脉给药 1h 可达最大效应。本药脂溶性高，大剂量用药可蓄积于脂肪组织，然后缓慢释放，故作用持久，一次给药的作用时间大约持续 24 小时。主要经肝代谢，经尿和胆汁排泄。

【药理作用】

酚苄明能阻断血管平滑肌的 α 受体，舒张血管，降低外周阻力，使血压降低。其作用强度与血管受去甲肾上腺素能神经控制的程度有关。对于静卧的正常人，酚苄明对收缩压影响很小，舒张压下降。当伴有代偿性交感性血管收缩，如直立或血容量减少时，就会引起明显的血压下降。由于血压下降所引起的反射性交感神经兴奋，加之酚苄明对去甲肾上腺素能神经末梢突触前膜 α_2 受体的阻断作用及对摄取的抑制作用，可使心率加快。高浓度的酚苄明，还具有抗 5-羟色胺（5-HT）作用和抗组胺作用。

【临床应用】

(1) **外周血管痉挛性疾病**　常在酚妥拉明无效时使用。

(2) **休克**　舒张血管，降低外周阻力，增加心排出量，改善微循环，适用于感染性休克。

(3) **嗜铬细胞瘤**　用于嗜铬细胞瘤术前准备或高血压危象的治疗。

(4) **良性前列腺增生**　可明显改善前列腺增生引起的阻塞性排尿困难，这可能与阻断前列腺和膀胱底部的 α 受体有关，但作用较慢。

【不良反应及用药监护】

常见的有直立性低血压、心动过速、心律失常、鼻塞、口干、恶心、呕吐、嗜睡、疲乏等。

知识链接

嗜铬细胞瘤

嗜铬细胞瘤为起源于肾上腺髓质、交感神经节或其他部位的嗜铬组织的肿瘤，其中位于肾上腺者约占 80%～90%。这种瘤持续或间断地释放大量儿茶酚胺，引起持续性或阵发性高血压和多个器官功能及代谢紊乱。约 10% 为恶性肿瘤。发病者以 20～50 岁多见，男女无明显差异性。

二、选择性 α_1 受体阻断药

常用有哌唑嗪、特拉唑嗪、坦洛新及多沙唑嗪等。主要用于良性前列腺增生及高血压病的治疗。多沙唑嗪控释剂较普通剂型能减少因血药浓度突然升高而使血压骤降引起的昏厥、直立性低血压等不良反应。

三、选择性 α_2 受体阻断药

育亨宾能选择性地阻断中枢和外周 α_2 受体。本药易进入中枢神经系统，阻断 α_2 受体，可促进去甲肾上腺素能神经末梢释放去甲肾上腺素，使交感神经张力增加，导致心率加快，血压升高。育亨宾主要用作科研的工具药，也用于治疗男性性功能障碍及糖尿病患者的神经病变。

第二节　β 受体阻断药

β 肾上腺素受体阻断药能选择性与 β 受体结合，阻断去甲肾上腺素能神经递质或肾上腺素受体激动药与 β 受体结合而产生效应。β 肾上腺素受体阻断药可根据其选择性分为非选择性的 β_1、β_2 受体阻断药和选择性的 β_1 受体阻断药两类。

β 受体阻断药口服后自小肠吸收，但由于受脂溶性及首关代谢的影响，其生物利用度差异较大。进入血液循环的 β 受体阻断药一般能分布到全身各组织。脂溶性高的药物主要在肝脏代谢，少量以原形随尿排泄。

【药理作用】

(1) **β 受体阻断作用**

① 对心血管系统的影响。阻断心脏 β_1 受体，使心率减慢，心房和房室结的传导减慢，心收缩力减弱，心排出量减少，心肌耗氧量下降，血压降低。由于非选择性 β 受体阻断药如普萘洛尔对血管 β_2 受体也有阻断作用，加上心脏功能受到抑制，反射性地兴奋交感神经引

起血管收缩和外周阻力增加，可使肝、肾和骨骼肌等血流量减少，冠状血管血流量也降低。

② 收缩支气管平滑肌。阻断支气管平滑肌上 β_2 受体，使支气管平滑肌收缩而增加呼吸道阻力，可诱发或加重哮喘。

③ 影响代谢。可抑制交感神经兴奋所引起的脂肪、糖原分解。普萘洛尔并不影响正常人的血糖水平，也不影响胰岛素的降血糖作用，但能延缓胰岛素给药后血糖水平的恢复，这可能是其抑制了低血糖引起儿茶酚胺释放所致的糖原分解。

④ 抑制肾素释放。通过阻断肾小球旁器细胞 β_1 受体而抑制肾素的释放，这可能是其降血压作用的原因之一。以普萘洛尔的作用最强。

（2）内在拟交感活性 有些 β 受体阻断药（吲哚洛尔）与 β 受体结合后，除了能阻断受体外，尚对 β 受体具有部分激动作用，称为内在拟交感活性（intrinsic sympathomimetic activity，ISA）。由于这种作用较弱，一般被其 β 受体阻断作用所掩盖。ISA 较强的药物在临床应用时，其抑制心收缩力、减慢心率和收缩支气管作用一般较不具 ISA 的药物弱。

（3）膜稳定作用 有些 β 受体阻断药具有局部麻醉作用和奎尼丁样的作用，这两种作用都由于其降低细胞膜对离子的通透性所致，故称为膜稳定作用。这一作用在常用量时与其治疗作用的关系不大，因为无膜稳定作用的 β 受体阻断药仍然对心律失常有效。

（4）其他 普萘洛尔有抗血小板聚集作用。噻吗洛尔有降低眼内压作用，这可能与其阻断血管平滑肌 β_2 受体，使眼后房血管收缩，减少房水的形成有关。

【临床应用】

（1）心律失常 对多种原因引起的过速型心律失常均有效，对于交感神经兴奋性过高、甲状腺功能亢进等引起的窦性心动过速疗效较好，也可用于运动或情绪变动所引发的室性心律失常。

（2）心绞痛和心肌梗死 对心绞痛有良好的疗效。对心肌梗死，两年以上长期应用可降低复发和猝死率，用量常常要大于抗心律失常的剂量。

（3）高血压 是治疗高血压的常用药物，血压下降同时伴有心率减慢。

（4）充血性心力衰竭 在心肌状况严重恶化之前早期应用，对某些充血性心力衰竭能缓解症状，改善其预后。

（5）其他 ①可用于甲状腺功能亢进及甲状腺危象；②也用于嗜铬细胞瘤和肥厚型心肌病；③普萘洛尔适用于偏头痛、肌震颤、肝硬化的上消化道出血等；④噻吗洛尔常局部用药治疗青光眼。

【不良反应和注意事项】

（1）一般不良反应 有恶心、呕吐、轻度腹泻等消化道症状。偶见超敏反应如皮疹、血小板减少等。

（2）心脏抑制 因对心脏 β_1 受体的阻断作用，可引起心脏抑制，特别是窦性心动过缓、房室传导阻滞、心功能不全等患者对药物的敏感性增高，更易发生，甚至引起严重心功能不全、肺水肿、房室传导完全阻滞或心脏骤停等严重后果。

（3）诱发或加重支气管哮喘 由于阻断支气管平滑肌 β_2 受体，使支气管平滑肌收缩，呼吸道阻力增加。

（4）外周血管收缩和痉挛 由于阻断骨骼肌血管的 β_2 受体，可使血管收缩和痉挛，导致四肢发冷、皮肤苍白或发绀，出现雷诺症状或间歇性跛行，甚至引起脚趾溃疡和坏死。

（5）反跳现象 长期应用 β 受体阻断药，如突然停药，可使原来的病情加重，其机制与 β 受体向上调节有关。因此，长期用药者不宜突然停药，须逐渐减量停药。

（6）禁用与慎用 严重心功能不全、窦性心动过缓、重度房室传导阻滞和支气管哮喘等禁用。心肌梗死、肝功能不良者应慎用。

一、β₁、β₂ 受体阻断药

普萘洛尔

普萘洛尔是等量的左旋和右旋异构体的消旋品，仅左旋体具有阻断 β 受体的活性，为临床常用的 β 受体阻断药。

本品口服吸收完全，首关代谢显著，生物利用度约为 25%，个体差异较大。血浆蛋白结合率大于 90%。易通过血-脑脊液屏障和胎盘屏障，也可分泌于乳汁中。主要在肝脏代谢，90% 以上经尿排泄。临床应用时必须注意剂量个体化，因不同个体服用相同剂量的普萘洛尔，其血药浓度可相差 4～25 倍，故应用时应从小剂量开始，以选择适宜的剂量。

普萘洛尔具有较强的 β 受体阻断作用，对 β₁ 受体和 β₂ 受体的选择性低，无内在拟交感活性。本药可使心收缩力减弱、心率减慢、传导减慢、心排出量降低、冠脉血流量下降和心肌耗氧量减少。对于高血压患者可使其血压下降；对支气管平滑肌有收缩作用，使呼吸道阻力升高。常用于治疗高血压、心绞痛、心律失常、甲状腺功能亢进等。

吲哚洛尔

吲哚洛尔作用与普萘洛尔相似，其作用强度为普萘洛尔的 6～15 倍，而且具有较强的内在拟交感活性，主要表现在激动 β₂ 受体方面。激动血管平滑肌的 β₂ 受体所致的舒张血管作用有助于高血压的治疗。

噻吗洛尔

噻吗洛尔是已知的作用最强的 β 受体阻断药，无内在拟交感活性和膜稳定作用。其能阻断血管平滑肌 β₂ 受体，减少房水的形成，降低眼内压，常用其滴眼剂治疗青光眼。噻吗洛尔的疗效与毛果芸香碱相近或较优，且前者无缩瞳和调节痉挛等不良反应。

二、β₁ 受体阻断药

阿替洛尔和美托洛尔

阿替洛尔和美托洛尔对 β₁ 受体有选择性阻断作用，缺乏内在拟交感活性，临床主要用于高血压的治疗。对 β₂ 受体作用较弱，故增加呼吸道阻力作用较轻，但对于支气管哮喘者仍须慎用。

第三节　α、β 受体阻断药

本类药物对 α 受体和 β 受体的阻断作用选择性低，但对 β 受体的阻断作用强于对 α 受体的阻断作用。

拉贝洛尔

拉贝洛尔能同时阻断 α 受体和 β 受体，其中阻断 β₁ 和 β₂ 受体的作用强度相似，对 α₁ 受体的阻断作用较弱，对 α₂ 受体无作用。本药主要用于中、重度高血压、心绞痛，静脉注射或静脉滴注可用于高血压危象。

不良反应主要有眩晕、乏力、上腹不适等，大剂量可引起直立性低血压。支气管哮喘及心功能不全者禁用。对小儿、孕妇及脑出血患者禁用静脉注射。注射液不能与葡萄糖盐水混合滴注。

阿罗洛尔

阿罗洛尔为非选择性 α、β 受体阻断药，与拉贝洛尔相比，其 α 受体阻断作用强于 β 受体阻断作用。可用于高血压、心绞痛及室上性心动过速的治疗，对高血压合并冠心病者疗效佳，可提高生存率。

不良反应有乏力、胸痛、头晕、稀便及肝脏转氨酶升高等。偶可见心悸、心动过缓、心衰加重、周围循环障碍、消化不良及皮疹等。孕妇及哺乳期妇女禁用。

本品与利血平或交感神经抑制剂、降糖药及钙通道阻滞药合用可产生协同作用，应注意调整剂量。

卡维地洛

卡维地洛是一种同时具有 α_1、β_1 和 β_2 受体阻断作用和抗氧化作用的新型药物。它是左旋体和右旋体的混合物，前者具有 α_1 和 β_1 受体阻断作用，后者只具有 α_1 受体阻断作用。

卡维地洛 1995 年被美国 FDA 批准用于原发性高血压，1997 年批准用于治疗充血性心力衰竭，是此类药物中第一个被正式批准用于治疗心衰的 β 受体阻断药。本药用于治疗充血性心力衰竭，可以明显改善症状，提高生活质量，降低病死率。治疗轻、中度高血压，疗效与其他 β 受体阻断药、硝苯地平等类似。

💬 用药指导

一、处方分析

案例：李某某，男，76 岁，既往有胃溃疡病史，近日左足及左小腿时有疼痛、怕冷、麻木感，严重时肌肉抽搐，休息后症状减轻或消失。诊断为左足及其下肢血栓闭塞性脉管炎。

Rp：酚妥拉明　5mg×20 支　10mg　i. m.　st!　p. r. n.

请问：以上处方是否合理？为什么？

分析：此处方不合理。患者有胃溃疡病史，而酚妥拉明的组胺样作用可诱发、加重溃疡，所以该患者应避免使用酚妥拉明。可换用其他扩血管药如硫酸镁。

二、模拟练习

案例：某男，50 岁，科技工作者，近一个月来由于工作繁忙，经常失眠。昨日起感觉头痛、头晕、疲劳而来医院就诊。体检发现血压 160/100mmHg，心率 90 次/min，呼吸 20 次/min，急性病容，无其他异常。诊断为原发性高血压。

请问：该患者可以选用本章中的哪些药治疗？该药还可以治疗哪些其他的心血管疾病？

分析：本章所学 α 受体阻断药哌唑嗪、β 受体阻断药普萘洛尔等均可用于原发性高血压治疗。该患者选用 β 受体阻断药更好。β 受体阻断药除了可以治疗高血压外，还可以治疗心律失常、心绞痛、心肌梗死、充血性心力衰竭等心血管疾病。

❓ 巩固提高

一、真题分析

1. 能翻转肾上腺素的升压作用的药物是（　　）阻断药。

A. α 受体　　　B. M 受体　　　C. β 受体　　　　D. N 受体　　　　E. 多巴胺受体

2. 酚妥拉明用于治疗充血性心力衰竭是由于（　　）。

A. 收缩血管，升高血压　　　　　　　　　B. 利尿消肿，减轻心脏负担

C. 扩张血管，降低外周阻力，减轻心脏负担　　D. 直接增强心肌收缩力

E. 阻断 β₁ 受体，抑制心脏

二、选择题

1. 普萘洛尔不宜治疗的疾病有（　　）。

A. 心绞痛　　　　　　　　　B. 急性心功能不全　　　　　　C. 慢性心功能不全

D. 高血压　　　　　　　　　E. 快速型心律失常

2. 可用于治疗外周血管痉挛性疾病的是（　　）。

A. 去甲肾上腺素　　　　　　　B. 普萘洛尔　　　　　　　　C. 酚妥拉明

D. 异丙肾上腺素　　　　　　　E. 肾上腺素

3. 酚妥拉明过量引起血压下降时，应选用的升压药是（　　）。

A. 肾上腺素　　　　　　　　　B. 去甲肾上腺素　　　　　　C. 阿托品

D. 多巴胺　　　　　　　　　　E. 异丙肾上腺素

4. 对 α 和 β 受体均有阻断作用的药物是（　　）。

A. 阿替洛尔　　　B. 吲哚洛尔　　　C. 拉贝洛尔　　　D. 普萘洛尔　　　E. 美托洛尔

5. 去甲肾上腺素静滴时外漏，可选用的药物是（　　）。

A. 异丙肾上腺素　　　　　　　B. 山莨菪碱　　　　　　　　C. 酚妥拉明

D. 阿托品　　　　　　　　　　E. 多巴胺

6. 治疗外周血管痉挛性疾病宜选用的药物是（　　）。

A. M 受体激动药　　　　　　　B. N 受体激动药　　　　　　C. α 受体阻断药

D. β 受体阻断药　　　　　　　E. β 受体激动药

7. 具有内在拟交感活性的 β 受体阻断药是（　　）。

A. 吲哚洛尔　　　B. 噻吗洛尔　　　C. 美托洛尔　　　D. 普萘洛尔　　　E. 阿替洛尔

8. 普萘洛尔不能用于（　　）。

A. 甲状腺功能亢进　　　　　　B. 心动过缓　　　　　　　　C. 偏头痛

D. 高血压　　　　　　　　　　E. 心绞痛

9. 用于诊断嗜铬细胞瘤的药物是（　　）。

A. 肾上腺素　　　B. 去甲肾上腺素　　C. 多巴胺　　　D. 酚妥拉明　　　E. 阿托品

10. 可治疗青光眼的 β 受体阻断药是（　　）。

A. 噻吗洛尔　　　B. 普萘洛尔　　　C. 拉贝洛尔　　　D. 吲哚洛尔　　　E. 美托洛尔

三、简答题

1. 简述 α 受体阻断药的临床用途及不良反应。

2. 简述 β 受体阻断药的适应证和禁忌证。

第九章 麻醉药

1. 掌握局部麻醉药的药理作用和不良反应。
2. 能说出局麻药普鲁卡因、丁卡因、利多卡因和全身麻醉药氟烷、氧化亚氮、氯胺酮、丙泊酚的作用特点及应用。
3. 比较局部麻醉药和全身麻醉药的作用特点及临床应用。
4. 能正确执行麻醉药处方。

麻醉药是一类能使患者的痛觉暂时消失，有利于手术进行的药物，包括全身麻醉药和局部麻醉药两类。

第一节 局部麻醉药

局部麻醉药是一类可逆性、短暂性的阻断感觉神经冲动发生与传导，在用药局部组织引起痛觉消失的药物。由这些药物引起局部麻醉时，患者的意识保持清醒。

> **知识链接**
>
> **麻醉药与麻醉药品**
>
> 麻醉药与麻醉药品是两个不同的概念。麻醉药指可以使人失去知觉的药物，主要指痛觉。麻醉药品系指连续使用后易产生身体依赖性、能成瘾癖的药品，使用和贮存应严格管理。

1. 局部麻醉作用和机制

（1）局部麻醉作用 主要作用于神经细胞膜上，升高其阈电位，从而降低去极化的速度和幅度，延长不应期，直至完全丧失兴奋性和传导性。其作用特点：①阻滞任何神经，较高浓度也抑制平滑肌和骨骼肌的活动。②各种神经、组织对局麻药的敏感性顺序不同，对混合神经作用顺序如下：最先痛觉消失，继而是冷、温、触和压觉消失，最后是运动麻痹。

（2）作用机制（受体学说） 局麻药与神经细胞膜 Na^+ 通道内侧受体结合，引起 Na^+ 通道蛋白质构象变化，闸门关闭（频率依赖性），阻滞 Na^+ 内流，从而阻滞神经冲动的产生和传导，产生局麻作用。

2. 吸收作用

局麻药吸收入血达到一定浓度，可对全身神经肌肉产生毒性作用。

（1）中枢神经系统 先兴奋后抑制，初期表现为眩晕、烦躁不安、肌肉震颤，继而发展为精神错乱及全身性强直-阵挛性惊厥，最后转入昏迷、呼吸麻痹。中枢神经抑制性神经元对局麻药比较敏感，首先被局麻药所抑制，因此引起脱抑制而出现兴奋现象。局麻药引起的惊厥是边缘系统兴奋灶扩散所致。苯二氮䓬类能加强边缘系统 γ-氨基丁酸（GABA）能神经元的抑制作用，有较好的对抗局麻药中毒性惊厥的效果。也说明局麻药引起的惊厥是抑制的减弱而不是兴奋的加强，此时禁用中枢抑制性药物。而中毒昏迷时应着重维持呼吸和循环功能。

（2）**心血管系统**　局麻药对心血管系统能产生直接抑制作用，主要表现为心脏的抑制（包括兴奋性和传导性）、不应期延长、传导减慢及血管平滑肌松弛等。早期可出现血压上升及心率加快，这是中枢兴奋的结果，随后表现为心率减慢、血压下降、传导阻滞，直至心搏停止。但心肌对一般局麻药的耐受量比中枢神经强。中毒后常见呼吸先停止，故宜采用人工呼吸抢救。

> **知识链接**
>
> 局部麻醉的方法及应用
>
> 1. 表面麻醉：将穿透力强的局麻药涂于黏膜表面，使黏膜下感觉神经末梢麻痹。可用于鼻、咽、喉、眼及尿道等黏膜部位的手术。
>
> 2. 浸润麻醉：将药液注入皮下或手术切口部位，使局部感觉神经末梢被麻醉。常用于浅表小手术。
>
> 3. 传导麻醉（阻滞麻醉）：将药液注射于神经干周围，阻断神经传导，使该神经所支配的区域被麻醉。常用于四肢及口腔手术。
>
> 4. 蛛网膜下腔麻醉（腰麻、脊髓麻醉）：将药液注入腰椎蛛网膜下腔，使该部位的脊神经被麻醉。常用于下腹部及下肢手术。
>
> 5. 硬脊膜外麻醉（硬膜外麻）：将药液注入硬脊膜外腔，使该处神经干麻醉。适用范围广，可用于颈部至下肢的手术。特别适用于上腹部手术。

局部麻醉药按化学结构分为酯类和酰胺类。常用的酯类局麻药有普鲁卡因、丁卡因等；常用的酰胺类局麻药有利多卡因、布比卡因等。

一、酯类局麻药

普鲁卡因

普鲁卡因毒性较小，应用较广；水溶液不稳定，不耐热；与其他药物比较局部麻醉作用较弱、穿透力较差，只作注射用药；作用时间短（0.5～1h）；临用前应加入少量肾上腺素，目的是延长局麻药作用时间和减少不良反应；易发生过敏反应，使用前必须做皮肤过敏试验，阳性者可用利多卡因代替。

【临床应用】

① 常用于浸润麻醉、传导麻醉、腰麻、硬脊膜外麻醉（一般不用于表面麻醉）。

② 用于损伤部位的局部封闭。

【不良反应和注意事项】

普鲁卡因及其他同类药物一旦用量过大、浓度过高或将药物直接注入血管，可引起中毒反应，主要表现如下：

（1）**中枢神经系统**　主要表现为先兴奋后抑制。可出现烦躁不安、肌颤、惊厥、昏迷、呼吸抑制，可因呼吸麻痹而死亡。

（2）**心血管系统** 主要表现为血管扩张和心脏抑制。小剂量的局部麻醉药也可引起死亡，这与药物抑制心脏正常起搏点引起室颤有关。

一旦发生中毒反应，应立即实施人工呼吸及心脏复苏等急救措施。

丁卡因

丁卡因又称地卡因，属于酯类局麻药，结构与普鲁卡因相似。其麻醉强度和毒性均比普鲁卡因强 10 倍左右。本药对黏膜的穿透力强，常用于表面麻醉。作用迅速，1～3min 显效，作用持续时间为 2～3h，为长效局麻药。

【临床应用】

本药可用于传导麻醉、腰麻和硬膜外麻醉，但因毒性大，一般不用于浸润麻醉。

【不良反应和注意事项】

丁卡因主要在肝脏代谢，但转化、降解速度缓慢，加之吸收迅速，易发生毒性反应，其毒性表现与普鲁卡因相似。

二、酰胺类局麻药

利多卡因

利多卡因属酰胺类，是目前应用最多的局麻药，安全范围较大且穿透力强。与同浓度的普鲁卡因比较，利多卡因具有起效快、强而持久的特点。

【临床应用】

主要用于传导麻醉和硬膜外麻醉。不扩张血管及刺激性小，可用于多种形式的局部麻醉。本药也可用于抗心律失常，对普鲁卡因过敏者可选用此药。

【不良反应和注意事项】

在肝水解失活，但代谢较缓慢，$t_{1/2}$ 为 90min，作用持续时间为 1～2h，反复单用此药后可产生快速耐受性。利多卡因的毒性大小随浓度增大相应增加，中毒反应来势凶猛，毒性介于普鲁卡因和丁卡因之间。

服用胺碘酮期间，进行利多卡因局部麻醉，可能诱发严重的窦性心动过缓。与氨基糖苷类抗生素联用，可增强神经阻滞作用。

一些常用局麻药的比较如表 9-1。

表 9-1　常用局麻药的比较

局部麻醉药	作用强度[1]	毒性[1]	起效时间/min	时效/h	极量/g
普鲁卡因	1	1	1～3	1	1.0
丁卡因	10	10～12	1～3	2～3	0.1
利多卡因	2	2	1～2	1～2	0.5
布比卡因	10	5～8	4～10	5～10	0.15
依替卡因	8～10	5～6	2～4	4～6	0.2

[1]以普鲁卡因的作用强度及毒性为 1 进行比较。

第二节　全身麻醉药

全身麻醉药，简称全麻药，是一类能抑制中枢神经系统功能的药物，可逆性引起意识、感觉和反射消失，骨骼肌松弛的药物，主要用于外科手术前麻醉。根据给药方式的不同，全麻药分为吸入性麻醉药和静脉麻醉药两类。

一、吸入性麻醉药

吸入性麻醉药是一类化学性质不活泼的挥发性液体或气体，前者如乙醚、氟烷、异氟烷、恩氟烷等，后者如氧化亚氮。经肺吸入后，可发挥全身麻醉作用，麻醉深度可通过对吸入气体中的全麻药浓度（分压）进行调节控制，并维持满足手术需要的深度。

麻醉乙醚

麻醉乙醚为无色澄明易挥发的液体，有特异臭味，易燃易爆，易氧化生成过氧化物及乙醛，使毒性增加。麻醉浓度的乙醚对呼吸功能和血压几乎无影响，对心、肝、肾的毒性也小。乙醚尚有箭毒样作用，故肌肉松弛作用较强。但此药的诱导期和苏醒期较长，易发生意外，现已少用。

氟烷

氟烷为无色透明液体，沸点50.2℃，不燃不爆，但化学性质不稳定。氟烷的最小肺泡浓度（minimal alveolar concentration，MAC）仅为0.75%，麻醉作用强。血气分布系数也较小，故诱导期短，苏醒快。氟烷的肌肉松弛和镇痛作用较弱；使脑血管扩张，升高颅内压；增加心肌对儿茶酚胺的敏感性，诱发心律失常等。反复应用偶致肝炎或肝坏死，应予警惕。子宫肌松弛常致产后出血，禁用于难产或剖宫产患者。

> **知识链接**
>
> ### 吸入性麻醉药的体内过程
>
> 吸入性麻醉药的吸收及其作用的深浅快慢，首先决定于它们在肺泡气体中的浓度。在一个大气压力下，能使50%患者痛觉消失的肺泡气体中麻醉药的浓度称为最小肺泡浓度（MAC）。MAC值越低，反映药物的麻醉作用越强。
>
> 药物由血分布入脑受脑血和血气分布系数的影响。前者指脑中药物浓度与血中药物浓度达平衡时的比值，此系数大的药，易进入脑组织，其麻醉作用较强。肺泡中药物进入血液的速度与肺通气量、吸入气中药物浓度、肺血流量及血气分布系数等有关。血气分布系数是指血中药物浓度与吸入气中药物浓度达平衡时的比值，此系数大的药物，达到血气分压平衡状态较慢，诱导期较长。因此，提高吸入气中药物浓度可缩短诱导期。

恩氟烷和异氟烷

恩氟烷及异氟烷两种药物为同分异构体，和氟烷比较，MAC值稍大，麻醉诱导平稳、迅速和舒适，苏醒也快，肌肉松弛良好，不增加心肌对儿茶酚胺的敏感性。反复使用无明显副作用，偶有恶心呕吐。是时下较为常用的吸入性麻醉药。

氧化亚氮

氧化亚氮又名笑气，为无色、味甜、无刺激性的液态气体，性稳定，不燃不爆。用于麻醉时，患者感觉舒适愉快，镇痛作用强，停药后苏醒较快，对呼吸和肝、肾功能无不良影响。但对心肌略有抑制作用。氧化亚氮的MAC值超过100，麻醉效能很低。需与其他麻醉药配伍方可达满意的麻醉效果。血气分布系数低，诱导期短。主要用于诱导麻醉或与其他全身麻醉药配伍使用。

二、静脉麻醉药

又称非吸入性全身麻醉药，这类药直接由静脉给药，其麻醉作用迅速，对呼吸道无刺激作用，不良反应少，使用方便。因麻醉较浅，主要用于诱导麻醉。若单独应用，只适用于小手术及某些外科处理。常用的静脉麻醉药有硫喷妥钠、氯胺酮、丙泊酚、依托咪酯、咪达唑仑等。

硫喷妥钠

硫喷妥钠属于超短效巴比妥类药物，是最常用的麻醉诱导药。脂溶性高，麻醉作用很快，但作用维持时间短暂，加之镇痛效果差，肌肉松弛不完全，临床上主要用于诱导麻醉、基础麻醉和短时小手术的麻醉。

氯胺酮

氯胺酮是唯一具有镇痛作用的非巴比妥类静脉麻醉药，可用于麻醉诱导和维持。为谷氨酸受体（NMDA 受体）的特异性阻断剂，可阻断痛觉传导，同时兴奋脑干及边缘系统，引起痛觉消失而仍有部分意识存在，称为分离麻醉。对心血管具有明显兴奋作用。临床主要用于体表小手术。

依托咪酯

依托咪酯为快速催眠性、超短效的静脉麻醉药，主要用于麻醉诱导。生效快，持续时间短，其强度约为硫喷妥钠的 12 倍，静脉注射后约 20s 即产生麻醉。本品对心血管和呼吸系统影响小，适用于老年人和有心血管系统疾病的患者。

大剂量快速静脉注射本品可有呼吸抑制。应用本品后可出现阵挛性肌收缩，恢复期出现恶心、呕吐症状。故容易发生恶心、呕吐的患者不宜选用。

丙泊酚

丙泊酚是最常用的短效静脉麻醉药，起效快，作用时间短，苏醒迅速，对呼吸道无刺激，可降低脑代谢率和颅内压。用于全麻诱导、维持麻醉及镇静催眠的辅助用药。

主要不良反应为对心血管和呼吸系统有抑制作用，注射过快可出现呼吸或心跳暂停，血压下降等。

羟丁酸钠

羟丁酸钠对心血管影响小，适用于老人、儿童及神经外科手术、外伤、烧伤患者的麻醉。静脉注射后体内分布广泛，故起效较慢，作用时间较长。

本品单用或注射过快可出现谵妄和肌肉抽动，严重者呼吸停止。严重高血压、心脏房室传导阻滞及癫痫患者禁用。

三、复合麻醉

复合麻醉是指同时或先后应用两种或两种以上的麻醉药物或其他辅助药物，以满足手术条件和术后镇痛，同时减少麻醉药的用量而减少不良反应。目前各种全麻药单独应用均不理想，临床上常采用联合用药或辅以其他药物，即复合麻醉。常用的复合麻醉药及其用药目的如表 9-2。

表 9-2 复合麻醉药

用药目的	常用复合麻醉药	用药目的	常用复合麻醉药
镇静、解除精神紧张	巴比妥类、地西泮	骨骼肌松弛	琥珀胆碱、筒箭毒碱
短暂性记忆缺失	苯二氮䓬类、氯胺酮、东莨菪碱	抑制迷走神经反射	阿托品类
基础麻醉	巴比妥类、水合氯醛	降温	氯丙嗪
诱导麻醉	硫喷妥钠、氧化亚氮	控制性降压	硝普钠、钙通道阻滞药
镇痛	阿片类		

(1) 麻醉前给药 为减轻术前患者的精神负担、改善麻醉效果，于麻醉前预先使用某些镇静镇痛等药物，称麻醉前给药。手术前常用镇静催眠药如苯巴比妥或地西泮，消除患者紧张情绪。

(2) 基础麻醉 对于过度紧张或不合作者（如小儿），进入手术室前先用大剂量催眠药，使患者进入深睡或浅麻醉状态，进手术室后再用吸入性麻醉药。

(3) 诱导麻醉 应用诱导期短的硫喷妥钠或氧化亚氮，使患者迅速进入外科麻醉期，避免诱导期的不良反应，然后改用其他药物维持麻醉。

(4) 低温麻醉 降低体温可以减缓机体代谢而减少全身耗氧量，增强心、脑、肾等重要器官对缺血缺氧的耐受，减少术后并发症。在物理降温的基础上配合应用氯丙嗪，使体温下降到 28～30℃，降低心脏等生命器官的耗氧量，以利于进行心脏手术。

(5) 控制性降压 为减少手术失血、改善手术视野、缩短手术时间，加用短时作用的血管扩张药硝普钠或钙拮抗剂使血压适度下降，并抬高手术部位，以减少出血，避免组织器官缺血、缺氧和损伤。常用于颅脑手术。

用药指导

一、处方分析
案例：患者杨某，男，18 岁，右侧食指外伤，需清创缝合。就诊后医生给予以下处方。

Rp：0.5%普鲁卡因注射液 10mL×1 支 0.5%普鲁卡因注射液 10mL 加入少量肾上腺素局部浸润麻醉

请问：以上处方是否合理？为什么？

分析：该处方不合理。少量肾上腺素与局麻药合用，可通过收缩局部小血管减少局麻药的吸收，从而延长局部麻醉时间和减少因局麻药吸收导致的不良反应，同时还可产生局部止血作用，有利于清创手术的进行。但指、趾末端血液循环较差，加入肾上腺素容易引起缺血性坏死。

二、模拟练习
案例：患者陈某，男，42 岁，醉酒。

Rp：50%葡萄糖注射液：20mL×1 支 i. v.

在治疗期间患者突然死亡，家属立即从垃圾箱内取出护士刚使用过的安瓿，发现并不是葡萄糖而是利多卡因 0.49g/20mL。

请问：本次事故发生的主要原因是什么？如何预防类似事故的发生？

分析：主要原因为用错药，高浓度利多卡因快速静脉注射可引起严重心血管反应，导致突然死亡。预防措施：严格落实"四查十对"和"三查七对"防范措施，用药期间加强观察。

巩固提高

一、真题分析
1. 下列关于局麻药的叙述，错误的是（　　）。

A. 局麻作用是可逆的   B. 只能抑制感觉神经纤维

C. 可使动作电位降低，传导减慢   D. 阻滞细胞膜 Na^+ 通道

E. 敏感性与神经纤维的直径（粗细）成反比

2. 蛛网膜下腔麻醉时合用麻黄碱的目的是（   ）。

A. 预防麻醉时出现低血压   B. 延长局麻时间

C. 缩短起效时间   D. 防止中枢抑制

E. 防止过敏反应

二、选择题

1. 局麻药的作用机制是（   ）。

A. 在细胞膜内侧阻断 Na^+ 通道   B. 在细胞膜外侧阻断 Na^+ 通道

C. 在细胞膜内侧阻断 Ca^{2+} 通道   D. 在细胞膜外侧阻断 Ca^{2+} 通道

E. 阻断 K^+ 外流

2. 相对毒性最大的麻醉药是（   ）。

A. 普鲁卡因   B. 丁卡因   C. 利多卡因

D. 布比卡因   E. 普鲁卡因胺

3. 吸入麻醉药的 MAC 值小表明（   ）。

A. 镇痛作用弱   B. 镇痛作用强   C. 催眠作用强

D. 催眠作用弱   E. 肌松作用强

4. 唯一具有镇痛作用的静脉全麻药是（   ）。

A. 硫喷妥钠   B. 氯胺酮   C. 丙泊酚

D. 依托咪酯   E. 咪达唑仑

5. 可用于治疗室性心律失常的局麻药是（   ）。

A. 普鲁卡因   B. 丁卡因   C. 利多卡因

D. 布比卡因   E. 普鲁卡因胺

三、简答题

1. 简述麻醉药的分类。

2. 试述常用局麻药的作用特点与用途。

第十章　镇静催眠药

🎯 **学习目标**

1. 掌握地西泮的药理作用、临床应用、不良反应和注意事项。
2. 能说出巴比妥类药物的药理作用、临床应用、不良反应及其中毒解救药物。
3. 比较苯二氮䓬类和巴比妥类的作用特点及临床应用。

镇静催眠药是一类对中枢神经系统普遍抑制，从而产生镇静和近似生理睡眠的药物。小剂量时产生镇静作用，中等剂量引起催眠作用，较大剂量时具有抗惊厥、抗癫痫等作用。

本类药包括苯二氮䓬类和巴比妥类等，大多数药物属于第二类精神药品。

第一节　苯二氮䓬类

最早的苯二氮䓬类（benzodiazepines，BDZ）药物是 1960 年用于临床的氯氮䓬，此后人们通过结构改造研发出了副作用更小的苯二氮䓬类新药，地西泮是该类药物代表。

> **知识链接**
>
> **苯二氮䓬类的作用机制**
>
> 人脑内有苯二氮䓬类相应的 BDZ 受体，受体密度以皮层最高，其次是大脑边缘系统和中脑，再次是脑干和脊髓，其分布与 γ-氨基丁酸（GABA）的亚型受体 $GABA_A$ 分布基本一致，GABA 是中枢神经系统内重要的抑制性神经递质，当苯二氮䓬类药物与 BDZ 受体结合后，可促进 GABA 与 $GABA_A$ 受体的结合，并使氯通道开放的频率增加，从而加强 GABA 的中枢抑制作用，产生镇静催眠作用。

地西泮

地西泮又名安定，是目前临床上最常用的镇静、催眠及抗焦虑药。本药口服吸收迅速完全，肌内注射吸收缓慢。本药血浆蛋白结合率高达 99%。因其脂溶性高，首先分布至脑组织，随后迅速分布到脂肪组织中，故静脉注射后中枢抑制作用出现快而短。可通过胎盘，故孕妇禁用。主要经肝代谢，代谢产物去甲地西泮和奥沙西泮仍具有活性。最终经肾排泄。少量地西泮还可通过乳汁排出，使乳儿倦睡，可造成婴儿忧郁，故哺乳期妇女禁用。

【药理作用和临床应用】

地西泮随用药量增大而具有抗焦虑、镇静、催眠、抗惊厥、抗癫痫及中枢性肌肉松弛作用。

（1）抗焦虑作用　可选择性地作用于大脑边缘系统，小剂量即有良好的抗焦虑作用，对各种原因引起的焦虑均有显著疗效。主要用于焦虑症。

（2）镇静催眠作用　随着剂量增大，出现镇静及催眠作用。苯二氮䓬类药物对快速眼动睡眠（REM）影响较小，其依赖性和戒断症状较轻微。大剂量不引起麻醉，且无肝药酶诱导作用，是目前临床上治疗失眠症的首选药。

（3）抗惊厥、抗癫痫作用　苯二氮䓬类药物有抗惊厥作用，临床上用于辅助治疗破伤风、子痫、小儿高热惊厥和药物中毒性惊厥。静脉注射地西泮是目前治疗癫痫持续状态的首选。

（4）中枢性肌肉松弛作用　苯二氮䓬类药物有较强的肌肉松弛作用，对动物的去大脑僵直有明显的肌肉松弛作用，对人类大脑损伤所致的肌肉僵直也有缓解作用。临床上用于缓解脑血管意外、中枢或局部病变引起的肌张力增强和肌肉痉挛。

（5）其他

① 麻醉前给药，可缓解患者紧张、恐惧、不安的情绪。

② 较大剂量会产生暂时性记忆缺失，可以使患者对不良刺激不复记忆。临床上静脉注射地西泮多用于心脏电击复律或内镜检查前。

③ 对于酒精成瘾者，地西泮可以降低其戒断症状的强度。

【不良反应】

（1）中枢神经系统反应　治疗量连续用药可出现嗜睡、头昏、乏力等反应。大剂量可致共济失调、言语不清、手震颤等，故驾驶员及其他操作机械人员慎用。

（2）耐受性和依赖性　长期用药可产生一定的耐受性和依赖性，突然停药时会出现反跳和戒断症状，如失眠、焦虑、激动、震颤等。

（3）急性中毒　静脉注射速度过快或超大剂量服用可致肌张力低下，昏迷，呼吸、循环抑制，其抢救药可用苯二氮䓬受体特异性拮抗剂，如氟马西尼解救。

（4）其他　苯二氮䓬类药物可使青光眼症状恶化。

【注意事项】

① 本药与中枢神经系统抑制药（如乙醇、全麻药、可乐定、镇痛药）、单胺氧化酶A型抑制药和三环抗抑郁药合用时，可相互增效；阿片类镇痛药与其合用时，用量至少应减至1/3，而后按需逐渐增加。

② 应用肝药酶诱导剂苯妥英钠、苯巴比妥或卡马西平等可显著缩短地西泮的消除半衰期，增加清除率；应用肝药酶抑制剂如西咪替丁等可抑制地西泮在肝脏的代谢，延长半衰期。

③ 普萘洛尔与苯二氮䓬类抗惊厥药合用时可导致癫痫发作类型和频率的改变，应及时调整剂量。

目前临床常用的苯二氮䓬类有20余种，根据半衰期长短分为短效、中效和长效制剂，见表10-1。

表 10-1　常用的苯二氮䓬类药物及其作用与应用特点

制剂	作用与应用特点
短效	
三唑仑（甲基氯三唑安定）	镇静、肌松、安定作用分别为地西泮的45倍、30倍和10倍，适用于各种失眠症和焦虑症
艾司唑仑（舒乐安定）	镇静催眠作用比地西泮强2.5~4倍，但抗癫痫、抗惊厥、中枢性肌松作用比地西泮弱，用于各种失眠症、焦虑症，也作为抗癫痫的辅助用药
中效	
氯硝西泮（氯硝安定）	镇静催眠和肌松作用较强，用于各种失眠症和术前镇静，也可作诱导麻醉
硝西泮	镇静催眠、安定、抗惊厥、抗癫痫作用较强，用于各种失眠，亦可用于癫痫，对癫痫持续状态作用显著

续表

制剂	作用与应用特点
氯氮䓬(利眠宁)	与地西泮相似
奥沙西泮(舒宁)	地西泮的主要代谢产物,作用与其相似,抗焦虑、抗惊厥作用较强,主要用于焦虑症,也用于失眠和癫痫的辅助治疗,适用于老年人和肾功能不良者
劳拉西泮	作用与地西泮相似,但抗焦虑作用强于地西泮。临床用于焦虑症、骨骼肌痉挛及失眠症
阿普唑仑	抗忧郁和抗焦虑作用强,常用于焦虑性与惊恐性精神障碍
长效	
氟西泮(氟安定)	催眠作用较强,临床用于各种失眠症,尤其适用于其他催眠药不能耐受的患者,宜短期或间断应用
地西泮(安定)	常用于抗焦虑、镇静、催眠、抗惊厥和麻醉前给药

第二节 巴比妥类

巴比妥类为巴比妥酸的衍生物。巴比妥类药物结构相似,按作用维持时间长短分为长效、中效、短效及超短效四类,见表10-2

表 10-2 常用巴比妥类药物特点与主要用途比较

类别	药名	脂溶性	显效时间/h	作用维持时间/h	消除方式	主要用途
长效	苯巴比妥	低	0.5～1	6～8	肾排泄	抗惊厥、抗癫痫
中效	戊巴比妥	稍高	0.25～0.5	3～6	肝代谢	抗惊厥
	异戊巴比妥	稍高	0.25～0.5	3～6	肝代谢	镇静催眠
短效	司可巴比妥	较高	0.25	2～3	肝代谢	抗惊厥、镇静催眠
超短效	硫喷妥钠	最高	立即	0.25	肝代谢	静脉麻醉

【药理作用和临床应用】

巴比妥类药物的作用机制也与增强 GABA 能神经的抑制功能有关。

(1) 镇静催眠 小剂量(麻醉量的 1/4)巴比妥类药物产生镇静作用,可缓解焦虑、烦躁不安的状态;中等剂量(麻醉量的 1/3)可催眠,能够缩短入睡时间和延长睡眠时间。因明显缩短 REM,久用骤停药易产生反跳性多梦。

(2) 抗惊厥 肌内注射给药有强大的抗惊厥作用,对小儿高热、子痫、破伤风、脑膜炎、脑出血及药物中毒引起的惊厥均有良好的疗效。对于危急病例,可静脉注射戊巴比妥钠或异戊巴比妥钠。

(3) 抗癫痫 常用于治疗癫痫大发作和癫痫持续状态。

(4) 静脉麻醉及麻醉前给药 硫喷妥钠用于静脉麻醉和诱导麻醉;其他药物仅用作麻醉前给药。

【不良反应和注意事项】

(1) 后遗效应 服用催眠剂量药物,次晨可致头晕、乏力、困倦,精细运动不协调等症状,亦称"宿醉"反应。

(2) 耐受性和成瘾性 耐受性与其自身药酶诱导作用有关。长期应用可产生依赖性,突然停药,戒断症状明显,表现为激动、失眠、焦虑,甚至惊厥。

(3) 过敏反应 偶可见皮疹、剥脱性皮炎等。

(4) 急性中毒 口服 10 倍催眠量或静脉注射速度过快,可引起急性中毒,表现为昏迷、呼吸抑制、血压下降、体温降低、多种反射减弱或消失,最后因呼吸衰竭而死亡。其抢救原则为立即排除毒物，维持呼吸、循环功能（包括洗胃、导泻、利尿，应用碳酸氢钠碱化尿液加速药物排泄），必要时可进行血液透析。

苯巴比妥是肝药酶诱导剂，可加速香豆素、皮质激素类药物、性激素、口服避孕药、强心苷、苯妥英钠等的代谢速度，减弱其作用强度，缩短其作用时间。需大剂量才能有效。

第三节 其他镇静催眠药

水合氯醛

水合氯醛催眠作用可靠，约 15min 起效，维持 6～8h。因不缩短 REM，故停药后一般不出现反跳性多梦。临床主要用于失眠症的治疗，尤其顽固性失眠及其他药物疗效不佳时可换用本药。局部刺激性强，胃炎及溃疡病患者禁用。剂量过大可抑制心肌收缩力，损害肝肾功能，严重心、肝、肾病患者禁用。久用可产生耐受性及依赖性，应避免滥用。

格鲁米特（导眠能）、甲丙氨酯（眠尔通）和甲喹酮等也有镇静催眠作用，可缩短快波睡眠时相。久服产生耐受性和依赖性。

褪黑素（MT）

褪黑素是松果体分泌的主要激素，在我国已经化学合成并投入临床使用。近年来研究证明，褪黑素对机体有广泛的影响，包括对生物节律、神经内分泌和应激反应的调节、镇静和催眠作用。正常人服用褪黑素后，入睡时间缩短，睡眠质量改善，睡眠中觉醒次数明显减少，而且睡眠结构调整，浅睡阶段缩短，深睡阶段延长，次日早晨唤醒阈值下降。目前主要用于成年人和老年人，不宜用于未成年人。

佐匹克隆

佐匹克隆是新一代非苯二氮䓬类的超短效催眠药，激动 γ-氨基丁酸（GABA）受体，属增强 GABA 抑制作用的环吡咯酮类化合物。治疗结果表明，它在缩短失眠症患者的入睡时间、减少觉醒次数、减少做梦、提高睡眠质量等方面较苯二氮䓬类药物更为理想且无成瘾性和耐受性。短期用药停药后有可能发生反跳性失眠，但比较罕见。佐匹克隆和苯二氮䓬类、巴比妥类药物疗效相似，但能改善睡眠质量。在失眠短期药物治疗中，佐匹克隆是苯二氮䓬类适当的替代物。

酒石酸唑吡坦（诺宾）

酒石酸唑吡坦是 GABA 受体的选择性激动剂，具有较强的镇静催眠作用和轻微的抗焦虑、肌肉松弛和抗惊厥作用。该药还具有强镇痛作用。口服吸收迅速，起效快，半衰期短（平均为 2h）。口服生物利用度约为 70%。与传统的镇静催眠药如苯巴比妥类、水合氯醛和苯二氮䓬类药物相比不产生成瘾性。妊娠、哺乳期及 15 岁以下儿童妇女禁用。

🔘 用药指导

一、处方分析

案例：患者，男，70 岁。主诉失眠。就诊后医生给予以下处方。

Rp：地西泮片 5mg×30 片 5～10mg/次 h. s.

请问：以上处方是否合理？为什么？

分析：此处方属不合理用药。因为患者是 70 岁的老年人，其肝肾功能降低，使用的地西泮是长效催眠药，易引起蓄积中毒，应减量使用或换短效类催眠药。其次，不应一次开 30 片地西泮，一次开 3～7 天的药即可。

二、模拟练习

案例：患者王某，女性，30 岁，发现 2 小时前因故服用数十片苯巴比妥，导致昏迷、呼吸浅慢而入院。查体结果为呼吸深度抑制，瞳孔缩小，两侧对称，紫绀，体温 36℃，血压 90/60mmHg。诊断为急性巴比妥药物中毒。

请问：上述患者的抢救措施及应该选择的药物有哪些？

分析：除给予人工呼吸、给氧治疗及用 1:5000 稀释的高锰酸钾溶液洗胃以外，还可以应用 20% 甘露醇或 25% 山梨醇 200mL 静脉注射、5% 碳酸氢钠静脉点滴碱化尿液，以加速毒物排泄。酌情选用中枢兴奋剂贝美格或尼可刹米等进行治疗。

? 巩固提高

一、真题分析

1. 与苯二氮䓬类无关的作用是（　　）。

A. 长期大量应用产生依赖性　　　B. 大量使用产生锥体外系反应

C. 有镇静催眠作用　　　D. 有抗惊厥作用

E. 中枢性骨骼肌松弛作用

2. 下列关于地西泮的错误叙述是（　　）。

A. 大剂量不引起麻醉　　　B. 小于镇静剂量即有抗焦虑作用

C. 久用可产生依赖性　　　D. 肌内注射吸收不规则，血药浓度较低

E. 对快速眼动睡眠时相无影响

二、选择题

1. 焦虑症最宜选用（　　）。

A. 东莨菪碱　　B. 氟哌啶醇　　C. 地西泮　　　D. 苯巴比妥　　E. 氯丙嗪

2. 与巴比妥类药物无关的药理作用是（　　）。

A. 镇静　　　B. 抗惊厥　　　C. 抗焦虑　　　D. 呼吸抑制　　　E. 麻醉作用

3. 和巴比妥类比较，苯二氮䓬类不具备（　　）。

A. 镇静作用　　　B. 催眠作用　　　C. 抗惊厥作用

D. 中枢性肌肉松弛　　　E. 麻醉作用

4. 引起患者对巴比妥类药物依赖性的主要原因是（　　）。

A. 有镇静作用　　　B. 停药后快速眼动睡眠时间延长，梦魇增多

C. 有镇痛作用　　　D. 能诱导肝药酶

E. 使患者产生欣快感

5. 地西泮临床不用于（　　）。

A. 焦虑症　　　B. 诱导麻醉　　　C. 小儿高热惊厥

D. 麻醉前用药　　　E. 脊髓损伤引起肌肉僵直

6. 苯二氮䓬受体拮抗剂是（　　）。

A. 氟马西尼　　B. 三唑仑　　C. 甲喹酮　　　D. 硫喷妥钠　　E. 甲丙氨酯

三、简答题

1. 试述安定的作用与用途。

2. 试述巴比妥类药物的分类与用途。

第十一章 抗癫痫药和抗惊厥药

学习目标

1. 掌握苯妥英钠的药理作用、临床应用、不良反应和注意事项。
2. 能说出苯巴比妥、乙琥胺、丙戊酸钠、卡马西平的临床应用和不良反应。
3. 能根据癫痫类型选择合适的药物进行治疗。

第一节 抗癫痫药

癫痫是大脑局部病灶发生异常高频放电，并向周围脑组织扩散，导致大脑功能短暂失调的一种常见的中枢神经系统慢性疾病，具有突发性、短暂性、反复性三大特点。由于异常高频放电神经元发生部位和扩散范围不同，临床上表现出不同程度的短暂运动、感觉、意识及精神异常，并伴有异常脑电图。根据癫痫发作的临床表现，可以将其分为局限性发作和全身性发作，见表 11-1。

表 11-1 癫痫主要发作类型、临床特征及治疗药物

发作类型	临床特征	治疗药物
局限性发作		
单纯局限性发作（局限性发作）	局部肢体运动或感觉异常，持续 20～60s。与发作时被激活的皮质部位有关	卡马西平、苯妥英钠、苯巴比妥、抗癫痫药、丙戊酸钠
复合性局限性发作（精神运动性发作）	冲动性神经异常，伴有不同程度意识障碍，出现无意识的运动，如唇抽动、摇头等。病灶在颞叶和额叶，持续 30～120s	卡马西平、苯妥英钠、扑米酮、丙戊酸钠
全身性发作		
失神性发作（小发作）	多见于儿童，意识突然丧失，持续 5～30s	乙琥胺、氯硝西泮、丙戊酸钠、拉莫三嗪
肌阵挛性发作	按年龄可分为婴儿、儿童和青春期肌阵挛。部分肌群发生短暂的（约 1s）休克样抽动，意识丧失	糖皮质激素（首选）、丙戊酸钠、氯硝西泮
强直-阵挛性发作（大发作）	意识突然丧失，全身强直-阵挛性抽搐，口吐白沫，牙关紧闭，继之出现较长时间的中枢神经系统功能全面抑制，持续数分钟	卡马西平、苯巴比妥、苯妥英钠、扑米酮、丙戊酸钠
癫痫持续状态	指大发作持续状态，反复抽搐，持续昏迷，易危及生命	地西泮、劳拉西泮、苯妥英钠、苯巴比妥

一、常用治疗药物

抗癫痫药是指用于防治癫痫发作的药物。抗癫痫药的主要作用有两方面：一是抑制病灶神经元异常过度放电；二是阻止病灶异常放电扩散至周围正常神经元。其作用机制主要有两方面：一是增强 γ-氨基丁酸（GABA）的作用；二是干扰 Na^+、Ca^{2+}、K^+ 等离子通道，发挥膜稳定作用。

苯妥英钠

苯妥英钠又名大仑丁，本药口服吸收慢，不规则，刺激性大，不宜肌内注射；血浆蛋白结合率约 $85\% \sim 90\%$；主要在肝内转化，代谢产物经肾排泄；血浆半衰期为 $20 \sim 40$ 小时。不同厂家产品生物利用度差异较大，需加以注意。

【药理作用和作用机制】

苯妥英钠具有膜稳定作用，可降低细胞膜对 Na^+ 和 Ca^{2+} 的通透性，抑制 Na^+ 和 Ca^{2+} 的内流，从而降低细胞膜的兴奋性，使动作电位不易产生，抑制异常放电向病灶周围的正常脑组织扩布。

【临床应用】

（1）**抗癫痫** 除对失神性发作（小发作）无效外，对其他各型癫痫均有效，为强直-阵挛性发作（大发作）首选药。

（2）**治疗外周神经痛** 用于治疗三叉神经痛、舌咽神经痛和坐骨神经痛。

（3）**抗心律失常** 苯妥英钠是治疗强心苷中毒引起的室性心律失常的首选药。

【不良反应和注意事项】

（1）**局部刺激** 苯妥英钠呈强碱性（pH 为 10.4），局部刺激性较大，口服可引起恶心、呕吐、食欲不振、上腹痛等症状，故宜饭后服用。

（2）**牙龈增生** 多见于青少年。注意口腔卫生，经常按摩牙龈，合用钙盐可减轻症状，一般停药 $3 \sim 6$ 个月可自行消退。

（3）**神经系统反应** 血液浓度在 $20 \mu g/mL$ 以上时可出现头痛、眩晕、眼震颤、精神错乱等，故应严格控制剂量。

（4）**对血液系统的影响** 可导致巨幼红细胞性贫血，用甲酰四氢叶酸治疗有效；可见粒细胞缺乏、血小板减少、再生障碍性贫血等，应定期检查血常规。

（5）**过敏反应** 药热、皮疹常见，偶见剥脱性皮炎、系统性红斑狼疮等严重皮肤反应，一旦出现，应立即停药。

（6）**其他** 可致畸，故孕妇慎用；小儿服用易致软骨病，可服用维生素 D 预防；久服骤停，可使癫痫加重，甚至诱发癫痫持续状态；静注过快，可致心律失常、心脏抑制、血压下降，宜在心电图监护下进行。

苯妥英钠为肝药酶诱导剂，可加速多种药物的代谢；可与香豆素类、氯霉素、磺胺类等药物竞争血浆蛋白；与利多卡因、普萘洛尔合用可加强心脏抑制作用。

二、其他治疗药物

苯巴比妥

苯巴比妥又名鲁米那，能抑制病灶异常高频放电并阻止其向周围脑组织扩散，对小发作无效，是强直-阵挛性发作首选药之一，对其他发作也有效。

卡马西平

卡马西平又名酰胺咪嗪，口服易吸收，血浆蛋白结合率为 80%，经肝代谢为有活性的环氧化物，后者仍有抗癫痫作用。代谢产物经肾排泄。

【药理作用和临床应用】

卡马西平治疗浓度时能阻滞 Na^+ 通道，降低细胞兴奋性；也可抑制 T 型钙通道，抑制癫痫病灶及其周围神经元放电。同时还能增强中枢性抑制递质 GABA 在突触后的作用。

（1）抗癫痫 可用于除小发作外的各型癫痫。尤其精神运动性发作最有效。

（2）抗外周神经痛 是治疗三叉神经痛、舌咽神经痛的首选药。

（3）抗心律失常 对伴有慢性心功能不全的室性及室上性期前收缩效果好。

（4）抗躁狂抑郁 卡马西平对躁狂症及抑郁症均有明显的治疗作用，包括对碳酸锂治疗无效的患者；也能减轻或消除精神分裂症患者的躁狂、妄想症状。

【不良反应】

常见的副反应有恶心、呕吐、头晕、嗜睡、共济失调，一般并不严重，不需中断治疗，一周左右逐渐消退。偶见骨髓抑制、肝损害和过敏反应，一旦出现应立即停药。

乙琥胺

乙琥胺属琥珀酰亚胺类，本品口服吸收良好，大部分在肝代谢，小部分以原形从肾排出。乙琥胺是治疗小发作的首选药，对其他类型癫痫无效。

丙戊酸钠

丙戊酸钠又称抗癫灵，可用于各型癫痫的治疗，对小发作的治疗效果好于乙琥胺，但因该药具有肝毒性，临床仍首选乙琥胺治疗小发作。应定期检查肝功能。

三、抗癫痫药的用药原则

癫痫是一种慢性疾病，虽然神经外科治疗可使一些患者康复，但主要治疗手段仍然是长期甚至是终身用药。

（1）药物的选择 根据癫痫发作类型来合理选用药物，详见表 11-1。

（2）药物的用法 ①初期：一般从小剂量开始，逐渐增量，直至产生最好疗效而不出现严重不良反应。应先选用一种有效药，如疗效不佳，可加用其他药物，症状控制后改维持量治疗。②治疗过程中：不能随意更换药物，必须换药时可在原用药基础上加用新药，待后者发挥疗效后，再逐渐停用原药。③长期：至少应维持 2～3 年后方可在数月甚至 1～2 年内逐渐停药，有些患者需终身用药。

第二节　抗惊厥药

惊厥是中枢神经系统过度兴奋的一种症状，表现为全身骨骼肌不自主地强烈收缩，呈现强直性或阵挛性抽搐，常以高热、子痫、中枢兴奋药中毒、破伤风、癫痫持续状态及强直-阵挛性发作为病因，惊厥最危险的是呼吸肌痉挛引起呼吸停止，如不及时抢救可引起死亡。

硫酸镁

镁离子（Mg^{2+}）是细胞内重要的离子，主要存在于细胞内液，细胞外液仅占 5％。血液中 Mg^{2+} 浓度为 2～3.5mg/100mL，低于此浓度时，神经及肌肉的兴奋性升高；Mg^{2+} 还参与多种酶活性的调节，在神经冲动传递和神经肌肉应激性维持等方面发挥重要作用；注射硫酸镁能抑制中枢及外周神经系统，使骨骼肌、心肌、血管平滑肌松弛，从而发挥肌松和降压作用。

Mg^{2+} 和 Ca^{2+} 化学性质相似，可特异性地竞争 Ca^{2+} 结合位点，拮抗 Ca^{2+} 的作用，因此当 Mg^{2+} 过量中毒时可用 Ca^{2+} 来解救。

【临床应用】

(1) 利胆导泻　口服硫酸镁可产生利胆、导泻的作用。

(2) 抗惊厥　临床上主要用于子痫和破伤风引起的惊厥。

(3) 降低血压　当血液中 Mg^{2+} 增多时，可引起血管扩张，血压下降。常用于子痫引起的高血压及高血压危象的治疗。

(4) 镇静　当细胞外液 Mg^{2+} 增多时可抑制中枢神经系统产生镇静作用。

【不良反应】

Mg^{2+} 中毒可引起呼吸抑制、腱反射消失，心脏抑制，血压骤降。其中腱反射消失为中毒先兆，一旦发现中毒应注射钙剂抢救。

💬 用药指导

一、处方分析

案例：患者杨某，男性，53 岁，癫痫大发作。医生拟使用以下处方进行治疗：

Rp：苯巴比妥片 15mg×24 片　15mg/次　t.i.d.　p.o.

请问：以上处方是否合理？为什么？

分析：苯巴比妥对癫痫大发作确实有效，但由于其中枢抑制作用明显，一般不作首选药，仅在癫痫持续状态时以静脉注射方式使用。癫痫大发作一般以苯妥英钠作首选药。

二、模拟练习

案例：田某，女，32 岁，为预防癫痫大发作，常服用苯妥英钠，近日因胃溃疡经常胃痛、呕酸及大便隐血，故除给予抗癫痫药外，加用治疗胃溃疡药物。

Rp：苯妥英钠片 0.1g×100 片　0.1g/次　t.i.d.　p.o.

西咪替丁片 0.2g×100 片　0.2g/次　t.i.d.　p.o.

请问：以上处方是否合理？为什么？

分析：该处方不合理。西咪替丁为肝药酶抑制剂，抑制肝药酶对苯妥英钠的代谢，使后者血药浓度大大提高；苯妥英钠为抗癫痫药，安全范围小，两者合用时应减少苯妥英钠的用量；亦可以雷尼替丁代替西咪替丁，该药不影响苯妥英钠的血药浓度。

❓ 巩固提高

一、真题分析

1. 只对癫痫小发作有效的抗癫痫药物是（　　　）。

A. 苯妥英钠　B. 地西泮　　C. 卡马西平　D. 乙琥胺　　E. 扑米酮

2. 苯妥英钠不用于治疗癫痫（　　　）。

A. 大发作　　　　　　B. 持续状态　　　　　　C. 小发作

D. 单纯局限性发作　　E. 局限性复杂性发作

二、选择题

1. 长期应用可致牙龈增生的药物是（　　　）。

A. 丙戊酸钠　B. 乙琥胺　　C. 苯妥英钠　D. 卡马西平　E. 苯巴比妥

2. 癫痫持续状态的首选药物是（　　　）。

A. 地西泮　　　B. 乙琥胺　　　C. 苯妥英钠　　　D. 苯巴比妥　　　E. 氯硝西泮

3. 长期应用苯妥英钠应注意补充（　　）。

A. 维生素 B_{12}　　B. 维生素 A　　C. 叶酸　　　　D. 维生素 C　　　E. 甲酰四氢叶酸

4. 可用于治疗外周神经痛的抗癫痫药是（　　）。

A. 丙戊酸钠　　B. 卡马西平　　C. 扑米酮　　　D. 苯巴比妥　　　E. 氯硝西泮

5. 硫酸镁的抗惊厥作用机制是（　　）。

A. 抑制大脑皮质　　　　　　　B. 抑制网状结构上行激活系统　　C. 抑制脊髓

D. Ca^{2+}、Mg^{2+} 相互拮抗　　　E. 阻断 N_2 受体

三、简答题

1. 简述抗癫痫药选用原则。

2. 说出苯妥英钠的不良反应和注意事项。

第十二章　治疗中枢神经系统退行性疾病药

学习目标

1. 掌握左旋多巴的药理作用、临床应用、不良反应和药物相互作用。
2. 熟悉其他治疗中枢神经系统退行性疾病药的药理作用及临床应用。
3. 理解并关爱中枢神经系统退行性疾病患者。

中枢神经系统退行性疾病是一类以特定脑区神经元退化和不可逆性丢失为特征的病变，包括帕金森病（PD）、阿尔茨海默病（AD，又称老年性痴呆）、亨廷顿病（HD）和肌萎缩性侧索硬化症（ALS），目前对症治疗效果最好的是帕金森病。本章主要介绍帕金森病和阿尔茨海默病的药物治疗。

第一节　抗帕金森病药

帕金森病又称震颤麻痹，是一种慢性进行性运动障碍，属锥体外系疾病。绝大多数发生于老年人，如不及时治疗，病情呈慢性进行性加重。抗帕金森病药能控制或缓解症状，减少并发症，可分为中枢拟多巴胺类药和中枢抗胆碱药两类。

一、中枢拟多巴胺类药

1. 多巴胺前体药物

左旋多巴（levodopa，L-Dopa）

左旋多巴口服吸收迅速，胃排空延缓、胃酸酸度高或高蛋白饮食等均可降低其生物利用度。产物代谢由肾排出。

【药理作用及临床应用】

(1) 抗帕金森病　左旋多巴进入中枢转变为 DA，使 DA 和 Ach 两种递质重新达到平衡，是目前治疗各型帕金森病最有效的药物之一。其特点为：起效慢，用药 2～3 周起效，1～6 个月以上获得最大疗效；对轻症和年轻患者疗效比重症和老年患者好；对改善肌肉强直和运动困难的疗效较肌肉震颤好；对吩噻嗪类抗精神病药所引起的帕金森综合征无效。

(2) 治疗肝昏迷　左旋多巴在脑内可转变成去甲肾上腺素，取代患者脑中伪递质，恢复正常神经功能，可暂时使肝昏迷患者苏醒，但不能改善肝功能，故只作肝昏迷的对症治疗。

【不良反应】

(1) 消化道反应　大多数患者治疗初期有恶心、呕吐、食欲减退等消化道不良反应，这与多巴胺兴奋延髓催吐化学感受区（CTZ）中多巴胺受体有关。多潘立酮可对症治疗。

（2）**心血管反应** 约有30％的患者治疗初期出现轻度直立性低血压，严格控制剂量可避免。老年患者可引起心绞痛、心律失常。冠心病患者禁用。

（3）**神经系统反应**

① 不自主异常运动 长期用药可引起不随意运动，如张口、伸舌、皱眉、头颈扭动等面部肌群抽动，也可累及躯体肌群，出现摇摆舞蹈样动作。

② 症状波动及"开-关现象" 有40％～80％患者在服药3～5年后出现症状波动。严重患者出现"开-关现象"，即患者突然由活动正常或肢体多动不安（开）转为全身性或肌强直性运动不能现象（关），两种现象交替出现，严重妨碍患者的正常活动。

（4）**精神障碍** 可出现焦虑不安、失眠、噩梦、幻觉、妄想或抑郁等，与多巴胺作用于边缘系统有关。需减量或停药，可用氯氮平治疗。精神病患者慎用。

知识链接

帕金森病

帕金森病又称震颤麻痹，分为两类：①原发性震颤麻痹，因黑质-纹状体通路中多巴胺能神经功能发生退行性病变，胆碱能神经功能相对占优势，使锥体外系功能亢进，因而出现肌张力增高等一系列临床症状，如静止震颤、肌肉强直、运动迟缓障碍，因肌张力增强而常呈特殊的面容、姿势与步态，严重患者伴有记忆障碍、痴呆、生活不能自理，甚至卧床不起。②继发性震颤麻痹，因感染（如脑炎）、脑动脉硬化、药物、毒物、脑外伤等因素引起，产生类似帕金森病的临床症状，称之为帕金森综合征。4月11日为世界帕金森病日。

【**药物相互作用**】

（1）**维生素 B_6** 为多巴脱羧酶的辅酶，可加大左旋多巴的外周副作用，与左旋多巴不能合用。

（2）**抗精神病药** 氯丙嗪能阻断黑质-纹状体多巴胺通路多巴胺受体、利血平耗竭中枢多巴胺，二者均不能与左旋多巴合用。

（3）**非选择性单胺氧化酶抑制剂** 能抑制多巴胺在外周神经的代谢，可增强多巴胺的外周不良反应，也可使NA不能水解而堆积，引起血压升高，甚至发生高血压危象。

（4）**牛奶、鸡蛋、豆浆等蛋白性食物** 左旋多巴与这些蛋白性食物同食可因食物中氨基酸与左旋多巴的竞争引起左旋多巴吸收减少。应于进食前30分钟服用左旋多巴。

2. 左旋多巴增效药

（1）**外周多巴脱羧酶抑制药**

卡比多巴

卡比多巴单独用于抗帕金森病无效。本药通过抑制外周多巴脱羧酶，减少左旋多巴在外周组织脱羧生成大量的DA，从而使更多的左旋多巴能进入中枢发挥治疗作用。临床上常与左旋多巴按1：10的配伍使用。

苄丝肼

临床上与左旋多巴按1：4配伍，制成复方制剂又称多巴丝肼，亦称美多巴。

（2）**选择性单胺氧化酶-B（MAO-B）抑制药**

司来吉兰

本药是选择性较高的 MAO-B 抑制药，低剂量时选择性、不可逆性抑制中枢神经系统的 MAO-B，降低黑质-纹状体内多巴胺的降解，使纹状体内 DA 浓度增加。与左旋多巴合用后能减少后者剂量和外周副作用，使左旋多巴的"开-关现象"消失。同时该药又是抗氧化剂，延迟神经元变性和 PD 的发展，与维生素 E 合用有望成为早期 PD 患者的首选药。

大剂量（20～25mg/L）对外周组织 MAO-A 也有抑制，使 NA 堆积，产生可能致死的高血压危象。

（3）儿茶酚胺氧位甲基转移酶抑制药

硝替卡朋和托卡朋

托卡朋抑制中枢的 COMT，既可减少左旋多巴的降解，又可减少 3-O-甲基多巴（3-OMD）与左旋多巴的竞争转运，使更多的左旋多巴进入中枢，延长左旋多巴的半衰期，提高左旋多巴的生物利用度。可明显改善病情，尤其适用于伴有症状波动的患者。硝替卡朋只抑制外周的 COMT，减少左旋多巴甲基化，增加左旋多巴入脑。

托卡朋的主要不良反应是损害肝脏，甚至引起暴发性肝衰竭，仅用于其他抗 PD 药无效的患者，且要严密监测肝功能。

> **知识链接**
>
> ### 左旋多巴的代谢
>
> 左旋多巴在外周分解代谢过程中有两种重要的酶：一是在多巴脱羧酶作用下脱羧为 DA；二是在 COMT 酶作用下左旋多巴代谢为 3-O-甲基多巴（3-OMD）而失去作用。3-OMD 可与左旋多巴竞争转运载体，从而影响左旋多巴进入中枢。中枢神经系统中的 DA 的最终失活主要取决于 MAO 和 COMT。

3. 促多巴胺神经递质释放药

金刚烷胺

本药主要通过促进纹状体中残存的多巴胺能神经元释放多巴胺递质，减少多巴胺的再摄取，直接激动多巴胺受体及较弱的中枢抗胆碱等发挥作用。见效快、维持时间短。疗效优于抗胆碱药，但不及左旋多巴。由于左旋多巴起效慢，维持时间长，因此二者合用有协同作用。长期用药可见：①恶心、呕吐、口干、厌食、腹痛、腹泻等。②中枢神经系统反应，如激动失眠、头痛、眩晕、精神不安，过量可致惊厥。癫痫及精神病患者禁用。③下肢皮肤出现网状青斑、踝部水肿。

4. 多巴胺受体激动药

溴隐亭

本药能选择性兴奋黑质-纹状体通路的多巴胺（D_2）受体，临床用于治疗帕金森病。其特点是对重症患者疗效佳；对左旋多巴有禁忌、不能耐受或疗效不佳者可使用；与左旋多巴合用还能减少其症状波动和"开-关现象"。因本药还可激动结节-漏斗通路的多巴胺（D_2）受体，使垂体催乳素及生长激素释放减少，用于产后退乳、催乳素分泌过多引起的溢乳症及闭经，也可治疗垂体瘤伴有的肢端肥大症。

利修来得

本药又名利舒脲，是新型的多巴胺受体激动药，选择性激动 D_2 受体。改善运动功能障碍，减少左旋多巴所致的异常运动。临床上不仅作为左旋多巴的辅助药，还逐渐成为帕金森病的早期治疗药。

二、中枢抗胆碱药

苯海索

苯海索又名安坦，属中枢 M 受体阻断药。能阻断纹状体胆碱受体，使增高的肌张力降低；外周抗胆碱作用弱。临床可用于不能耐受或禁用左旋多巴的帕金森病患者和其他原因（如抗精神病药）引起的帕金森综合征。其特点是对肌震颤疗效好，对肌强直及运动困难效果差，与左旋多巴合用有协同作用。不良反应同阿托品。

苯扎托品

本药又名苄托品。具有抗胆碱、抗组胺、局麻和大脑皮质抑制作用。临床应用及不良反应同苯海索。老年患者对其敏感，用药时要谨慎。

布地品

本药除抗胆碱作用外，尚有调节 DA 和 5-HT 的作用。对震颤疗效优于苯海索。

第二节　治疗阿尔茨海默病药

阿尔茨海默病（AD）是一种与年龄高度相关的、以进行性认知障碍和记忆力损害为主的中枢神经系统退行性疾病。表现为视力、运动能力不受影响，但记忆力、判断力、抽象思维等一般智力丧失。常用药物见表 12-1。

表 12-1　治疗阿尔茨海默病的常用药物及其特点

种类	药物	特点
胆碱酯酶抑制药	他克林	第一代可逆性 AChE 抑制药,因肝毒性较大而限制其临床应用
	多奈派	第二代可逆性 AChE 抑制药。与他克林相比:①对中枢 AChE 有更高的选择性,能改善轻度至中度 AD 患者的认知能力和临床综合功能。②外周不良反应很少,患者耐受性较好
	加兰他敏	第二代 AChE 抑制药。疗效与他克林相当,但肝毒性小
	石杉碱甲	强效、可逆性 AChE 抑制药。用于老年性记忆功能减退及老年痴呆患者,改善其记忆障碍和认知功能
	美曲磷脂(敌百虫)	目前用于治疗 AD 的唯一以无活性前药形式存在的 AChE 抑制药。用于轻中度 AD。不良反应少而轻
	利伐斯的明	第二代 AChE 抑制药。对中枢 AChE 抑制作用明显强于对外周的作用。适用于轻中度 AD 患者。不良反应轻
	卡巴拉汀	对脑内的海马区和皮质区有高度选择性作用。作用强度中等,对脑中乙酰胆碱酯酶更具特异性
M受体激动药	占诺美林	目前选择性最高的 M 受体激动剂之一。口服易吸收,但易引起胃肠道和心血管方面的不良反应,新研制的透皮吸收贴剂可避免消化道不良反应

💬 用药指导

一、处方分析

案例：李某，男，76 岁，患帕金森病，伴有恶心、呕吐，医生开写下列处方。

Rp：左旋多巴 0.25g×42 片　2 片/次　t.i.d.　p.o.

维生素 B_6 片 100mg×42 片　2 片/次　t.i.d.　p.o.

请问：以上处方是否合理？为什么？

分析：此处方不合理。维生素 B_6 是多巴脱羧酶的辅酶，能加速左旋多巴在外周脱羧转变为多巴胺，降低左旋多巴的疗效，增加不良反应。

二、模拟练习

案例：张某某，男，67 岁，有脑梗死及帕金森病病史，行为笨拙、反应迟钝 2 个月，记忆力、计算力、理解力均明显减退，诊断为阿尔茨海默病。

请问：患者可使用哪些药物治疗？用药注意事项有哪些？

分析：可用卡巴拉汀与多巴丝肼片合用进行治疗。早晚餐时服用。吡拉西坦可以影响多巴胺-乙酰胆碱平衡，加重患者的锥体外系反应，故该患者不宜应用吡拉西坦。

❓ 巩固提高

一、真题分析

1. 溴隐亭治疗帕金森病的作用机制是（　　）。

A. 激动中枢胆碱受体　　　B. 激动中枢多巴胺受体　　　C. 提高中枢多巴胺浓度

D. 阻断中枢胆碱受体　　　E. 抑制中枢脱羧酶

2. 下列治疗阿尔茨海默病的药物不属于胆碱酯酶抑制药的是（　　）。

A. 他克林　　　B. 多奈派　　　C. 利伐斯的明　D. 卡巴拉汀　E. 占诺美林

二、选择题

1. 左旋多巴抗帕金森病的作用特点是（　　）。

A. 起效较快　　　　　　　　　　　　　B. 作用维持时间短

C. 对轻度及年轻患者疗效较好　　　　　D. 对肌震颤疗效较好

E. 对肌肉僵直及运动困难疗效较差

2. 下列哪个药物能缓解氯丙嗪引起的急性肌张力障碍？（　　）

A. 苯海索　　　B. 溴隐亭　　　C. 金刚烷胺　　D. 卡比多巴　　E. 左旋多巴

3. 左旋多巴的药理作用是（　　）。

A. 激动中枢胆碱受体　　　　B. 阻断胆碱受体　　　　　C. 阻断多巴胺受体

D. 补充中枢神经系统多巴胺　E. 补充中枢神经系统乙酰胆碱

4. 单用治疗帕金森病无效的药物是（　　）。

A. 左旋多巴　　B. 卡比多巴　　C. 金刚烷胺　　D. 溴隐亭　　E. 苯海索

5. 提高左旋多巴疗效，减少不良反应的药物是（　　）。

A. 氯丙嗪　　　B. 维生素B　　C. 卡比多巴　　D. 利血平　　E. 苯乙肼

三、简答题

1. 说出左旋多巴的不良反应及用药注意事项。

2. 简述抗帕金森病药的分类及代表药物。

第十三章　抗精神失常药

@ 学习目标

1. 掌握氯丙嗪、氯氮平的药理作用、临床应用、不良反应及禁忌证。
2. 熟悉碳酸锂及丙咪嗪的作用特点和临床应用。
3. 重视精神卫生，关注心理健康。

精神失常是一类由多种原因引起的情感、认知、意识和行为等精神活动不同程度异常的疾病。常见的精神失常类型有精神分裂症、躁狂症、抑郁症和焦虑症。凡能消除患者的精神活动障碍并使其恢复正常状态的药物统称为抗精神失常药，根据临床应用可分为抗精神病药、抗躁狂症药、抗抑郁症药和抗焦虑症药。

第一节　抗精神病药

精神分裂症是最为常见的一类精神科疾病，表现为患者的精神活动与客观现实相脱离，造成患者思维、情感、行为之间不协调。根据临床症状可分为Ⅰ型和Ⅱ型，Ⅰ型以阳性症状为主，表现为躁动、幻觉、妄想等；Ⅱ型以阴性症状为主，表现为情感淡漠、主动性缺乏、意志减退等。

根据临床用途，可将抗精神病药分为两类：一类为典型抗精神病药，主要用于阳性症状患者；一类为非典型抗精神病药，多数对阳性症状和阴性症状患者均有效。

一、典型抗精神病药

1. 吩噻嗪类

吩噻嗪类药物为吩噻嗪的衍生物，具有硫氮杂蒽母核，按侧链结构不同，可分为三类：①脂肪族类（如氯丙嗪）；②哌啶类（如甲硫达嗪）；③哌嗪类（如奋乃静）。氯丙嗪是吩噻嗪类药物的典型代表，也是应用最广泛的抗精神分裂症药物。

氯丙嗪

氯丙嗪又称冬眠灵，口服吸收慢而且不规则，肌内注射吸收迅速。吸收后不同患者之间的血药浓度存在较大个体差异，故给药剂量应个体化。血浆蛋白结合率大于 90%，$t_{1/2}$ 约为 6h。脂溶性高，易透过血脑屏障，也易在脂肪组织蓄积。主要在肝脏代谢，部分代谢物仍有活性，肾排泄缓慢，停药数周至数月后尿中仍可检出代谢产物。

【药理作用】

（1）对中枢神经系统的作用

① 抗精神病作用。氯丙嗪能明显抑制中枢神经系统功能，减少动物自发活动，易诱导入睡，但对刺激有良好的觉醒反应。正常人服用治疗量的氯丙嗪后表现为镇静、安定、反应

淡漠、注意力下降等，加大剂量也不引起麻醉。精神分裂症患者服药后，可迅速控制兴奋躁动症状，继续用药，可使幻觉、妄想、躁狂等症状逐渐消失，患者理智恢复，情绪安定，生活自理。但对抑郁状态无效。

氯丙嗪的抗精神病作用主要与其阻断脑内多巴胺受体有关。脑内主要有四条多巴胺能神经通路，即中脑-边缘系统通路、中脑-皮质系统通路、黑质-纹状体通路和结节-漏斗通路。前两条通路与人体的精神、情感、思维等活动密切相关，氯丙嗪主要是通过阻断中脑-边缘系统通路和中脑-皮质系统通路中的 D_2 受体而发挥抗精神病作用的。

② 镇吐作用。氯丙嗪镇吐作用强大，小剂量能抑制延脑第四脑室催吐化学感受区 D_2 受体，大剂量能直接抑制呕吐中枢，但对前庭刺激所致呕吐无效。

③ 抑制体温调节功能。氯丙嗪对下丘脑体温调节中枢有很强的抑制作用，可致体温调节作用失灵，在物理降温配合下，氯丙嗪既可降低发热者体温，也可降低正常人的体温；但在高温环境中，则可使体温升高。

④ 加强中枢抑制药的作用。氯丙嗪可加强中枢抑制药的作用。

(2) 对植物神经系统的作用　氯丙嗪可阻断 α 受体和 M 胆碱受体，引起血管扩张、血压下降、口干、便秘等。此作用无临床治疗意义，仅表现为其副作用。

(3) 对内分泌系统的作用　氯丙嗪可阻断结节-漏斗多巴胺神经通路的 D_2 受体，减少下丘脑催乳素抑制因子的释放，使催乳素分泌增加，引起乳房肿大、泌乳。还可抑制促性腺激素、生长激素的分泌。

【临床应用】

(1) 精神分裂症　氯丙嗪主要用于Ⅰ型精神分裂症患者，也用于治疗其他精神病伴有的紧张、兴奋、躁动、幻觉及妄想等症状。对Ⅱ型精神分裂症患者无效。

(2) 止吐和顽固性呃逆　氯丙嗪对癌症、尿毒症、放射病、胃肠炎等疾病或强心苷、吗啡等所引起的呕吐有显著的治疗效果，也可用于顽固性呃逆。但对晕车、晕船等引起的呕吐无效。

(3) 人工冬眠　与异丙嗪、哌替啶等组成冬眠合剂，配合物理降温可降低体温，可使组织代谢减慢、缺氧耐受性提高，减轻对伤害性刺激的反应，称为人工冬眠。用于严重感染、低温麻醉、感染性休克、甲状腺危象等辅助治疗。

【不良反应】

(1) 一般不良反应　常见的有嗜睡、淡漠、乏力等中枢抑制症状，口干、便秘、视力模糊、眼压升高等 M 受体阻断症状以及鼻塞、直立性低血压、心悸等 α 受体阻断症状。

(2) 锥体外系反应　由于氯丙嗪对脑内 DA 受体的阻断作用选择性较差，长期应用时，可因阻断黑质-纹状体通路的 D_2 受体，引起锥体外系反应，表现为：①帕金森综合征。中老年患者多见，表现为肌张力增强、面容呆板、动作迟缓、肌肉震颤及流涎等。②急性肌张力障碍。青少年患者多见，表现为强迫性张口、伸舌、斜颈、呼吸运动障碍及吞咽困难等。③静坐不能。中青年患者多见，表现为坐立不安、反复徘徊。上述症状中以帕金森综合征较为多见，可用中枢抗胆碱药如苯海索等治疗。④迟发性运动障碍。表现为口、舌、面部不自主地刻板运动，如吸吮、舔舌、咀嚼等，此反应可能与长期用药后 DA 受体数目上调有关，目前尚无有效治疗药物，中枢抗胆碱药反使症状加重。

(3) 精神异常　可以引起精神异常如兴奋、躁动、焦虑、抑郁、幻觉、妄想、意识障碍等，应注意与原有疾病症状相区别，如有发生应立即减量或停药。

(4) 急性中毒　短时间内应用超大剂量氯丙嗪可致急性中毒，表现为昏迷、血压下降、休克、心动过速等，应立即进行对症治疗，禁用肾上腺素。

（5）**过敏反应** 可发生皮疹和光敏性皮炎，用药期间应避免强光曝晒。

（6）**其他** 少数患者可见肝脏损害、粒细胞减少、溶血性贫血和再生障碍性贫血；可诱发癫痫和心律失常，有猝死的危险。治疗期间应定期检查血常规、肝功能和心电图。长期用药还可引起内分泌系统紊乱，表现为乳腺增大、泌乳、停经、儿童生长发育迟缓等。

【注意事项】

① 氯丙嗪可增强麻醉药、镇静催眠药、镇痛药、乙醇及其他中枢抑制药的作用，联合应用时应注意调整剂量。与苯妥英钠、卡马西平等肝药酶诱导剂合用时，因可加速本药的代谢，应注意适当调整剂量。

② 有癫痫及过敏史、严重肝肾功能损害和心血管疾病者禁用。

其他吩噻嗪类药物

奋乃静对慢性精神分裂症的疗效优于氯丙嗪；氟奋乃静及三氟拉嗪抗幻觉妄想、行为退缩、情感淡漠等症状疗效较好。与氯丙嗪比较，三药抗精神病作用及锥体外系反应突出，而镇静作用弱。硫利达嗪的镇静作用明显，但抗幻觉、妄想作用不及氯丙嗪。因锥体外系反应少，作用温和，老年人较易耐受。

2. 硫杂蒽类

氯普噻吨

氯普噻吨又称泰尔登，能选择性阻断 D_2 受体，抗精神病作用和抗幻觉妄想作用比氯丙嗪弱，但镇静作用强，锥体外系反应轻。其抗肾上腺素和抗胆碱作用均较弱，不良反应较少。适用于伴有焦虑或焦虑性抑郁症状的精神分裂症、焦虑性神经官能症、情感性精神病的抑郁症、更年期抑郁症等。不良反应与氯丙嗪相似。

氟哌噻吨

氟哌噻吨能阻断多巴胺受体，特别适用于治疗慢性精神病，对那些服药依从性不好的患者，本品可以防止因未服药而引起的复发。忌用于急性酒精、巴比妥、阿片类中毒及昏迷状态的患者。不用于兴奋或过度活动的患者，会加重症状。

氟哌啶醇

氟哌啶醇能选择性地阻断 D_2 受体，抗精神病作用、镇吐和锥体外系反应均较强，镇静作用弱，对心血管系统反应轻，肝功能影响小。临床用于躁动、幻觉、妄想为主的精神分裂症和躁狂症、多种原因引起的呕吐和顽固性呃逆。不良反应以锥体外系症状常见而较重。

氟哌利多

氟哌利多又称氟哌啶，作用与氟哌啶醇相似，但起效更快、作用更强、维持时间更短。临床主要用于增强镇痛药的作用，是目前应用最广的强效安定药。常与强效镇痛药芬太尼配伍组成神经安定镇痛合剂，使患者处于一种特殊的麻醉状态，可用于大面积烧伤换药、各种内镜检查、麻醉前给药及复合麻醉等。

匹莫齐特

匹莫齐特为氟哌利多的衍生物，临床上用于治疗精神分裂症、躁狂症和秽语综合征。此药有较好的抗幻觉妄想作用，并使慢性退缩被动的患者活跃起来。锥体外系反应较强，心脏病的患者禁用。

3. 其他类

五氟利多

五氟利多属二苯基丁酰哌啶类，一次用药疗效可维持 1 周。五氟利多能阻断 DA 受体，有较强的抗精神分裂症作用，亦可镇吐，镇静作用较弱，适用于急慢性精神分裂症，对幻觉妄想、退缩均有较好疗效。最常见的副作用为锥体外系反应。

舒必利

舒必利属苯甲酰胺类，选择性地拮抗中脑边缘系统 D_2 受体，对紧张型精神分裂症疗效好，起效快，有药物电休克之称。此药有改善患者与周围的接触、活跃情绪、减轻幻觉和妄想的作用，对情绪低落、抑郁及长期用其他药物无效的难治性病例也有一定疗效。锥体外系不良反应较少。

二、非典型抗精神病药

氯氮平

氯氮平为第一个非典型抗精神病药，对精神分裂症的疗效与氯丙嗪相似，具有起效快、作用强的特点。临床主要用于其他抗精神病药无效或锥体外系反应过强的患者，对 I 型和 II 型精神分裂症及慢性患者均有效。氯氮平几乎无锥体外系反应和内分泌系统的不良反应，但可引起粒细胞减少，应予警惕。

奥氮平

作用与氯氮平相似，适用于典型抗精神病药治疗无效或对氯氮平不能耐受的患者。具有疗效好、作用时间长等优点，常易引起嗜睡和体重增加。

五氟利多

为长效抗精神病药，一次用药可维持 1 周。抗精神病作用较强，有镇吐作用，镇静作用较弱，对急、慢性精神分裂症患者均有效，尤其适用于以幻觉、妄想和退缩症状为主的精神分裂症的维持与巩固治疗。不良反应以锥体外系反应常见。

利培酮

利培酮是可阻断 5-HT 和 D_2 受体作用的新一代抗精神病药物。因其用药量小、起效快、不良反应轻和患者依从性高等优点，已成为目前治疗精神分裂症的一线药物。其对 I 型和 II 型精神分裂症均有效，适用于首发的急性和慢性患者。

齐拉西酮

齐拉西酮是目前唯一对 NA 和 5-HT 再摄取都有抑制作用的非典型抗精神分裂症药，对急性或慢性、初发或复发精神分裂症均有很好疗效；对精神分裂症阳性症状和阴性症状均有效。常见不良反应有头痛、嗜睡、异常活动、恶心、便秘、消化不良和心血管反应。

阿立哌唑

阿立哌唑通过对 D_2 和 5-HT$_1$ 受体的部分激动作用及对 5-HT$_{2A}$ 受体的拮抗作用来产生抗精神分裂症作用。临床用于治疗各类型的精神分裂症，对精神分裂症的阳性和阴性症状均有明显疗效。

第二节 抗躁狂症药和抗抑郁症药

一、抗躁狂症药

躁狂症主要表现为情绪高涨、烦躁不安、思维加快、活动过度、言语不能控制等特征。其发病机制与脑内 5-HT 缺乏、NA 功能活动增强有关。治疗药物有锂制剂、抗精神病药、抗癫痫药以及钙通道阻滞剂等，其中碳酸锂最为常用。

碳酸锂

碳酸锂口服吸收快，但通过血脑屏障进入神经组织需一定时间，故显效慢，约经 6～7 天症状才有改善。主要由肾脏排泄。

【药理作用和临床应用】

碳酸锂可抑制脑内 NA 的释放，并促进其再摄取与灭活，使突触间隙 NA 浓度降低而产生抗躁狂作用。治疗量时对正常人精神活动几乎无影响，但可改善躁狂症和精神分裂症的躁狂症状，使言语、行为恢复正常，长期用药还可防止继发性抑郁症。临床主要用于躁狂症，对精神分裂症的兴奋躁动症状也有效，与抗精神病药合用疗效较好。

【不良反应】

锂盐安全范围窄，常见不良反应有恶心呕吐、头昏乏力、腹痛腹泻、口渴多尿等，严重者可出现精神紊乱、视物不清、意识模糊、发音困难、深反射亢进等脑病综合征，严重可致昏迷、死亡。使用时应对血药浓度进行监测，当血锂浓度超过 1.6mmol/L 时，立即减量或停药，中毒时可静注生理盐水以促进锂的排泄。

二、抗抑郁症药

抑郁症是一种以情感病态变化为主要症状的精神病，表现为思维迟钝，消极悲观，情绪低落，意志行为减退，并伴有早醒、消瘦等症状。发病机制与 5-HT 能神经功能活动降低有关。常用抗抑郁症药包括三环类抗抑郁药、NA 再摄取抑制药、5-HT 再摄取抑制药及其他抗抑郁药。

1. 三环类抗抑郁药

丙咪嗪

丙咪嗪又称米帕明，口服吸收良好，但个体差异大。口服后 2～8h 血药浓度达高峰，血浆 $t_{1/2}$ 为 10～24h。广泛分布，主要在肝脏代谢，在侧链 N 上脱甲基转变为去甲基丙咪嗪，后者具有显著抗抑郁作用。经肾排出。

【药理作用】

临床研究表明抑郁症患者脑内的 NA、5-HT 代谢异常，浓度降低。丙咪嗪可能是通过抑制突触前膜对 NA、5-HT 的再摄取，使突触间隙 NA、5-HT 的浓度增高而发挥抗抑郁症作用。

（1）中枢神经系统　可显著提高抑郁症患者情绪，振奋精神。

（2）抗胆碱作用　治疗量时能阻断 M 受体，引起阿托品样作用。

（3）对心血管系统的影响　治疗量可降低血压，反射性地引起心率加快，易致心律失常，可能与抑制 NA 的再摄取有关。

【临床应用】

主要用于各种原因引起的抑郁症。对内源性、反应性及更年期抑郁症疗效好，对精神分裂症的抑郁症状疗效较差。也可用于治疗酒精依赖症、慢性疼痛等。

【不良反应】

常见有口干、便秘、视力模糊、尿潴留及眼压升高等，前列腺肥大及青光眼患者禁用。对中枢神经系统的影响主要表现为嗜睡、乏力及肌肉震颤等，有些患者用量过大可转为躁狂、兴奋状态。

阿米替林

阿米替林为临床最常用的三环类抗抑郁药，适用于治疗各型抑郁症或抑郁状态，也可用于治疗小儿遗尿。常见的不良反应有多汗、口干、视物模糊、排尿困难、便秘等。中枢神经系统不良反应可出现嗜睡、震颤、眩晕。

2. NA 再摄取抑制药

地昔帕明

地昔帕明又称去甲丙米嗪，为强效选择性 NA 再摄取抑制剂，用于轻中度抑郁症。不良反应较丙咪嗪少，主要为头晕、口干、失眠等。

马普替林

为四环类广谱抗抑郁药，作用类似三环类丙米嗪和阿米替林。主要阻滞 NA 在神经末梢的再摄取，几乎不影响 5-HT 的再摄取。具有起效快、不良反应少的特点，而抗组胺、抗胆碱作用及镇静作用较轻。适用于各种类型的抑郁症，也可用于伴有抑郁或激越行为的儿童和夜尿者。

3. 5- HT 摄取抑制药

本类药物对 5-HT 摄取抑制作用选择性高，对其他递质和受体作用极弱。很少引起镇静作用，不损害精神运动功能，对植物神经和心血管功能影响很小。

氟西汀

氟西汀为强效 5-HT 再摄取抑制药，可用于治疗各种抑郁症，也可治疗神经性贪食症等。因在肝脏代谢，肝功能不好的患者可采用隔日疗法。常见不良反应为口干、厌食、恶心、失眠、乏力、头痛、头晕等。

帕罗西汀

帕罗西汀口服吸收良好，食物不影响其吸收，6h 血药浓度达高峰，$t_{1/2}$ 约为 21h，个体差异较大。用于治疗各种类型的抑郁症，可明显改善抑郁、精神运动迟缓等症状。常见不良反应为口干、便秘、头痛、视物模糊及恶心等。

舍曲林

舍曲林又名郁乐复，可治疗各类抑郁症并对强迫症有效。主要不良反应为口干、恶心、腹泻、男性射精延迟、震颤、出汗等。

4. 其他抗抑郁药

曲唑酮

曲唑酮口服后吸收快速，血浆蛋白结合率为 $89\% \sim 95\%$，在肝脏代谢。用于治疗抑郁症，具有镇静作用，适合夜间给药。不良反应较少，偶有恶心、呕吐、体重下降、心悸、直立性低血压等，过量中毒会出现惊厥、呼吸停止等。

米安舍林

米安舍林为一种四环类抗抑郁药。对突触前 α_2 肾上腺素受体有阻断作用。其作用机制是通过抑制负反馈而使突触前 NA 释放增多。常见头晕、嗜睡等。

米氮平

米氮平通过阻断突触前 α_2 肾上腺素受体而增加 NA 的释放，间接提高 5-HT 的更新率而发挥抗抑郁作用，抗抑郁效果与阿米替林相当，其抗胆碱样不良反应及 5-HT 样不良反应较轻。主要不良反应为食欲增加及嗜睡。

吗氯贝胺

吗氯贝胺属于单胺氧化酶活性抑制药，具有作用快，停药后单胺氧化酶活性恢复快的特点。常见不良反应有头痛、头晕、出汗、心悸、失眠、直立性低血压和体重增加等。禁止与其他抗抑郁药合用，以免引起"血清素综合征"。

第三节　抗焦虑症药

焦虑症是以急性焦虑反复发作为特征的神经官能症，常伴有自主神经系统紊乱，表现为紧张、忧虑、恐惧、心悸、震颤及失眠等。抗焦虑症药为能消除或减轻患者焦虑症状的药物。

常用的抗焦虑药有：①苯二氮䓬类如地西泮、硝西泮、氟西泮、氯硝西泮、艾司唑仑、阿普唑仑、三唑仑等；②三环类抗抑郁药如阿米替林、多塞平、氯米帕明等，可用于伴有抑郁的焦虑症；③β受体阻断剂如普萘洛尔等，可减轻焦虑及其伴随的交感神经功能亢进，适用于躯体症状明显的患者；④阿扎哌隆类如丁螺环酮、坦度螺酮等。

丁螺环酮

丁螺环酮为新型抗焦虑药，其抗焦虑作用与地西泮相似，但无镇静、肌肉松弛和抗惊厥作用，无嗜睡、成瘾等作用。适用于各种焦虑症，对焦虑伴轻度抑郁者有效。常见不良反应为头晕、头痛、恶心、呕吐、口干、便秘、失眠、食欲减退等。

坦度螺酮

坦度螺酮作用与丁螺环酮相似，不良反应较少，长期应用无体内蓄积作用。用于广泛性焦虑症及原发性高血压、消化性溃疡等躯体疾病伴发的焦虑状态。

💬 用药指导

一、处方分析

案例：吴某，男，8岁，近1年出现频繁眨眼及肢体阵发性抽动，鼻子抽动，喉咙时有怪声发出。医生开出下列处方。

Rp：氟哌啶醇2mg×40片　2mg/次　b.i.d.

请问：以上处方是否合理？为什么？

分析：此处方不合理。氟哌啶醇常见且较重的副作用是锥体外系反应，急性肌张力障碍在儿童和青少年中更易发生，此处方中氟哌啶醇开始即使用了较大剂量，不符合从小剂量开始、逐渐加量的用药原则。

二、模拟练习

案例：张某某，女，65岁，有精神病史3年，服用氯丙嗪进行治疗。近日因频繁眨眼6个月伴上肢抖动就医，经查：神清，语利，频繁眨眼，四肢肌张力高。

请问：患者所患何病？可使用哪些药物治疗？用药注意事项有哪些？

分析：患者可能是药源性帕金森综合征，可将氯丙嗪换成奥氮平，并加服苯海索进行治疗。苯海索用于帕金森病、帕金森综合征时，开始一日1～2mg，以后每3～5日增加2mg，至疗效最好而又不出现副反应为止，一般一日不超过10mg，分3～4次服用，须长期服用。

❓ 巩固提高

一、真题分析

1. 氯丙嗪在剂量过大时引起的低血压可用哪个药纠正？（　　　）

A. 肾上腺素　　　　　　　　B. 去甲肾上腺素　　　　　　　C. 异丙肾上腺素

D. 多巴胺　　　　　　　　　E. 东莨菪碱

2. 氯丙嗪对哪种原因所致的呕吐无效？（　　　）

A. 放射病　　　B. 妊娠　　　C. 胃肠炎　　　D. 晕动病　　　E. 尿毒症

二、选择题

1. 舒必利临床用于治疗（　　　）。

A. 精神分裂症　B. 抑郁症　　　C. 焦虑症　　　D. 老年性痴呆　E. 帕金森病

2. 氯丙嗪的不良反应是（　　　）。

A. 躯体依赖性　B. 静坐不能　　C. 眼内压下降　D. 血压升高　　E. 乳腺萎缩

3. 丙米嗪可用于治疗（　　　）。

A. 癫痫　　　　B. 精神分裂症　C. 躁狂症　　　D. 抑郁症　　　E. 惊厥

4. 氯丙嗪临床用于（　　　）。

A. 焦虑症　　　B. 抑郁症　　　C. 止吐　　　　D. 癫痫　　　　E. 帕金森病

5. 使用胆碱受体阻断药反而会使氯丙嗪的哪种不良反应加重？（　　　）

A. 帕金森综合征　　　　　　B. 迟发性运动障碍　　　　　　C. 静坐不能

D. 急性肌张力障碍　　　　　E. 内分泌紊乱

三、简答题

1. 试述氯丙嗪的药理作用、临床应用及主要不良反应。

2. 试述抗抑郁症药的分类及其代表药物。

第十四章　镇痛药

1. 掌握吗啡、哌替啶的药理作用、临床应用、不良反应。
2. 了解可待因、芬太尼、曲马多等药物的作用特点及临床应用。
3. 能够应用所学知识开展药物成瘾健康教育。

疼痛是多种疾病的症状，它使患者感受到痛苦，尤其是剧痛，还可能引起生理功能紊乱，甚至休克。因此，适当地应用药物缓解疼痛，防止可能产生的生理功能紊乱是很必要的。但疼痛的性质与部位往往是诊断疾病的重要依据，对诊断未明的疼痛不宜先用药物止痛，以免掩盖病情，贻误诊断。

缓解疼痛的药物，按其药理作用及作用机制，可以分为两大类：一是主要作用于中枢神经系统，选择性地消除或缓解痛觉的药物，在镇痛时，意识清醒，其他感觉不受影响，这类药物称为镇痛药，多用于剧痛，属本章叙述范围；二是具有解热、镇痛、抗炎作用的药物，对各种钝痛（如头痛、牙痛等）有效，详见第十五章。

典型的镇痛药为阿片生物碱类及其合成代用品（或称阿片类药物），其特点是镇痛作用强大，如反复应用易于成瘾，故又称为成瘾性镇痛药或麻醉性镇痛药。

第一节　阿片生物碱类镇痛药

阿片为罂粟科植物罂粟未成熟蒴果浆汁的干燥物，含有 20 余种生物碱，从化学结构上可分为菲类和异喹啉类两大类型。前者如吗啡（含量约 10%）和可待因，具有镇痛作用；后者如罂粟碱，具有平滑肌松弛作用。

吗啡

吗啡是鸦片类毒品的重要组成部分，盐酸吗啡是临床上常用的麻醉剂，吗啡的二乙酸酯又被称为海洛因。

吗啡口服易吸收，但首过消除明显，故常注射给药，吸收后约 1/3 与血浆蛋白结合，未结合型吗啡迅速分布于全身。本品脂溶性较低，仅有少量通过血脑屏障。主要在肝内与葡萄糖醛酸结合而失效，其结合物及少量未结合的吗啡于 24 小时内大部分自肾排泄。吗啡有少量经乳腺排泄，也可通过胎盘进入胎儿体内。

阿片类药物的镇痛机制

【药理作用】

（1）中枢神经系统

① 镇痛作用。吗啡通过模拟内源性抗痛物质脑啡肽的作用，激动中枢神经阿片受体而产生强大的镇痛作用。吗啡对各种疼痛都有效，而对持续性慢性钝痛的效力大于间断性锐痛，对神经性疼痛效果较差。一次给药，镇痛作用可持续 4～6h。

② 镇静、致欣快作用。吗啡在镇痛剂量下还有明显的镇静作用，能改善疼痛所引起的紧张、焦虑、恐惧等情绪反应，提高对疼痛的耐受力，在安静环境中易诱导入睡，但易被唤醒。随着疼痛的缓解以及对情绪的影响，可出现欣快症，表现为满足感和飘然欲仙。

③ 抑制呼吸。该作用与其抑制脑干的呼吸中枢，降低呼吸中枢对血液 CO_2 张力的敏感性有关。治疗量的吗啡即可抑制呼吸，使呼吸频率减慢、潮气量降低；剂量增大，则抑制增强。呼吸抑制是吗啡急性中毒致死的重要原因。

④ 镇咳。吗啡作用于延脑孤束核等阿片受体，抑制咳嗽中枢，使咳嗽反射减轻或消失，对各种剧咳都有良效。

⑤ 其他中枢作用。吗啡可缩小瞳孔；可作用于下丘脑体温调节中枢，改变体温调定点，使体温略有降低，但长期大剂量应用，体温反而升高；可引起恶心和呕吐；抑制下丘脑释放促性腺激素释放激素和促肾上腺皮质激素释放激素，从而降低血浆促肾上腺皮质激素、黄体生成素、卵泡刺激素的浓度。

（2）平滑肌

① 胃肠道平滑肌：治疗剂量的吗啡可提高胃肠道平滑肌的张力，使胃蠕动及肠道推进性蠕动减慢，延缓肠内容物通过，促使水分吸收增加，加之对中枢的抑制作用，使便意和排便反射减弱，因而易引起便秘。

② 胆道平滑肌：治疗量吗啡引起胆道奥狄括约肌痉挛性收缩，使胆道排空受阻，胆囊内压亦明显提高，可致上腹不适甚至胆绞痛。

③ 其他平滑肌：吗啡能降低子宫张力、收缩频率和收缩幅度，延长产程；提高膀胱外括约肌张力和膀胱容积，可引起尿潴留；大剂量可引起支气管收缩，诱发或加重哮喘。

（3）心血管系统 吗啡对心率及节律无明显影响，但能扩张血管，降低外周阻力，易发生直立性低血压。治疗量的吗啡能轻度降低心肌氧耗量和左心室舒张压。

（4）免疫系统 吗啡对免疫系统有抑制作用，这主要与激动 μ 受体有关。也可抑制人类免疫缺陷病毒蛋白（HIV）诱导的免疫反应，这可能是吗啡吸食者易感 HIV 的主要原因。

知识链接

吗啡的镇痛作用

现有资料证明，在体内存在有"抗痛系统"，它由脑啡肽神经元、脑啡肽及阿片受体共同组成。去极化或刺激脑啡肽神经通路可引起脑啡肽释放，并依赖于钙离子。吗啡的镇痛作用是通过激动脊髓胶质区、丘脑内侧、脑室及导水管周围灰质等部位的阿片受体，主要是 μ 受体，模拟内源性阿片肽对痛觉的调节功能而产生镇痛作用。其缓解疼痛所引起的不愉快、焦虑等情绪和致欣快的药理作用则与其激活中脑-边缘系统和蓝斑核的阿片受体而影响多巴胺能神经功能有关。

【临床应用】

（1）疼痛 可缓解或消除严重创伤、烧伤、手术等引起的剧痛和晚期癌症疼痛；对内脏平滑肌痉挛引起的绞痛，如胆绞痛和肾绞痛，与 M 胆碱受体阻断药合用可有效缓解；对心肌梗死引起的剧痛，除能缓解疼痛和减轻焦虑外，其扩血管作用可减轻患者心脏负担，对神经压迫性疼痛疗效较差。

（2）心源性哮喘 对于左心衰竭突发急性肺水肿所致呼吸困难（心源性哮喘），静脉注射吗啡可迅速缓解患者的气促和窒息感，促进肺水肿液的吸收。其机制可能是由于吗啡扩张外周血管，降低外周阻力，减轻心脏前、后负荷，有利于肺水肿的消除；其镇静作用又有利于消除患者的焦虑、恐惧情绪。

此外，吗啡降低呼吸中枢对 CO_2 的敏感性，减弱过度的反射性呼吸兴奋，使急促浅表的呼吸得以缓解，也有利于心源性哮喘的治疗。但伴有休克、昏迷、严重肺部疾患或痰液过多时禁用。对其他原因引起的肺水肿，如尿毒症所致肺水肿，也可应用吗啡。

（3）**腹泻**　适用于减轻急慢性消耗性腹泻症状，可选用阿片酊或复方樟脑酊。如伴有细菌感染，应同时服用抗生素。

【不良反应】

① 治疗量吗啡可引起眩晕、恶心、呕吐、便秘、呼吸抑制、尿少、排尿困难（老年多见）、胆道压力升高，甚至胆绞痛、直立性低血压（低血容量者易发生）和免疫抑制等。偶见烦躁不安等情绪改变。

② 产生耐受性和药物依赖性。使用吗啡在常规剂量下即可产生成瘾性，患者出现病态人格，有明显强迫性觅药行为，社会危害大。

③ 吗啡过量可引起急性中毒，主要表现为昏迷、深度呼吸抑制以及针尖样瞳孔，常伴有血压下降、严重缺氧以及尿潴留。呼吸麻痹是致死的主要原因。抢救措施为人工呼吸、适量给氧以及静脉注射阿片受体阻断药纳洛酮。

【注意事项】

吗啡对抗缩宫素对子宫的兴奋作用而延长产程，且能通过胎盘屏障或经乳汁分泌，抑制新生儿和婴儿呼吸，故禁用于分娩止痛和哺乳期妇女止痛；禁用于支气管哮喘及肺源性心脏病患者。颅脑损伤所致颅内压增高的患者、肝功能严重减退患者及新生儿和婴儿禁用。

可待因

可待因又称甲基吗啡，口服易吸收，大部分在肝内代谢，代谢产物及少量原形（10%）经肾排泄。药理作用与吗啡相似，但较弱，镇痛作用为吗啡的 $1/10 \sim 1/12$，镇咳作用为吗啡的 $1/4$，无明显的镇静作用。临床上用于中等程度疼痛和剧烈干咳。无明显便秘、尿潴留及直立性低血压等副作用，成瘾性也低于吗啡。

哌替啶

哌替啶又名度冷丁，是目前临床常用的人工合成镇痛药。口服虽易吸收但生物利用度较低，故临床常用注射给药。在肝内代谢后经肾排泄，肾功能不良或反复大剂量应用可能引起其蓄积。可通过胎盘屏障。

【药理作用】

哌替啶主要激动 μ 型阿片受体，药理作用与吗啡基本相同，镇痛作用弱于吗啡，作用持续时间较短，镇静、呼吸抑制、致欣快和扩血管作用与吗啡相当。本品虽能提高平滑肌和括约肌的张力，但较少引起便秘和尿潴留。大剂量哌替啶也可引起支气管平滑肌收缩，无明显中枢性镇咳作用；有轻微的子宫兴奋作用，但对妊娠末期子宫收缩无影响，也不对抗缩宫素的作用，故不延缓产程。

【临床应用】

（1）**镇痛**　哌替啶镇痛作用虽较吗啡弱，但成瘾性较轻，产生也较慢，现已取代吗啡用于创伤、手术后及晚期癌症等各种原因引起的剧痛，用于内脏绞痛须加用阿托品。鉴于新生儿对哌替啶的呼吸抑制作用极为敏感，因此产妇临产前 $2 \sim 4h$ 内不宜使用。

（2）**心源性哮喘**　替代吗啡作为心源性哮喘的辅助治疗，效果良好。

（3）**麻醉前给药及人工冬眠**　麻醉前给予哌替啶，能消除患者术前紧张和恐惧情绪，减少麻醉药用量并缩短诱导期。本品与氯丙嗪、异丙嗪组成冬眠合剂，以降低需人工冬眠患者的基础代谢。

【不良反应】

治疗量时可致眩晕、出汗、口干、恶心、呕吐、心悸和直立性低血压等。剂量过大可明显抑制呼吸。偶可致震颤、肌肉痉挛、反射亢进甚至惊厥，中毒解救时可配合抗惊厥药。久用可产生耐受性和依赖性。

【注意事项】

本品与单胺氧化酶抑制药合用可引起谵妄、高热、多汗、惊厥、严重呼吸抑制、昏迷甚至死亡。氯丙嗪、异丙嗪和三环类抗抑郁药可加重哌替啶的呼吸抑制作用；可加强双香豆素等抗凝血药的作用，合用时应酌情减量。与氨茶碱、肝素钠、磺胺嘧啶、呋塞米、头孢哌酮等药配伍，易产生混浊或沉淀。

美沙酮

美沙酮为 μ 受体激动药，是左、右旋异构体各半的消旋体，镇痛作用主要为左旋美沙，作用强度为右旋美沙酮的 50 倍。口服吸收良好，主要在肝脏代谢，随尿、胆汁或粪便排泄。酸化尿液可增加其排泄。

【药理作用】

美沙酮镇痛作用强度与吗啡相当，但持续时间较长，镇静、抑制呼吸、缩瞳、引起便秘及升高胆道内压等作用较吗啡弱。

口服美沙酮后再注射吗啡不引起原有的欣快感，亦不出现戒断症状，因而使吗啡等的成瘾性减弱，并能减少吗啡或海洛因成瘾者自我注射带来的血液传播性疾病的危险，因此被广泛用于治疗吗啡和海洛因成瘾。

【临床应用】

适用于创伤、手术及晚期癌症等所致剧痛，亦可用于吗啡、海洛因等成瘾的脱毒治疗。

【不良反应】

一般为恶心、呕吐、便秘、头晕、口干和抑郁等。长期用药易致多汗、淋巴细胞数增多、血浆白蛋白和糖蛋白以及催乳素含量升高。皮下注射有局部刺激作用，可致疼痛和硬结。禁用于分娩止痛，肺水肿是过量中毒的主要死因。

芬太尼

芬太尼为 μ 受体激动药，镇痛效力为吗啡的 100 倍。静脉注射 1min 起效，但维持时间短；肌内注射 15min 起效，维持 $1\sim2h$。血浆蛋白结合率为 84%，经肝脏代谢而失活。主要用于麻醉辅助用药和静脉复合麻醉，也可与氟哌利多合用用于外科小手术。亦可通过硬膜外或蛛网膜下腔给药治疗术后痛和慢性痛。

芬太尼透皮贴可使血药浓度维持 72h 镇痛效果稳定，使用方便，适用于中至重度癌痛的患者。

不良反应有眩晕、恶心、呕吐及胆道括约肌痉挛。大剂量可产生明显肌肉僵直。静脉注射过快可致呼吸抑制。反复用药能产生依赖性，禁用于支气管哮喘、重症肌无力、颅脑肿瘤或外伤引起昏迷的患者以及 2 岁以下儿童。

二氢埃托啡

二氢埃托啡为我国研制的强效镇痛药，主要激动 μ 受体。本品是迄今临床应用中镇痛效应最强的药物，镇痛强度为吗啡的 6000～10000 倍。起效快，维持时间短，用于各种急性重度疼痛的镇痛，如重度创伤性疼痛和哌替啶、吗啡等无效的顽固性疼痛与晚期癌症疼痛。因其依赖性强，目前临床已很少使用。

喷他佐辛

喷他佐辛口服、注射均可吸收，主要在肝脏代谢，$t_{1/2}$ 约 2～4h。主要激动 k、σ 受体，对 μ 受体具有弱的阻断作用。

本药成瘾性小，与吗啡同用时可对抗吗啡的药理作用，并能催促成瘾者的戒断症状。由于对 μ 受体具有一定的阻断作用，未列入麻醉品管理范围。临床主要用于各种慢性剧痛及术后疼痛。常见不良反应有恶心、呕吐、出汗、眩晕等。剂量过大引起呼吸抑制、血压升高、心率加快及心律失常。

第二节　其他镇痛药

曲马多

曲马多镇痛效力与喷他佐辛相当，镇咳效力为可待因的 1/2。本品适用于中、重度急、慢性疼痛，如手术、创伤、分娩及晚期癌症疼痛等。不良反应有多汗、头晕、恶心、呕吐、口干、疲劳等，可引起癫痫，静脉注射过快可有颜面潮红、一过性心动过速。长期应用也可成瘾。不能与单胺氧化酶抑制药合用。

布桂嗪

布桂嗪又名强痛定（AP-273），临床多用于偏头痛、三叉神经痛、炎症性及外伤性疼痛、关节痛、痛经及晚期癌症疼痛。偶有恶心、头晕、困倦等神经系统反应，停药后症状即消失，有一定的成瘾性。

延胡索乙素及罗通定

延胡索乙素为我国学者从中药延胡索中提取的生物碱，有效部分为左旋体，即罗通定。本类药物镇痛作用与脑内阿片受体无关，无明显的成瘾性，有镇静、安定、镇痛和中枢性肌肉松弛作用，临床用于治疗胃肠及肝胆系统疾病等引起的钝痛、一般性头痛以及脑震荡后头痛，也可用于痛经及分娩止痛。

第三节　阿片受体拮抗药

纳洛酮

纳洛酮对各型阿片受体均有竞争性拮抗作用。口服易吸收，但首过消除明显，故常静脉给药。

【临床应用】

① 用于阿片类药物急性中毒。首选用于已知或疑为阿片类药物过量引起的呼吸抑制和昏迷等，可迅速改善呼吸，使意识清醒；对阿片类药物的其他效应均能对抗。亦能解除喷他佐辛引起的焦虑、幻觉等精神症状。对阿片类药物依赖者，可同时促进戒断症状产生，应注

意区别。

② 芬太尼、哌替啶等作静脉复合麻醉或麻醉辅助用药时，术后呼吸抑制仍明显者，纳洛酮可反转呼吸抑制。用量过大或给药过快，可同时取消或显著减弱阿片类药物的镇痛作用，故应注意掌握用量和给药速度。

③ 对阿片类药物依赖者，肌内注射本品可诱发严重戒断症状，结合用药史和尿检结果，可用于阿片类药物成瘾者的鉴别诊断。但纳洛酮鉴别试验阴性者，不能排除阿片类药物依赖性。

④ 适用于急性酒精中毒、休克、脊髓损伤、脑卒中以及脑外伤的救治。

【不良反应】

纳洛酮无内在活性，不良反应少，大剂量偶见轻度烦躁不安。

纳曲酮

纳曲酮与纳洛酮相似，但对 κ 受体的拮抗作用强于纳洛酮，具有更高的口服生物利用度（30%）和更长的作用时间。临床应用同纳洛酮。

💬 用药指导

一、处方分析

案例：江某，女，29 岁，妊娠 40 周，阵发性腹部剧痛。医生确定胎儿在 2h 内可以娩出，为分娩止痛，医生开出下列处方。

Rp：　盐酸吗啡注射液 10mg×1 支　10mg/次　i.m.　st!

请问：以上处方是否合理？为什么？

分析：此处方不合理。吗啡禁用于分娩止痛。①吗啡能通过胎盘屏障进入胎儿体内，抑制胎儿呼吸中枢，使新生儿自主呼吸受抑制；②吗啡能对抗缩宫素兴奋子宫的作用而延长产程。

二、模拟练习

案例：何某，女，45 岁。患者上腹绞痛，间歇发作已数年。患者因绞痛发作后且伴持续性钝痛，并有恶心、呕吐、腹泻等症状前来就诊，经诊断为胆石症＋慢性胆囊炎。

请问：患者可使用哪些药物治疗？用药注意事项有哪些？

分析：可用盐酸哌替啶与阿托品合用进行治疗，如有感染可加用抗生素控制症状。胆绞痛患者的治疗，单用哌替啶止痛会因其兴奋胆管括约肌、升高胆内压而减弱止痛效果；若单用阿托品止痛，其解痉止痛效果较差。二者合用既解痉又止痛，可产生协同作用。

❓ 巩固提高

一、真题分析

1. 阿片类药物不具有下列哪项作用？（　　）

A. 镇痛、镇静　　　　　　　B. 欣快感　　　　　　　C. 脱发

D. 恶心、呕吐　　　　　　　E. 抑制呼吸

2. 哌替啶的临床应用不包括下列哪一项？（　　）

A. 创伤性疼痛　　　　　　　B. 内脏绞痛　　　　　　C. 麻醉前给药

D. 组成人工冬眠合剂　　　　E. 心律失常

二、选择题

1. 吗啡的药理作用不包括（　　）。

A. 镇静　　　　B. 镇痛　　　　C. 抑制呼吸　　D. 镇吐　　　　E. 缩瞳

2. 吗啡不用于慢性钝痛的主要原因是（　　　）。

A. 治疗量抑制呼吸　　　　　　　　B. 连续多次应用易产生依赖性

C. 对钝痛效果差　　　　　　　　　D. 引起体位性低血压

E. 引起便秘和尿潴留

3. 吗啡的适应证是（　　　）。

A. 心源性哮喘　　　　　　B. 支气管哮喘　　　　　　C. 诊断未明的急腹症

D. 胃肠平滑肌痉挛引起的胃肠绞痛　　　　　　　　　E. 分娩止痛

4. 治疗胆绞痛宜选用（　　　）。

A. 哌替啶＋阿托品　　　　B. 氯丙嗪＋阿托品　　　　C. 哌替啶＋氯丙嗪

D. 罗通定＋阿托品　　　　E. 哌替啶＋异丙嗪

5. 吗啡不宜用于下列哪种疼痛？（　　　）。

A. 外伤性剧痛　　　　　　B. 心肌梗死疼痛　　　　　C. 手术后疼痛

D. 分娩疼痛　　　　　　　E. 癌症晚期疼痛

6. 下列哪种特征不是吗啡中毒的症状？（　　　）。

A. 呼吸高度抑制　　　　　B. 瞳孔散大　　　　　　　C. 发绀

D. 昏迷　　　　　　　　　E. 血压降低

7. 依赖性极小，药政管理上已列为非麻醉药品的是（　　　）。

A. 吗啡　　　B. 哌替啶　　　C. 布桂嗪　　　D. 芬太尼　　　E. 喷他佐辛

8. 吗啡的镇痛机制是通过（　　　）。

A. 激动脊髓胶质区、丘脑内侧、脑室导水管灰质的阿片受体　　B. 阻断外周 M 受体

C. 激动中脑-边缘系统的阿片受体　　　　　　D. 激动孤束核的阿片受体

E. 抑制外周环氧化酶

9. 心源性哮喘应选用（　　　）。

A. 麻黄碱　　　　　　　　B. 哌替啶　　　　　　　　C. 异丙肾上腺素

D. 肾上腺素　　　　　　　E. 泼尼松

10. 哌替啶的作用特点是（　　　）。

A. 依赖性比吗啡小　　　　　　　　B. 镇痛作用强于吗啡

C. 作用持续时间较吗啡长　　　　　D. 大剂量不引起支气管平滑肌收缩

E. 与吗啡等效镇痛剂量对呼吸抑制作用弱

三、简答题

1. 简述吗啡治疗心源性哮喘的作用机制。

2. 镇痛药的分类及代表药物。

第十五章　解热镇痛抗炎药与抗痛风药

🎯 学习目标

1. 掌握解热镇痛抗炎药定义、分类及作用机制。
2. 能说出阿司匹林、对乙酰氨基酚、布洛芬等药物的临床用途。

解热镇痛抗炎药亦称非甾体抗炎药（non-steroidal anti-inflammatory drugs，NSAIDs），是一类具有解热、镇痛作用，绝大多数还有抗炎和抗风湿作用的药物。

第一节　解热镇痛抗炎药

一、解热镇痛抗炎药作用机制

前列腺素（PG）是不饱和脂肪酸，广泛存在于人和哺乳动物的各种重要组织和体液中，参与多种体内功能的调节。其作用有：①可提高体温调定点，使体温升高；②具有致痛作用并提高痛觉神经末梢对其他致痛物质的敏感性；③参与炎症反应，使血管扩张，通透性增加，引起局部充血、水肿和疼痛。

解热镇痛抗炎类药物可抑制体内前列腺素合成酶（环氧酶，COX），使前列腺素（PG）合成减少，发挥解热、镇痛、抗炎和抗风湿等作用。

> **知识拓展**
>
> **环氧酶**
>
> 环氧酶（COX）是前列腺素（PG）合成所必需的酶，也是 PG 合成初始步骤中的关键性限速酶，有 COX-1 和 COX-2 两种同工酶。前者主要存在于血管、胃、肾等组织，产生的 PG 参与机体正常生理过程和保护功能，如维持胃肠黏膜完整性、调节血小板功能和肾血流；后者为诱导型，是经刺激迅速产生的诱导酶，可催化 PG 合成并参与炎症反应。

（1）解热作用　发热是由于病原体及其毒素或组织损伤、炎症、抗原抗体反应、恶性肿瘤等刺激机体，产生并释放内热原，从而刺激下丘脑体温调节中枢，使该处的 PG 尤其是 PGE_2 合成与释放增多，使下丘脑的温热感受神经元的阈值升高，体温调定点提高，使产热增加，散热减少，体温升高。

解热镇痛药可抑制 PG 合成酶（环氧酶），减少 PG 合成，使异常升高的体温调节点恢复至正常水平，对正常体温几无影响。

（2）镇痛作用　解热镇痛抗炎药的镇痛作用部位主要在外周，有中等程度的镇痛作用，对慢性钝痛，如牙痛、头痛、神经痛、肌肉痛、关节痛及月经痛等均有较好的镇痛效果，而对创伤性剧痛和内脏平滑肌绞痛无效或效差。

（3）抗炎和抗风湿作用　绝大多数解热镇痛抗炎药（除苯胺类外）能缓解炎症反应，使炎症的红、肿、热、痛减轻，控制风湿及类风湿的症状，仅能对症治疗。

二、常用解热镇痛抗炎药

阿司匹林

阿司匹林口服后，小部分在胃，大部分在小肠内吸收，1～2h血药浓度达峰值。吸收后，很快水解成水杨酸并以盐的形式迅速分布至全身。水杨酸盐与血浆蛋白结合率约80%～90%。主要经肝脏代谢，代谢物自肾脏排泄，少部分以水杨酸盐形式排出，碱化尿液可加速排泄。

【临床应用】

(1) 解热镇痛 阿司匹林有较强的解热镇痛作用，常用于感冒发热及头痛、牙痛、神经痛、月经痛和术后创口痛等慢性钝痛。

(2) 抗炎抗风湿 较大剂量（成人每日3～5g）治疗急性风湿热，疗效迅速而确实；对风湿性关节炎可使关节炎症消退，疼痛减轻，可作为首选药，也可用于骨性关节炎、强直性脊柱炎、幼年性关节炎等。

(3) 抑制血小板聚集 小剂量阿司匹林即可抑制 PG 合成酶，而减少血小板中的血栓素 A_2（TXA_2）的生成，有抗血小板聚集及抗血栓形成的作用。临床常采用小剂量阿司匹林（75～150mg/d）防治冠状动脉血栓形成和脑血栓。

(4) 其他 阿司匹林可预防阿尔茨海默病，还可治疗川崎病、放射诱发的腹泻、驱除胆道蛔虫等。

【不良反应和注意事项】

(1) 胃肠道反应 口服对胃黏膜有直接刺激作用，引起上腹部不适，恶心、呕吐。较大剂量或长期应用可诱发胃溃疡、胃出血，溃疡患者应慎用或禁用。

(2) 凝血障碍 小剂量抑制血小板聚集，长期应用可抑制凝血酶原的形成，从而导致出血时间和凝血时间延长，引起出血，可用维生素 K 治疗。严重肝损害、低凝血酶原血症、维生素 K 缺乏和血友病患者禁用。术前一周禁用。

(3) 水杨酸反应 剂量过大时（5g/d）可出现头痛、眩晕、恶心、呕吐、耳鸣、视力和听力减退，严重者出现高热、精神错乱甚至昏迷、惊厥，称为水杨酸反应，一旦出现应立即停药，加服或静脉滴注碳酸氢钠，碱化尿液以加速药物排出。

(4) 过敏反应 偶见皮疹、荨麻疹、血管神经性水肿和过敏性休克。哮喘患者服用阿司匹林或其他解热镇痛类药物后可诱发支气管哮喘，称"阿司匹林哮喘"。

(5) 瑞氏综合征 病毒感染伴有发热的儿童和青年，服用阿司匹林后偶致瑞氏综合征，表现为肝损害和脑病，可致死。故水痘或流行性感冒等病毒感染者应慎用。

对乙酰氨基酚

对乙酰氨基酚又名扑热息痛。口服易吸收，达峰时间为0.5～1h，主要在肝脏代谢。抑制外周 PG 合成的作用弱，故解热镇痛作用强，抗炎抗风湿作用弱。临床用于感冒发热、神经痛、肌肉痛及阿司匹林不能耐受或过敏的患者。

本药长期或大剂量应用可致肝、肾损害。肝、肾疾病患者慎用。

布洛芬

布洛芬又名异丁苯丙酸。口服吸收快且完全，1～2h血药浓度可达峰值，$t_{1/2}$ 约2h，血浆蛋白结合率为99%。本药可在关节腔内保留较高浓度，有较强的抗炎抗风湿和解热镇痛作用，治疗风湿和类风湿性关节炎、骨关节炎、痛风性关节炎等；对轻、中度的疼痛如三叉神经痛、头痛、牙痛、手术后和创伤性疼痛也有较好的疗效；对成人和儿童的发热有解热作用。胃肠道不良反应轻，患者较易耐受，但长期服用仍应注意胃肠溃疡和出血。

同类药物还有非诺洛芬、芬布芬、酮洛芬、氟比诺芬、洛索洛芬等。

萘普生

萘普生适用于缓解各种轻、中度的疼痛，也适用于治疗风湿和类风湿性关节炎、骨关节炎、痛风性关节炎等疾病。

甲芬那酸和氯芬那酸

本类药物可抑制 PG 合成酶，具有解热、镇痛和抗炎抗风湿作用。主要用于风湿性和类风湿性关节炎。不良反应多而严重，主要有头痛、眩晕及嗜睡；恶心、腹泻、并可加剧胃溃疡及出血；可致皮疹和溶血性贫血。用药不可超过一周。氯芬那酸不良反应较少，常见头晕、头痛。

吲哚美辛

吲哚美辛又名消炎痛，是最强的 PG 合成酶抑制剂之一。有显著的抗炎抗风湿和解热作用，其抗急性风湿性及类风湿性关节炎作用与保泰松相似。由于本药不良反应多，故主要用于不能用阿司匹林的强直性关节炎、骨关节炎及风湿性关节炎，对急性痛风性关节炎也有效，还可用于癌性发热及其他不易控制的发热。

本药不良反应较多见，主要有①胃肠道反应：恶心、呕吐、腹痛、腹泻、诱发或加重溃疡，严重者发生出血及穿孔。②中枢神经系统症状：25% ～ 50%患者可发生头痛、眩晕；偶见精神失常等。③造血系统反应：可引起粒细胞减少、血小板减少、再生障碍性贫血等。④过敏反应：常见皮疹，严重者哮喘。

吡罗昔康和美洛昔康

为苯并噻嗪类非甾体抗炎药，适用于治疗风湿性及类风湿性关节炎、强直性脊柱炎及急性痛风等。主要特点为用药剂量小、作用持续时间长（$t_{1/2}$ 为 36～45h），每日给药 1 次即可。不良反应较少，但每日剂量超过 20mg 时，胃溃疡和出血发生率明显上升，也可见头晕、耳鸣、头痛、皮疹等反应。

美洛昔康对 COX-2 具有一定的选择性作用，因而其抗炎作用强而胃肠道不良反应发生率较低，但剂量过大或长期服用也可致消化道溃疡和出血。

尼美舒利

尼美舒利为高选择性 COX-2 抑制药，除具有很强的解热、镇痛和抗炎作用外，还具有抗过敏作用和抗血小板聚集等作用。临床用于类风湿性关节炎、骨关节炎、术后或创伤后疼痛、上呼吸道感染引起的发热等。不良反应发生率低，但可致肝炎和肝损害，对阿司匹林等其他解热镇痛药过敏者禁用。

塞来昔布

临床用于急、慢性骨性关节炎和类风湿关节炎。临床使用昔布类药物时，应遵循最小有效量和短疗程的原则，一般不推荐作为 NSAIDs 的首选药。常见不良反应为上腹疼痛、腹泻与消化不良。

三、解热镇痛抗炎药的应用

应用解热镇痛药属于对症治疗，并不能解除疾病的致病原因，由于用药后改变体温，可掩盖病情，影响疾病的诊断，对此应予以重视。本类药物还具有中等程度的镇痛作用，对慢性钝痛如牙痛、头痛、神经痛、肌肉痛、关节痛及月经痛等有较好的镇痛效果，它只对疼痛的症状有治疗作用，不能解除疼痛的致病原因，也不能防止疾病的发展和预防合并症的发生，故不宜长期服用。

解热镇痛药常与组胺拮抗剂、中枢镇静药、镇咳药、抗病毒药等组成复方制剂，用于感冒的对症治疗。市场上常见的感冒用药的复方制剂，见表 15-1。

表 15-1　常见的感冒用药的复方制剂

药品名称(商品名)	所含成分
感冒清	对乙酰氨基酚、马来酸氯苯那敏、人工牛黄、盐酸吗啉胍
速效伤风胶囊	对乙酰氨基酚、马来酸氯苯那敏、人工牛黄、咖啡因
康必得	对乙酰氨基酚、盐酸二氧丙嗪、板蓝根浸膏、葡萄糖酸锌
小儿速效感冒颗粒	对乙酰氨基酚、马来酸氯苯那敏、咖啡因、人工牛黄
护彤	对乙酰氨基酚、人工牛黄、马来酸氯苯那敏
白加黑日用片	对乙酰氨基酚、盐酸伪麻黄碱、氢溴酸右美沙芬
白加黑夜用片	对乙酰氨基酚、盐酸伪麻黄碱、氢溴酸右美沙芬、盐酸苯海拉明
日夜百服宁日用片	对乙酰氨基酚、盐酸伪麻黄碱、氢溴酸右美沙芬
日夜百服宁夜用片	对乙酰氨基酚、盐酸伪麻黄碱、氢溴酸右美沙芬、马来酸氯苯那敏
雷蒙欣	对乙酰氨基酚、盐酸伪麻黄碱、氢溴酸右美沙芬、马来酸氯苯那敏
泰诺	对乙酰氨基酚、盐酸伪麻黄碱、氢溴酸右美沙芬、马来酸氯苯那敏
感冒通	双氯芬酸钠、马来酸氯苯那敏、人工牛黄
泰克	对乙酰氨基酚、金刚烷胺、人工牛黄、咖啡因、马来酸氯苯那敏
新康泰克	盐酸伪麻黄碱、马来酸氯苯那敏
海王银得菲	对乙酰氨基酚、盐酸伪麻黄碱、马来酸氯苯那敏
散利通	对乙酰氨基酚、异丙氨替比林、咖啡因

第二节　抗痛风药

痛风是因血尿酸增高及尿酸盐结晶在关节和组织沉积而引起的一组综合征，它包括关节炎、痛风石、泌尿道尿酸性结石及痛风性肾病等。抗痛风药分为控制急性关节炎症状和抗尿酸血症两大类药物。其中控制痛风性关节炎症状的药物有非甾体抗炎药、糖皮质激素和秋水仙碱；抗尿酸血症的药物包括别嘌醇、苯溴马隆和丙磺舒等。

别嘌醇

别嘌醇能抑制黄嘌呤氧化酶，阻止次黄嘌呤和黄嘌呤代谢为尿酸，从而减少了尿酸的生成，使血和尿中的尿酸含量降低到溶解度以下水平，防止尿酸形成结晶沉积在关节及其他组织内，也有助于痛风患者组织内的尿酸结晶重新溶解。

主要用于原发性和继发性高尿酸血症，尤其是尿酸生成过多而引起的高尿酸血症；反复发作或慢性痛风，尤其是痛风性肾病患者；痛风石；或用于预防尿酸和草酸钙结石的形成和（或）尿酸性肾病；伴有肾功能不全的高尿酸血症。

本药可产生皮疹、胃肠道反应等不良反应。出现白细胞减少、血小板减少、贫血或骨髓抑制，应考虑停药。

丙磺舒

丙磺舒又名羧苯磺胺。口服吸收完全，血浆蛋白结合率85％～95％。大部分通过肾近曲小管主动分泌而排泄，因脂溶性大，易被再吸收，故排泄较慢。本药竞争性抑制肾小管对有机酸的转运，抑制肾小管对尿酸的再吸收，增加尿酸排泄，可用于治疗慢性痛风。因无镇痛及消炎作用，故不适用于急性痛风。不良反应偶见胃肠道反应、过敏性皮疹，肾功能不全者慎用。

苯溴马隆

苯溴马隆为促尿酸排泄药，主要通过抑制肾小管对尿酸的重吸收，降低血中尿酸浓度。用于原发性高尿酸血症、痛风性关节炎间歇期及痛风结节肿等。适用于肾脏、肝脏疾病或功能不足的患者长期应用。有时会出现恶心、呕吐、胃内饱胀感和腹泻等胃肠道反应。

秋水仙碱

秋水仙碱通过：①抑制中性白细胞的趋化、黏附和吞噬作用；②抑制磷脂酶A2，减少单核细胞和中性白细胞释放前列腺素和白三烯；③抑制局部细胞产生白介素-6等，从而控制关节局部的疼痛、肿胀及炎症反应。主要用于治疗痛风性关节炎的急性发作，预防复发性痛风性关节炎的急性发作。

💬 用药指导

一、处方分析

案例：李某某，男，50岁，因患高血压、心肌缺血等正在服用美托洛尔片，因患腰腿痛前来就诊，医生开具了下列处方。

Rp：肠溶阿司匹林片 100mg×30 片　　1片/次　q.d.

布洛芬缓释胶囊 300mg×20 片　　　1片/次　b.i.d.

请问：以上处方是否合理？为什么？

分析：此处方用药不合理。布洛芬为非甾体抗炎药，可减弱β-受体阻滞剂的降压作用，与阿司匹林同用可抑制后者的抗血小板作用。本患者可根据情况选用尼美舒利治疗腰腿痛。

二、模拟练习

案例：张某，女，15岁，因感冒引起发热、头痛、咳嗽、口干伴咽喉疼痛，自行购买维C银翘片使用。

请问：患者可否使用此药进行治疗？用药注意事项有哪些？

分析：可以。维C银翘片主要成分包括维生素C、对乙酰氨基酚、马来酸氯苯那敏等，其中对乙酰氨基酚主要在肝脏中代谢，如过量服用可引起肝脏损害，长期大量用药会导致肝功能异常，严重者可致昏迷甚至死亡，不可与其他抗感冒药同时使用。

❓ 巩固提高

一、真题分析

1. 关于解热镇痛药的解热作用叙述正确的是（　　　）。

A. 能使正常人体温降至正常以下　　　　B. 能使发热患者体温降到正常以下

C. 能使发热患者体温降至正常水平　　　D. 必须配合物理降温措施

E. 配合物理降温，能将体温降至正常以下

2. 王某，女，7岁，因咽痛、发热就诊，检查发现扁桃体肿大，体温39℃，医生给予青霉素注射治疗，同时还应配合下列何药？（　　）。

A. 对乙酰氨基酚 　　　　B. 羟基保泰松 　　　　C. 吲哚美辛

D. 舒林酸 　　　　E. 酮替芬

二、选择题

1. 下述阿司匹林作用中哪项是错的？（　　）。

A. 抑制血小板聚集 　　　　B. 解热镇痛作用 　　　　C. 抗胃溃疡作用

D. 抗风湿作用 　　　　E. 抑制前列腺素合成

2. 乙酰水杨酸不适用于（　　）。

A. 缓解胃肠绞痛 　　　　B. 缓解关节疼痛 　　　　C. 预防术后血栓形成

D. 治疗胆道蛔虫症 　　　　E. 预防心肌梗死

3. 阿司匹林不具有的不良反应是（　　）。

A. 胃肠道出血 　　　　B. 过敏反应 　　　　C. 水杨酸反应

D. 水钠潴留 　　　　E. 凝血障碍

4. 下列哪一药物几乎无抗风湿作用？（　　）。

A. 乙酰水杨酸 　　　　B. 对乙酰氨基酚 　　　　C. 安乃近

D. 氯灭酸 　　　　E. 吲哚美辛

5. 解热镇痛药的镇痛作用部位在（　　）。

A. 脑干 　　　　B. 脊髓 　　　　C. 外周

D. 丘脑 　　　　E. 第三脑室导水管周围

6. 阿司匹林不具有下列哪种作用？（　　）。

A. 解热镇痛 　　　　B. 抗炎抗风湿 　　　　C. 抑制血小板聚集

D. 抑制凝血酶原的形成 　　　　E. 直接抑制体温调节中枢

7. 阿司匹林用于（　　）。

A. 术后剧痛 　　B. 胆绞痛 　　C. 胃肠绞痛 　　D. 关节痛 　　E. 恶性肿瘤晚期剧痛

8. 李某，女，38岁，患风湿性关节炎，应选用下列何药治疗？（　　）。

A. 对乙酰氨基酚 　　　　B. 布洛芬 　　　　C. 阿司匹林

D. 羟基保泰松 　　　　E. 丙磺舒

三、简答题

1. 丙磺舒是否可以和青霉素合用？

2. 试述解热镇痛抗炎药的应用。

第十六章　中枢兴奋药与脑功能改善药

学习目标

1. 掌握典型药物咖啡因、尼可刹米等的临床用途及注意事项。
2. 能说出中枢兴奋药的分类。

中枢兴奋药与脑功能改善药均作用于中枢神经系统。中枢兴奋药是一类选择性兴奋中枢神经系统，提高中枢功能活动的药物。脑功能改善药通过促进脑细胞代谢、改善脑血流量等作用，促进脑的高级整合活动，增强学习和记忆能力。

第一节　中枢兴奋药

中枢兴奋药对中枢神经系统不同部位有一定的选择性，随剂量的增加，其作用强度和范围也随之增大，可引起中枢神经系统广泛兴奋，甚至导致惊厥，根据其作用部位和功能不同分为大脑皮质兴奋药和呼吸中枢兴奋药两类。

一、大脑皮质兴奋药

咖啡因

咖啡因是从茶叶和咖啡豆中提取的生物碱，现已可人工合成。

【药理作用和临床应用】

(1) 兴奋中枢神经　咖啡因对中枢神经系统的作用强度和范围与剂量有关：小剂量（50～200mg）可选择性兴奋大脑皮质，使人精神振奋，疲劳减轻，睡意消失，工作效率提高；较大剂量（250～500mg）可直接兴奋延髓呼吸中枢和血管运动中枢，使呼吸加深加快，血压升高，在呼吸中枢受抑制时作用更显著，临床用于解救严重传染病及中枢抑制药过量所致的呼吸抑制和循环衰竭；中毒量时兴奋脊髓，可引起惊厥。

(2) 收缩脑血管　对脑血管有收缩作用，可减少脑血管搏动的幅度，缓解头痛症状，阿司匹林或对乙酰氨基酚配伍，治疗头痛，与麦角胺配伍，治疗偏头痛。

(3) 其他　具有舒张胆道和支气管平滑肌、利尿及促进胃液分泌等作用。

【不良反应和注意事项】

治疗量不良反应较少。较大剂量可引起激动、不安、失眠、头痛、心悸；过量（＞800mg）中毒引起中枢神经系统广泛兴奋，可致惊厥。婴幼儿高热时应避免使用含本药的复方制剂退热。消化性溃疡患者禁用。

哌甲酯

哌甲酯又名利他林，为苯丙胺类药物。治疗量可兴奋大脑皮质和皮质下中枢，作用温和，能改善精神活动，振奋精神，解除轻度中枢神经抑制，消除疲劳。较大剂量能兴奋呼吸中枢，过量可致惊厥。临床用于巴比妥类及其他中枢抑制药过量中毒，也用于轻度抑郁症、小儿遗尿症及儿童多动综合征的治疗。

治疗量不良反应少，大剂量可引起血压升高、眩晕、头痛甚至惊厥。久用可致耐受性和依赖性，小儿长期应用影响其生长发育。癫痫、高血压患者及 6 岁以下小儿禁用。

> **知识拓展**
>
> **儿童多动综合征**
>
> 儿童多动综合征是一种较常见的儿童行为障碍综合征，患儿智力正常或基本正常，但活动过多，注意力不集中，情绪不稳，冲动任性。儿童多动综合征是一种疾病，可能是由于脑干网状结构上行激活系统内去甲肾上腺素、多巴胺等神经递质缺乏所致，通过治疗可以改善，治疗方法有行为干预、药物治疗。

二、呼吸中枢兴奋药

尼可刹米

【药理作用和临床应用】

治疗量可直接兴奋延髓呼吸中枢，也可刺激颈动脉体和主动脉体化学感受器，反射性地兴奋呼吸中枢，并能提高呼吸中枢对二氧化碳的敏感性，使呼吸加深加快。作用温和，维持时间短，一次用药仅维持 $5\sim10min$。临床用于各种原因所致的中枢性呼吸抑制，其中对吗啡中毒引起的呼吸抑制效果较好，对吸入麻醉药中毒次之，对巴比妥类中毒引起的呼吸抑制效果较差。

【不良反应和注意事项】

治疗量不良反应少，安全范围较大。大剂量可引起血压升高、心动过速、出汗、呕吐、肌肉震颤等。中毒时可出现惊厥。

二甲弗林

二甲弗林又名回苏灵，可直接兴奋呼吸中枢，对呼吸中枢作用比尼可刹米强，起效快、维持时间短。能显著改善呼吸，使呼吸加深加快。临床用于治疗各种原因引起的中枢性呼吸抑制，对肺性脑病有较好的促苏醒作用。

安全范围小，过量易致惊厥，小儿尤易发生。静脉给药需用葡萄糖稀释后缓慢注射。孕妇禁用。

洛贝林

洛贝林又名山梗菜碱。通过刺激颈动脉体和主动脉体的化学感受器，反射性地兴奋呼吸中枢。作用快、弱、短，仅维持数分钟，但安全范围大，不易引起惊厥。临床常用于新生儿窒息、小儿感染性疾病所致的呼吸衰竭、一氧化碳中毒引起的窒息及其他中枢抑制药引起呼吸衰竭的急救。

大剂量可兴奋迷走神经中枢导致心动过缓、传导阻滞。中毒量可兴奋交感神经节及肾上腺髓质而致心动过速，也可引起惊厥。

多沙普仑

多沙普仑为人工合成的新型呼吸中枢兴奋药，其作用机制和维持时间与尼可刹米相似。具有安全范围大、作用强、起效快、疗效确实等特点，为目前较为理想的呼吸兴奋药。临床用于治疗麻醉药或中枢抑制药引起的呼吸抑制、急性肺通气不全。过量可引起惊厥、心律失常等。

第二节　脑功能改善药

脑功能改善药也称促智药。本类药物可促进脑功能的恢复，提高学习、记忆力，也称为"记忆增强剂"。

胞磷胆碱

胞磷胆碱又名胞二磷胆碱。能增加脑损伤部位对氧的摄入和利用，促进卵磷脂的合成而改善细胞代谢，增加脑组织血流量，可促进脑组织功能的恢复和促进苏醒。临床主要用于急性脑外伤和脑手术后的意识障碍、脑梗死急性期的意识障碍等。

甲氯芬酯

甲氯芬酯又名氯酯醒，主要兴奋大脑皮质，能促进脑细胞的氧化还原代谢，增加脑细胞对糖类的利用，对中枢抑制状态的患者作用更为明显。临床用于颅脑外伤性昏迷、新生儿缺氧症、酒精中毒和脑动脉硬化引起的意识障碍、阿尔茨海默病、小儿遗尿症等疾病的治疗。

吡拉西坦

吡拉西坦又名脑复康，为 γ-氨基丁酸的衍生物，能直接作用于大脑皮质，具有激活、保护、修复脑细胞的作用。促进大脑对氨基酸和磷脂的吸收，促进蛋白质的合成及对葡萄糖的利用，促进 ATP 的合成。因此能提高记忆力，保护缺氧脑组织。临床用于脑动脉硬化、阿尔茨海默病、脑外伤后遗症、药物及一氧化碳中毒所致的思维障碍及儿童智力低下等。个别出现口干、食欲减退、呕吐等不良反应。

多奈哌齐

本药通过抑制中枢胆碱酯酶活性，使突触间隙乙酰胆碱的分解减慢，从而提高中枢乙酰胆碱的含量。可改善阿尔茨海默病患者的认知功能。常见不良反应为腹泻和肌肉痉挛，乏力、恶心、呕吐、失眠和头晕等。

石杉碱甲

本药是从石杉属植物千层塔中分离的生物碱，是种可逆性的胆碱酯酶抑制剂。具有促进记忆再现和增强记忆的作用。对痴呆患者和脑器质性病变患者的记忆障碍有改善作用。适用于中、老年良性记忆障碍和各型痴呆、记忆认知功能及情绪行为障碍。不良反应偶见恶心、头晕、出汗、腹痛、视力模糊等。

银杏叶提取物

本药具有扩张冠状动脉和脑血管的作用，能改善微循环，促进心、脑组织代谢，对神经细胞有保护作用。可拮抗血小板活化因子，降低血小板聚集，改善血液流变学。还能清除自由基和抑制细胞膜脂质过氧化。本药主要用于脑部、外周血管及冠状动脉血管障碍的患者，包括脑卒中、痴呆症、急慢性脑功能不全及其后遗症。不良反应轻微，极少数患者可出现胃肠不适、头晕、头痛、血压降低等。

💬 用药指导

一、处方分析

案例：王某，女，39岁，近期头一侧反复疼痛伴有恶心等，诊断为偏头痛。

Rp：麦角胺咖啡因片　12片头痛发作时口服，1～2片/次

请问：以上处方是否合理？是否可以与其他药合用？

分析：合理。麦角胺通过对平滑肌的直接收缩作用，使扩张的颅外动脉收缩，使脑动脉血管的过度扩张与搏动恢复正常，从而使头痛减轻；咖啡因对脑血管有收缩作用，可减少脑血管搏动。两药合用疗效比单用疗效好，副作用轻。

二、模拟练习

案例：陈某某，男性，8个月，入院见面色潮红，口唇樱桃红色，脉快，昏迷。问诊家人答用煤炉采暖，诊断为CO中毒。

请问：使用哪些药物治疗？用药注意事项有哪些？

分析：可选用洛贝林进行治疗。洛贝林通过刺激颈动脉体化学感受器而反射性兴奋呼吸中枢，作用持续时间短，安全范围大，临床主要用于新生儿窒息，小儿感染引起的呼吸衰竭，CO中毒等。注意使用剂量，剂量较大时能引起心动过速、传导阻滞、呼吸抑制甚至惊厥。

❓ 巩固提高

一、真题分析

1. 下列药物常与麦角胺配伍治疗偏头痛的是（　　　）。

A. 二甲弗林　　B. 洛贝林　　　C. 咖啡因　　　D. 贝美格　　　E. 尼可刹米

2. 为GABA同类物，具有激活、保护和修复脑细胞作用的药物是（　　　）。

A. 尼可刹米　　B. 吡拉西坦　　C. 哌甲酯　　　D. 甲氯芬酯　　E. 咖啡因

二、选择题

1. 中枢兴奋药共同的主要不良反应是（　　　）。

A. 心动过速　　B. 血压升高　　C. 过量惊厥　　D. 提高骨骼肌张力头痛眩晕

2. 吗啡急性中毒引起的呼吸抑制，首选的中枢兴奋药是（　　　）。

A. 尼可刹米　　B. 咖啡因　　　C. 哌甲酯　　　D. 洛贝林　　　E. 二甲弗林

3. 主要刺激颈动脉体和主动脉体化学感受器，反射性兴奋呼吸的药物是（　　　）。

A. 二甲弗林　　B. 咖啡因　　　C. 尼可刹米　　D. 洛贝林　　　E. 吡拉西坦

4. 咖啡因兴奋中枢的主要部位是（　　　）。

A. 延脑　　　　B. 脊髓　　　　C. 大脑皮层　　D. 丘脑　　　　E. 小脑

5. 下列药物有利尿作用的是（　　　）。

A. 洛贝林　　　B. 咖啡因　　　C. 尼可刹米　　D. 匹莫林　　　E. 吡拉西坦

6. 能促进脑细胞的氧化还原代谢，增加对糖类的利用，提高神经细胞兴奋性的药物是（　　　）。

A. 二甲弗林　　B. 吡拉西坦　　C. 哌甲酯　　　D. 甲氯芬酯　　E. 咖啡因

7. 具有促进脑功能恢复作用的药物是（　　　）。

A. 尼克刹米　　B. 甲氯酚酯　　C. 二甲弗林　　D. 哌甲酯　　　E. 咖啡因

三、简答题

1. 咖啡因的作用机制是什么？其药理作用有哪几方面？

2. 尼可刹米的药理作用机制是什么？

3. 促大脑功能恢复药有哪些？

第十七章　利尿药和脱水药

⊚ **学习目标**

1. 掌握呋塞米、氢氯噻嗪、螺内酯、甘露醇的药理作用、临床应用、不良反应和注意事项。

2. 能说出甘露醇和50%的葡萄糖溶液的药理作用、临床应用、不良反应。

3. 比较其他利尿药和脱水药的作用特点及临床应用。

第一节　利尿药

利尿药是一类作用于肾，能增加 Na^+、Cl^- 等电解质及水的排泄，从而使尿量增多的药物。临床主要用于治疗各种原因引起的水肿以及某些非水肿性疾病的治疗，如心衰、肾衰、高血压、肾结石等。利尿药按其利尿效能分为以下三类：①高效能利尿药，又称袢利尿药，主要作用于肾小管髓袢升支粗段，抑制 Na^+-K^+-$2Cl^-$ 的吸收，利尿作用强大。②中效能利尿药，又称噻嗪类利尿剂，主要作用于远曲小管近端，抑制 Na^+、Cl^- 的吸收。③低效能利尿药，又称保钾利尿剂，主要作用于远曲小管末端和集合管，通过阻断醛固酮受体或直接抑制肾小管上皮细胞钠通道产生利尿作用。肾小管转运系统及利尿药作用部位见图 17-1。

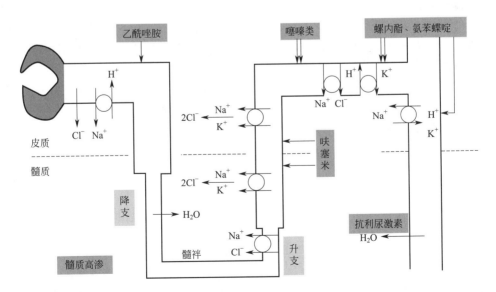

图 17-1　肾小管转运系统及利尿药作用部位示意图

一、高效能利尿药

呋塞米

呋塞米口服易吸收，口服后30min内起效，静脉注射5min后起效。约10％在肝代谢，大部分以原形经肾近曲小管分泌或肾小球滤过，随尿排出。$t_{1/2}$受肾功能影响，通常为1h左右，肾功能不全时，$t_{1/2}$可延长至10h。丙磺舒与呋塞米竞争近曲小管有机酸分泌途径，二者合用影响呋塞米的排泄和作用。

【药理作用】

（1）利尿作用 呋塞米作用于髓袢升支粗段的皮质部和髓质部，特异性地抑制髓袢升支管腔膜上的Na^+-K^+-$2Cl^-$共转运子的功能，抑制NaCl的重吸收，降低了肾的稀释与浓缩功能，排出大量近于等渗的尿液。同时，由于K^+重吸收减少，降低了K^+再循环导致的管腔正电位，减小了Ca^{2+}、Mg^{2+}重吸收的驱动力，使Ca^{2+}、Mg^{2+}的排泄增多。使用本类药后，尿中Na^+、Cl^-、Ca^{2+}、K^+、Mg^{2+}排出增加。大剂量的呋塞米也可抑制近曲小管的碳酸酐酶活性，使HCO_3^-排出增加。

（2）扩血管作用 静脉注射呋塞米能迅速增加全身静脉容量，降低左室充盈压，减轻肺淤血；扩张肾血管，降低肾血管阻力，增加肾血流量。作用机制可能与其促进前列腺素E的合成、降低血管对血管收缩因子的反应性有关。

【临床应用】

（1）治疗严重水肿 呋塞米可治疗心源性、肝源性、肾源性等严重水肿，因其利尿作用强大，易致水和电解质紊乱，故多用于其他利尿药无效的严重水肿。

（2）治疗急性肺水肿和脑水肿 静脉注射呋塞米能迅速扩张血管，减少回心血量，是急性肺水肿迅速有效的治疗方法之一。由于利尿作用，使血液浓缩，血浆渗透压升高，有利于减轻脑水肿，对伴有心衰的脑水肿患者尤为适用。

（3）防治急、慢性肾衰竭 静脉注射呋塞米可增加肾血流量和肾小球滤过率，增加尿量和K^+的排出，使肾小管得到冲洗，减少肾小管萎缩和坏死，但不延缓肾衰竭的进程。

（4）治疗高钙血症 本药可以抑制Ca^{2+}的吸收，降低血钙。

（5）促进某些毒物的排泄 呋塞米配合静脉输液，可加速毒物随尿排泄。临床常用于经肾排泄的药物中毒的抢救，如长效巴比妥类药物、水杨酸类药物等。

【不良反应和注意事项】

（1）水、电解质紊乱 常为过度利尿所引起，表现为低血容量、低血钾、低血钠、低氯性碱血症，长期应用还可引起低血镁。与强心苷类药物合用时，低血钾可增强心苷对心脏的毒性。低血钾也可诱发肝硬化患者发生肝昏迷。使用呋塞米应注意及时补充钾盐或与保钾利尿药合用。

（2）耳毒性 大剂量静脉给药可引起眩晕、耳鸣、听力减退或暂时性耳聋等，呈剂量依赖性。肾功能不全患者或联合使用其他有耳毒性的药物，如合用氨基糖苷类抗生素时更易发生。

（3）胃肠道反应 表现为恶心、呕吐、上腹部不适，大剂量可引起胃肠出血。

（4）其他 抑制尿酸排泄，痛风患者禁用。少数患者用后发生白细胞和血小板减少，亦可发生过敏性间质性肾炎、溶血性贫血等。久用可致高血糖、高血脂。对磺胺类药和噻嗪类利尿药过敏者，对本药可发生交叉过敏反应。

本类药物还有布美他尼、依他尼酸等，药理作用、临床应用及不良反应均与呋塞米相似。

二、中效能利尿药

氢氯噻嗪

氢氯噻嗪脂溶性较高，口服吸收迅速，进入体内后分布于各组织，以肾中分布最多。口服后 $1\sim2h$ 起效，作用持续 $12\sim18h$，$t_{1/2}$ 为 $12\sim27h$，服用量的 95% 以原形经近曲小管分泌，可透过胎盘屏障。

【药理作用】

(1) 利尿作用 作用温和持久。可抑制远曲小管近端 Na^+-Cl^- 共转运子，抑制 NaCl 的重吸收，增强 NaCl 和水的排出。尿中除排出 Na^+、Cl^- 外，K^+ 的排泄也增多。对碳酸酐酶有一定抑制作用，能略增加 HCO_3^- 的排泄。

(2) 抗利尿作用 本药能明显减少尿崩症患者的尿量及口渴症状，作用机制可能是通过抑制磷酸二酯酶，增加远曲小管和集合管细胞内环磷酸腺苷 cAMP 的含量，而 cAMP 能提高远曲小管和集合管对水的通透性，增加了水的重吸收。同时由于 Na^+ 的大量排出，降低了血浆渗透压，使口渴感减轻，饮水量减少，尿量减少。

(3) 降压作用 具有温和而持久的降压作用，用药早期通过利尿、减少血容量降压，长期用药主要是通过扩张外周血管降压。

【临床应用】

(1) 治疗水肿 用于各种原因引起的水肿。对轻、中度心源性水肿疗效较好，是慢性心功能不全的主要治疗药物之一。对肾性水肿的疗效与肾损害程度有关，受损较轻者效果好。治疗肝性水肿时，应防止低血钾诱发肝性昏迷。

(2) 治疗高血压病 是临床常用的基础降压药，与其他降压药合用，可增强其他降压药的疗效并减少用药剂量。

(3) 其他 用于肾性尿崩症及加压素无效的垂体性尿崩症，也可用于高尿钙伴有肾结石者，以抑制高尿钙引起的肾结石的形成。

【不良反应和注意事项】

(1) 电解质紊乱 可引起低血钾、低血钠、低血镁、低氯性碱血症等。应注意补钾或与保钾利尿药合用。

(2) 高尿酸血症 可诱发或加剧痛风症状，痛风患者禁用。

(3) 代谢变化 可引起高血糖、高脂血症，可能与抑制胰岛素的分泌、减少组织对葡萄糖的利用有关。长期使用还可升高血清胆固醇和低密度脂蛋白。每天用量小于 25mg 时，对糖和脂肪代谢影响较轻。糖尿病患者、高脂血症患者慎用。

(4) 其他 可见皮疹、皮炎（包括光敏性皮炎），偶见严重的过敏反应如溶血性贫血、坏死性胰腺炎等。与磺胺类药有交叉过敏反应。

本类药还有氢氟噻嗪、环戊噻嗪。

三、低效能利尿药

螺内酯

螺内酯又称安体舒通，口服易吸收，口服后 1d 生效，$2\sim4d$ 作用达高峰，$t_{1/2}$ 约 18h，停药后作用仍可持续 $2\sim3d$。

【药理作用】

螺内酯能与醛固酮竞争远曲小管和集合管的醛固酮受体，拮抗醛固酮的排钾保钠作用，促进钠和水的排出。

【临床应用】

（1）治疗伴有醛固酮升高的顽固性水肿　用于肝硬化腹水、肾病综合征等疾病治疗，单用效果差，常与噻嗪类排钾利尿药合用，以提高疗效并避免血钾紊乱。

（2）治疗慢性心功能不全　用于慢性心功能不全的治疗（详见第十九章）。

【不良反应和注意事项】

（1）电解质紊乱　久用可引起高血钾，肾功能不全时更易产生。肾功能不全及血钾偏高者禁用。用药期间应监测血钾和心电图变化。

（2）胃肠道反应　常见恶心、呕吐、腹泻等，偶尔可引起消化性溃疡，还可致胃出血，因此，禁用于溃疡病患者。

（3）其他　长期使用可引起性激素样副作用，表现为：男性乳房女性化、性功能低下、女性多毛、月经失调等；少数患者出现困倦、头痛、精神紊乱等反应。

氨苯蝶啶

氨苯蝶啶通过阻滞远曲小管和集合管的 Na^+ 通道，抑制 Na^+-K^+ 交换，产生排钠保钾的利尿作用。口服易吸收，主要经肝代谢，经肾排泄。本药常与高效能或中效能利尿药合用，治疗各类顽固性水肿，也可用于氢氯噻嗪或螺内酯无效的患者。因能促进尿酸排泄，尤其适用于痛风患者的利尿。

可致高钾血症。偶见头晕、嗜睡、皮疹和恶心、呕吐等症状。能抑制叶酸合成，肝硬化患者易致巨幼红细胞性贫血。严重肝、肾功能不全或血钾偏高者禁用。

阿米洛利

阿米洛利的排钠保钾作用是氨苯蝶啶的 5 倍，利尿作用可维持 $22\sim24h$，作用机制、临床应用及不良反应均与氨苯蝶啶相似。

第二节　脱水药

脱水药又称渗透性利尿药，是一类静脉注射后迅速提高血浆渗透压，促使组织内水分向血浆转移，导致组织脱水的药物，临床主要用于脑水肿的治疗。脱水药的特点有：①分子量大，不易通过毛细血管进入组织。②可经肾小球滤过，但不易被肾小管重吸收。③在体内不易被代谢，无其他药理作用。

知识链接

水肿

水肿是指人体血管外的组织间隙中有过多的体液积聚。水肿可分为全身性水肿和局部性水肿。当液体在体内组织间隙呈弥漫性分布时为全身性水肿（常为凹陷性）。全身性水肿可分为：肾源性水肿、心源性水肿、肝源性水肿、营养不良性水肿、妊娠性水肿、内分泌性水肿等。局部性水肿可分为：淋巴性水肿、静脉阻塞性水肿、炎症性水肿、血管神经性水肿等。

甘露醇

甘露醇口服不吸收,静脉注射后在体内几乎不被代谢,以原形从尿排出。临床用 20％的高渗溶液静脉注射或静脉滴注。

【药理作用】

(1) 脱水作用 静脉给药后可迅速提高血浆渗透压,产生组织脱水,能迅速降低颅内压和眼内压。静脉注射后 15min 发挥作用,维持 3～8h。

(2) 利尿作用 静脉注射甘露醇可增加血容量,使肾血流量和肾小球滤过率增加;在肾小管不易被重吸收,使小管液渗透压升高,导致水和电解质重吸收减少、排出增加;扩张肾血管,增加肾髓质血流量,使髓质内尿素和 Na^+ 随血流迅速转移,破坏了髓质的高渗状态,减少水的重吸收。

【临床应用】

(1) 治疗脑水肿和降低眼内压 甘露醇是降低颅内压安全、有效的首选药物,临床用于治疗各种原因引起的脑水肿。可用于青光眼急性发作和患者术前应用,以降低眼内压。

(2) 预防急性肾衰竭 急性肾衰竭少尿期应及时使用甘露醇,通过脱水作用可减轻肾间质水肿;肾血流量的增加,可改善肾实质的缺血缺氧状态;渗透性利尿作用可维持足够的尿量,稀释肾小管内有害物质,防止肾小管萎缩和坏死。

(3) 其他 用于某些中毒的抢救,如巴比妥类、水杨酸类药中毒等。通过渗透性利尿作用,促进毒物排泄。口服可产生腹泻,用于肠道术前准备。

【不良反应和注意事项】

注射过快可引起一过性头痛、眩晕、视力模糊、稀释性低钠血症,可能是由于组织脱水过快,使血容量增加过快,血压升高所致。可致血容量增加,甚至发生心力衰竭,禁用于心功能不全患者。静脉给药漏出血管外可引起组织水肿、局部组织坏死。活动性颅内出血等患者禁用。

山梨醇

山梨醇是甘露醇的同分异构体,临床常用 25％的高渗溶液,药理作用和临床应用与甘露醇相似,在相同浓度和剂量时,其作用和疗效较甘露醇差。

高渗葡萄糖

高渗葡萄糖常用 50％的溶液,静脉注射后具有脱水和渗透性利尿作用。因葡萄糖可从血管内弥散到组织中,且易被代谢,故脱水作用弱且不持久。单独用于治疗脑水肿时,可转运至脑组织内,同时带入水分而使颅内压升高,造成反跳现象,故临床上一般与甘露醇交替使用。

🔘 用药指导

一、处方分析

案例:刘某,女,63 岁,高血压病史 10 年。患者有痛风病史,曾反复发作。既往口服降压药苯磺酸氨氯地平片控制血压。一天前,血压升至 165/98 mmHg,就诊后医生给予以下处方。

Rp:苯磺酸氨氯地平片　2.5mg×28 片　2.5mg/次　b. i. d.　p. o.

氢氯噻嗪片　25mg×30 片　25mg/次　b. i. d.　p. o.

请问:以上处方是否合理?为什么?

分析：该处方不合理。氢氯噻嗪以有机酸的形式从肾小管分泌，可与尿酸的分泌产生竞争，从而减少尿酸的排出，引起高尿酸血症，痛风患者应慎用。建议停用氢氯噻嗪降压，若必须使用，可合用促进尿酸排泄的药物，既可保持适当的血尿酸水平，也可调节血钾水平。

二、模拟练习

案例：李某，男，41岁，为心力衰竭患者，近日出现心慌、气短、下肢浮肿，医生除了给予地高辛片口服外，为加速消除水肿症状，加用甘露醇静脉滴注。

请问：该治疗方法是否合理？并阐明理由。

分析：不合理。对心衰患者应用利尿药除去过多的钠盐和水分，减少血容量，这是治疗心衰的必要手段。甘露醇缓慢静滴时难以发挥渗透性利尿作用，但会增加血容量及回心血量，增加心脏前负荷，加重心衰。对此患者，可用呋塞米，利尿作用迅速而强大，快速减轻肺水肿，缓解呼吸困难，消除下肢水肿，但需监测患者的血钾浓度。

? 巩固提高

一、真题分析

1. 不宜与阿米卡星合用的利尿药的是（　　　）。

A. 氢氯噻嗪　　B. 呋塞米　　　　C. 环戊噻嗪　　　D. 螺内酯　　　　E. 氨苯蝶啶

2. 心力衰竭合并肾衰竭患者选用的利尿药是（　　　）。

A. 螺内酯　　　B. 氨苯蝶啶　　　C. 氢氯噻嗪　　　D. 阿米洛利　　　E. 呋塞米

二、选择题

1. 以下哪种利尿药的排钠效能最高？（　　　）

A. 环戊噻嗪　　B. 阿米洛利　　　C. 呋塞米　　　　D. 螺内酯　　　　E. 氢氯噻嗪

2. 竞争性拮抗醛固酮的利尿药是（　　　）。

A. 阿米洛利　　B. 氢氯噻嗪　　　C. 螺内酯　　　　D. 呋塞米　　　　E. 氨苯蝶啶

3. 水肿患者合并高尿酸血症时宜选用的利尿药是（　　　）。

A. 布美他尼　　B. 呋塞米　　　　C. 氯噻酮　　　　D. 氢氯噻嗪　　　E. 氨苯蝶啶

4. 伴有糖尿病的水肿患者，不宜选用哪种利尿药？（　　　）

A. 螺内酯　　　B. 甘露醇　　　　C. 氨苯蝶啶　　　D. 呋塞米　　　　E. 氢氯噻嗪

5. 治疗脑水肿的首选药是（　　　）。

A. 氢氯噻嗪　　B. 高渗葡萄糖　　C. 呋塞米　　　　D. 螺内酯　　　　E. 甘露醇

6. 可引起高血钾的利尿药是（　　　）。

A. 乙酰唑胺　　B. 呋塞米　　　　C. 氢氯噻嗪　　　D. 螺内酯　　　　E. 甘露醇

第十八章　抗高血压药

学习目标

1. 能说出高血压的定义、危害和抗高血压药的分类。

2. 掌握钙通道阻滞剂、血管紧张素抑制剂的抗高血压作用、临床应用及不良反应。能叙述肾上腺素受体阻断药、利尿药的抗高血压作用、临床应用及主要不良反应。

3. 利用所学知识指导患者正确合理选用药物。

抗高血压药是一类能降低血压、减轻靶器官的损伤、防止并发症发生的药物，此类药物在控制血压、改善症状、降低并发症、提高患者生活质量、延长患者寿命方面起到了非常大的作用。若患者能坚持终生用药，同时配合低盐饮食、控制体重等非药物治疗措施，可取得更好的效果。

第一节　抗高血压药物的分类

根据抗高血压药在血压调节中的主要作用、部位及作用机制，常用抗高血压药分类如下：

(1) 利尿降压药　氢氯噻嗪等。

(2) 钙通道阻滞药　硝苯地平等。

(3) 肾素血管紧张素系统抑制药　①血管紧张素转换酶抑制药：卡托普利等；②血管紧张素Ⅱ受体阻滞药：氯沙坦、缬沙坦等。

> **知识链接**
>
> **高血压**
>
> 高血压是指以体循环动脉血压增高为主要特征，可伴有心、脑、肾等器官的功能或器质性损害的临床综合征。世界卫生组织建议的血压标准为：成人收缩压≥18.7kPa（140mmHg）或舒张压≥12kPa（90mmHg）。高血压分为原发性高血压（病因未明，占90%～95%）和继发性高血压（病因明确，占5%～10%）。高血压是最常见的慢性病，在持续进展过程中可累及心、脑、肾、血管等器官，发生心室和血管重构，最终导致脑卒中、冠心病、心功能不全及肾功能不全等。根据卫生部门的统计资料显示，目前我国高血压患者已超过1.3亿人，患病率为13%左右，且每年以300万的速度增加，其中老年人的高血压患病率高达25%～35%，其损害程度与血压水平呈正相关，其发病与生活方式及饮食习惯联系密切。

(4) 交感神经抑制药　①中枢性抗高血压药：可乐定、莫索尼定等；②神经节阻断药：咪噻芬等；③抗去甲肾上腺素能神经末梢药：利舍平等。

(5) 肾上腺素受体阻断药　①α受体阻滞药：哌唑嗪等；②β受体阻滞药：普萘洛尔等；③α、β受体阻滞药：拉贝洛尔。

113

（6）**血管扩张药** 肼屈嗪、硝普钠等。

（7）**其他类抗高血压药** ①钾通道开放药：米诺地尔、二氮嗪等；②新型抗高血压药：前列环素合成促进药沙克太宁、5-羟色胺（5-HT）受体阻滞药。

第二节　常用的抗高血压药

一、利尿药

氢氯噻嗪

氢氯噻嗪为降压治疗的基础药物。单用治疗轻度高血压，与其他降压药合用可治疗中、重度高血压。长期用药可出现低血钾、高血糖、高血脂、高尿酸血症等，需合用留钾利尿药；应注意控制用药剂量，纠正水、电解质紊乱。

吲达帕胺

吲达帕胺利尿作用弱，扩张血管作用强，维持时间长（1 次/d），其降压与利尿排钠和钙拮抗作用有关，可扩张小动脉、降低血管壁张力和血管对升压物质的反应，从而使外周阻力下降。还能促进血管内皮产生内皮细胞松弛因子的作用。适用于轻、中度高血压，伴有浮肿者更适宜。长期使用可致低血钾，应注意电解质紊乱，定期查血钾。严重肝、肾功能不良者禁用。

二、钙通道阻滞药

钙拮抗药又称钙通道阻滞药（calcium channel blocker，CCB），是指选择性地作用于电压依赖性钙通道，抑制钙离子从细胞外液经电压依赖性钙通道进入细胞内的药物。

硝苯地平

【药理作用和临床应用】

硝苯地平为钙通道阻滞药，能阻止细胞外 Ca^{2+} 内流，使细胞内 Ca^{2+} 减少，导致心肌收缩力减弱，血管平滑肌松弛，血压下降；对缺血性心肌有保护作用。降压作用确切、迅速；对血脂、血糖无不良影响。临床用于治疗各种类型高血压，舌下含服治疗高血压危象，防治心绞痛及治疗哮喘等。

【不良反应和注意事项】

部分患者会出现踝部凹陷性水肿，卧床休息或停药后可消退；在治疗初期会出现面部潮红、下肢发热、头痛、心悸等症状；大剂量可增加心肌梗死患者的心律失常及病死率，故不宜用于心肌梗死后的高血压患者；目前多推荐使用硝苯地平缓释剂或控释剂治疗高血压。

三、肾素血管紧张素系统抑制药

1. 血管紧张素转换酶抑制剂（ACEI，又称血管紧张素 Ⅱ 生成抑制药）

ACEI 通过抑制 ACE，减少 AngⅡ 生成和缓激肽降解，使血管扩张，血压降低。本类药不仅具有良好的降压效果，对高血压患者和一些并发症亦有良好疗效，并可防止和逆转心血管重塑。本类药物根据化学结构分为三类：含巯基的卡托普利、阿拉普利；含羧基的依那普利、赖诺普利、喹那普利；含次磷酸基的福辛普利等。

卡托普利

【药理作用】

① 抑制血液循环中的血管紧张素 I 转化酶，使血管紧张素 II 生成减少；作用于激肽酶 II，抑制缓激肽水解，提高缓激肽浓度。两方面协同达到阻滞神经内分泌的作用，使血管扩张，醛固酮分泌减少，血压降低。

② 能抑制组织（心、脑、肾、肾上腺、血管）中的肾素-血管紧张素-醛固酮系统，防止和逆转心血管重构；减少水钠潴留。

【临床应用】

① 适用于各型高血压，是高血压并发糖尿病患者的首选药。

② 治疗慢性心力衰竭。

【不良反应和注意事项】

① 可引起低血压、肾功能减退、高钾血症、剧烈干咳、血管神经性水肿等。

② 空腹服药可增加吸收。应从小剂量开始给药；避免与解热药合用。

③ 服药后定期检查肾功能，孕妇、无尿性肾衰竭者禁用。双侧肾动脉狭窄、低血压（收缩压＜90mmHg）者慎用。

④ 刺激性干咳，可加服铁剂或改用血管紧张素 II 受体拮抗剂；出现血管神经性水肿者，终生禁用。

2. 血管紧张素 II 受体阻滞药

氯沙坦、缬沙坦选择性阻断细胞膜上的血管紧张素 II 受体。临床主要用于应服血管紧张素转换酶抑制剂但不能耐受的高血压合并糖尿病的患者。无干咳、血管神经性水肿等不良反应。

四、肾上腺素受体阻滞药

1. α_1 受体阻断药

哌唑嗪

哌唑嗪选择性阻断突触后膜 α_1 受体，使血管平滑肌松弛，小动脉、小静脉扩张，血压下降。临床用于各种程度高血压、肾性高血压、慢性心力衰竭。

患者首次使用哌唑嗪或突然增大剂量时，可出现严重的直立性低血压、心悸、晕厥等，称为首剂现象。患者在直立体位、饥饿、低盐时较易发生，首次剂量减半或于睡前服用可避免。长期应用可产生耐受性。

2. β 受体阻滞药

普萘洛尔

【药理作用和临床应用】

通过阻断不同部位 β 受体，使心输出量减少，外周阻力下降产生降压作用，临床用于治疗各型高血压、心绞痛、心律失常及辅助治疗甲亢和青光眼等。其降压作用的特点是缓慢（连服 2～3 周后才产生明显降压效果）、持久，不易产生耐受性，不引起直立性低血压和水钠潴留，但会引起血脂异常。

【不良反应和注意事项】

可引起心动过缓、支气管痉挛、末梢循环不良、血脂升高或血糖下降等。久用突然停药可出现反跳现象，久用后应逐渐减量，缓慢停药。房室传导阻滞、窦性心动过缓、哮喘病史、肺心病、周围血管疾病的患者禁用。心功能不全、糖尿病、血脂异常患者慎用。

3. α、β 受体阻滞药

拉贝洛尔

拉贝洛尔兼有 α 和 β 受体阻断作用，但对 β 受体阻断作用较强，对 β_1 和 β_2 受体无选择性，对 α_1 受体作用较弱，对 α_2 受体无作用，降压作用温和。临床用于治疗各种程度的高血压及高血压急症、妊娠高血压综合征、嗜铬细胞瘤、麻醉或手术时高血压。

常见不良反应有眩晕、乏力、幻觉、胃肠道反应。大剂量可致直立性低血压。伴脑出血患者禁用，其余同普萘洛尔。

五、血管扩张药

硝普钠

硝普钠直接扩张小动脉、小静脉，减少心脏前后负荷，为强效、速效、短效降压药。临床主要用于主要治疗高血压危象、高血压脑病和急性左心衰竭。也可用于高血压合并心衰或嗜铬细胞瘤引起的血压升高。

长期使用时引起硫氰酸盐中毒用硫代硫酸钠防治；降压作用过快可引起头痛、心悸等，严重肝肾功能不良患者慎用。硝普钠粉剂用 5％葡萄糖溶液或生理盐水溶解稀释，现配现用。

肼屈嗪

肼屈嗪主要扩张小动脉，降低外周血管阻力而降压。同时兴奋交感神经，使心率加快、心肌收缩力加强，心排血量增加，因此对抗了部分降压作用，可诱发心悸、心绞痛，反射性增加醛固酮分泌，导致水钠潴留。不良反应多，仅在利尿药、β 受体阻滞药或其他降压药无效时使用。

六、交感神经抑制药

1. 中枢性抗高血压药

可乐定

【药理作用和临床应用】

可乐定通过激动延髓腹外侧核的咪唑啉Ⅰ型（I_1）受体，使外周交感神经张力降低，外周血管舒张，从而产生降压作用；激动中枢阿片受体和 α_2 受体，产生镇痛和镇静作用；抑制胃肠的分泌和蠕动。临床主要用于治疗中度高血压，高血压伴胃溃疡患者首选，也可用于预防偏头痛和阿片类药物成瘾治疗。

【不良反应和注意事项】

常见不良反应有口干、嗜睡、便秘、眩晕、阳痿等，久用可致水钠潴留，合用利尿药可克服。少数患者在突然停药后可致反跳现象，出现血压骤升、心悸、出汗等，再用可乐定或酚妥拉明治疗。

莫索尼定

莫索尼定为第二代中枢性降压药，对中枢咪唑啉 I_1 受体选择性更高。主要用于轻、中度高血压，每天用药一次可控制 24h 血压。长期用药也有良好的降压效果，并能逆转高血压患者的心肌肥厚，无反跳现象。

甲基多巴

甲基多巴降压作用中等偏强，降压时伴有心率减慢和心排血量减少，不减少肾血流量及肾小球滤过率。适用于中度高血压，尤其高血压伴有肾功能不良的患者。不良反应重，已少用。

2. 神经节阻滞药

樟磺咪芬（咪噻芬）、美加明等，该类药物降压作用强，显效快，但副作用多且严重，临床已很少使用。

3. 去甲肾上腺素能神经末梢阻滞药

该类药有利舍平、胍乙啶等，主要通过影响儿茶酚胺的贮存及释放产生降压作用。不良反应多，主要用于重症高血压。

七、其他类抗高血压药

1. 钾通道开放药

钾通道开放药是一类新型的血管扩张药。作用机制是促进血管平滑肌细胞膜上的 ATP 敏感性 K^+ 通道开放，促进 K^+ 外流，导致细胞膜超极化，使细胞膜上的电压依赖性钙通道难以激活，阻止细胞外 Ca^{2+} 内流，导致细胞内 Ca^{2+} 浓度降低，血管平滑肌松弛，血管扩张，血压下降。

吡那地尔

吡那地尔口服易吸收，降压作用强而持久。临床主要用于轻、中度高血压，与利尿药、β 受体阻断药合用时可提高疗效、减轻副作用。常见不良反应为水肿，大剂量时更易发生，另有头痛、嗜睡、乏力、心悸、直立性低血压、颜面潮红、鼻黏膜充血及多毛等。

米诺地尔

米诺地尔本身无活性，需在肝转化为有活性的代谢产物才能发挥作用。能舒张小动脉，对小静脉无明显影响，降压作用强、持久，临床主要用于严重的高血压和肾性高血压。主要不良反应有水钠潴留、心悸、多毛等。

2. 新型抗高血压药

（1）前列环素合成促进药 沙克太宁（西氯他宁）能增加前列环素的合成，具有阻滞 H_1 受体、直接松弛血管平滑肌、轻度利尿、抑制血管平滑肌细胞增殖的作用。临床可用于各型高血压，作用温和，副作用较少。

(2) 5-羟色胺 (5-HT) 受体阻滞药 酮色林具有阻滞 5-HT$_{2A}$ 受体和轻度阻滞 α_1 受体的作用，作用温和，临床主要用于老年患者。

第三节　抗高血压药的合理应用

抗高血压药物种类繁多，在临床用药中，可参考以下原则。

(1) 长期用药 高血压是一种慢性病，其转归与血压水平呈正相关，应终生用药，以使血压维持在最佳水平。

(2) 用长效药 降压药最好选择长效降压药，长效降压药可有效避免出现"晨峰"现象。服用后 48～72h 内，血液中的药物能维持一定的浓度，即使偶尔出现漏服现象，血压还可以控制在一定范围内，减少血压波动带来的风险。

(3) 联合用药 除轻度高血压常选择单药治疗外，中、重度高血压需选择二联或三联。在目前常用的四类药物中（利尿药、β受体阻断药、二氢吡啶类钙拮抗药和 ACE 抑制药），任何两类药物的联用都是可行的。其中又以β受体阻断药加二氢吡啶类钙拮抗药和 ACE 抑制药加钙拮抗药的联用效果较好。联合用药的基本原则是不同作用机制的降压药可以联合，同一类降压药不可联合。

(4) 采用个体化治疗方案 主要是根据患者的年龄、性别、种族、病情，使治疗方案个体化，让患者得到最佳的治疗。

用药指导

一、处方分析

案例：李某，男，58 岁，患高血压病 15 年，近期常出现头晕、头痛、失眠，医院检查血压为 165/105mmHg，临床诊断为原发性高血压，医生为其开出下列处方。

Rp：普萘洛尔片 10mg×30 片　10mg/次　t. i. d.

氨氯地平片 5mg×10 片　5mg/次　q. d.

卡托普利片 25mg×30 片　25mg/次　t. i. d.

请问：以上处方是否合理？为什么？

分析：此处方属合理用药。此三药作用机制不同，联合应用可产生协同作用，可使血压下降更为平稳；联合用药还可减少各药的剂量，减轻药物的不良反应。

二、模拟练习

案例：吉某某，男性，45 岁，身体肥胖，患高血压病 5 年，血压＞160/100mmHg，期间血压从未降至正常。诊断为肥胖型高血压。

请问该患者可用何药治疗？并说明理由。

分析：该患者可用非洛地平、美托洛尔、氢氯噻嗪联合治疗。非洛地平为钙通道阻滞剂，降压明显，可引起体位性低血压和心率加快；美托洛尔为β受体阻断剂；由于肥胖型高血压患者常常存在水钠潴留现象，利尿剂氢氯噻嗪是有效的降压药物。

巩固提高

一、真题分析

1. 脑血管病患者宜选用的药物是（　　）。

A. a 受体阻断剂　　　　　　B. β 受体阻断剂　　　　　　C. AT₁ 阻滞药

D. 醛固酮受体拮抗剂　　　　E. ACEI

2. 适宜高血压合并糖尿病患者的药物是（　　）。

A. a 受体阻断剂　　　　　　B. β 受体阻断剂　　　　　　C. AT₁ 阻滞药

D. 醛固酮受体拮抗剂　　　　E. ACEI

二、选择题

1. 患者，男，69 岁，因高血压长期服用抗高血压药，今日患者出现足踝部水肿，可引起不良反应的药物是（　　）。

A. 氢氯噻嗪　　B. 卡托普利　　C. 多沙唑嗪　　D. 非洛地平　　E. 普萘洛尔

2. 患者，男，65 岁，高血压 2 级，有哮喘病史，不宜选用的药物是（　　）。

A. 氢氯噻嗪　　B. 卡托普利　　C. 多沙唑嗪　　D. 非洛地平　　E. 普萘洛尔

3. 伴溃疡的高血压患者禁用（　　）。

A. 卡托普利　　B. 硝苯地平　　C. 尼群地平　　D. 利血平　　E. 甲基多巴

4. 能引起"首剂现象"的抗高血压药是（　　）。

A. 哌唑嗪　　B. 硝苯地平　　C. 卡托普利　　D. 可乐定　　E. 胍乙啶

5. 具有 α 和 β 受体阻断作用的抗高血压药是（　　）。

A. 美加明　　B. 哌唑嗪　　C. 美托洛尔　　D. 普萘洛尔　　E. 拉贝洛尔

6. 伴有外周血管痉挛性疾病的高血压患者宜选用（　　）。

A. 可乐定　　B. 氢氯噻嗪　　C. 硝苯地平　　D. 普萘洛尔　　E. 卡托普利

三、简答题

1. 简要列出临床常用的各类抗高血压药及其代表药。

2. 简述硝苯地平的降压作用特点及常见不良反应。

3. 简述普萘洛尔的降压机制、主要适应证及注意事项。

第十九章 抗慢性心功能不全药

🎯 学习目标

1. 掌握强心苷类、β受体阻滞药、血管紧张素转换酶抑制药、血管扩张药、磷酸二酯酶抑制药、利尿药的抗慢性心功能不全作用机制和临床应用。
2. 能根据临床症状选择药物。
3. 能够指导慢性充血性心力衰竭患者正确用药。

慢性心功能不全又称充血性心力衰竭（congestive heart failure，CHF），是各种病因所致心血管疾病的终末阶段，是由于心肌收缩或舒张功能障碍，使心脏泵血功能降低，心输出量减少，不能满足机体组织代谢需要的一种病理过程。临床主要表现有呼吸短促、疲乏、外周水肿及肺水肿等。

CHF时心肌收缩力减弱、心排血量减少、心率加快、前后负荷及心肌耗氧量增加，由于心肌细胞的凋亡、心肌细胞外基质各成分增多和堆积，心肌会出现肥厚和重构。此外，CHF时还伴有神经内分泌方面和心肌肾上腺素β受体信号转导方面的变化。

抗慢性心功能不全药是一类能增强心肌收缩力或减轻心脏前、后负荷，增加心排血量的药物。根据其主要药理作用，目前临床上应用的药物分为：

（1）正性肌力药 强心苷类（地高辛等）、β受体激动药（多巴酚丁胺）、磷酸二酯酶抑制药（米力农等）。

（2）肾素-血管紧张素-醛固酮系统（RAAS）抑制药 血管紧张素转换酶抑制药（卡托普利等）及血管紧张素Ⅱ受体（AT_1）阻断药（如氯沙坦等）。

（3）利尿药 氢氯噻嗪等。

（4）β受体阻滞药 美托洛尔等。

（5）血管扩张药 钙通道阻滞药（硝苯地平等）、硝酸酯类（硝酸甘油等）、直接扩血管药（肼屈嗪等）、α_1受体阻断药（哌唑嗪等）。

第一节 正性肌力药

一、强心苷类

强心苷是一类具有强心作用的苷类化合物，有地高辛、洋地黄毒苷、毛花苷C（西地兰）和毒毛花苷K。根据起效和维持时间长短，强心苷类药物可分为慢效（洋地黄毒苷）、中效（地高辛）及速效类（毛花苷C、毒毛花苷K）三类。

【药理作用及机制】

（1）正性肌力 强心苷对心肌细胞有高度选择性，与心肌细胞上 Na^+-K^+-ATP酶结合后抑制该酶活性，Na^+-K^+交换受阻、Na^+-Ca^{2+}交换增加，使心肌细胞内 Ca^{2+} 浓度升高，产生增强心肌收缩力作用，对功能不全的心脏作用更为显著。在增强心肌收缩力的同时，还能增加心肌的能源与氧的供应、降低衰竭心脏的耗氧量、增加衰竭心脏的排血量，这是治疗心功能不全的主要药理基础。

(2) 负性频率 对心功能不全患者有明显减慢心率作用。强心苷通过加强心肌收缩力，增加心排血量，使在 CHF 时增高的交感神经张力下降，迷走神经张力增高，心率减慢。心率减慢可降低心肌耗氧量，又因舒张期延长，使衰竭心脏得到充分休息，心脏做功减少，冠脉供血和静脉回流增加。

(3) 对心肌电生理特性的影响 治疗量时主要产生以下作用：1）对自律性的影响：①降低窦房结自律性，②提高浦肯野纤维自律性。2）对传导性的影响：通过增强迷走神经张力而阻滞房室结 0 相 Ca^{2+} 内流，使房室传导减慢，房室结的传导性降低（即负性传导作用）。3）对有效不应期的影响：①缩短心房肌有效不应期，②缩短浦肯野纤维有效不应期。

(4) 对神经内分泌功能的影响 强心苷对 CHF 时的神经内分泌异常有良好的调节作用，包括：①抑制交感神经活性，降低血浆肾素和去甲肾上腺素浓度。②增强迷走神经活性。③增加心房钠尿肽和内皮细胞松弛因子的分泌。

(5) 对肾脏的影响 强心苷对 CHF 患者有明显利尿作用，这是因其增加肾血流量和直接抑制肾小管细胞膜 Na^+-K^+-ATP 酶，减少肾小管对 Na^+ 的重吸收所致。

【临床应用】

(1) 慢性心功能不全 ①对伴有心房颤动而心室率过快的 CHF 者疗效最好。②对瓣膜病、先天性心脏病、高血压性心脏病等所致的 CHF 有较好疗效。③对缩窄性心包炎、严重二尖瓣狭窄等机械性阻塞的 CHF，疗效很差甚至无效；对于甲亢、贫血等导致的慢性心功能不全，疗效差。

(2) 心律失常 ①心房纤颤，强心苷在多数情况下并不能终止房颤，但可防止室率过快引起的循环障碍，是治疗心房纤颤伴室率过快的首选药物。②心房扑动，是最常用的药物。③阵发性室上性心动过速，现已少用。

【不良反应】

强心苷类药物安全范围小，治疗量接近中毒量的 60%，由于个体差异大且缺乏中毒的早期诊断指标，临床应用中易发生中毒反应，应予注意。

(1) 毒性反应

① 胃肠道反应。是最常见的早期中毒症状，主要有厌食、恶心、呕吐、腹泻等。需注意与强心苷用量不足所致的胃肠淤血症状相鉴别。

② 神经系统反应。可有头痛、眩晕、疲乏、失眠、谵妄等，还可见视觉障碍，如黄视症、绿视症及视力模糊。强心苷中毒时黄视症、绿视症具有诊断价值，虽较少见，一旦出现应予停药。

③ 心脏毒性反应。主要表现为原有心衰症状的加重和心律失常，这是最严重、最危险的反应。a. 快速型心律失常，室性早搏最常见，而室性心动过速最为严重，一旦出现应立即停药抢救，以免发展危及生命的室颤。b. 各种程度的房室传导阻滞均可见。c. 窦性心动过缓，心率降至 60 次/分以下应作为停药的指征之一。

(2) 中毒的防治

① 预防：控制剂量，并依据患者症状调整剂量。低血钾、低血镁、高血钙等均可诱发强心苷中毒。警惕中毒先兆，一旦出现，立即停用强心苷。

② 治疗：a. 快速型心律失常：轻者口服钾盐，必要时静脉滴注钾盐，因细胞外 K^+ 可阻止强心苷与 Na^+-K^+-ATP 酶结合，阻止毒性发展；重者可用苯妥英钠，以阻止强心苷与 Na^+-K^+-ATP 酶结合而解毒，并能控制室性心律失常；也可用利多卡因解救室性心

动过速及室颤。b. 缓慢型心律失常：用阿托品解救。c. 危及生命的致死性中毒：可应用地高辛抗体 Fab 片段，该抗体与强心苷有强大亲和力，可使强心苷脱离 Na^+-K^+-ATP 酶而解除毒性。

二、非苷类正性肌力作用药

该类药物长期应用不良反应多，可增加心力衰竭患者的死亡率，因此不宜作为常规治疗。

1. β 受体激动药

多巴酚丁胺主要激动心脏 β_1 受体，产生明显的正性肌力作用，主要用于强心苷治疗效果不好的严重左心功能不全者。剂量过大可引起血压升高、心率加快，并因心肌耗氧量增加而诱发心律失常、心绞痛，因此应注意控制剂量。

2. 磷酸二酯酶抑制药

磷酸二酯酶抑制药（PDEI）通过抑制 PDE-Ⅲ 而明显提高心肌细胞内的 cAMP 含量，增加细胞内 Ca^{2+} 浓度，发挥正性肌力和血管舒张双重作用，缓解心力衰竭症状，主要用于心衰时的短时间支持疗法，尤其是对强心苷、利尿药及血管扩张药反应不佳的患者。

氨力农（氨吡酮）和米力农（甲氰吡酮）为双吡啶类衍生物。此类药物不良反应较严重，现仅供短期静脉给药治疗急性心力衰竭。

维司力农是一种口服有效的正性肌力药物，并兼有中等程度的扩血管作用，临床应用可缓解心衰患者的症状。

匹莫苯是苯并咪唑类衍生物。该药除抑制 PDE-Ⅲ 外，还能提高心肌收缩成分对细胞内 Ca^{2+} 的敏感性，使心肌收缩力加强，属于"钙增敏药"，对中度和重度心力衰竭患者有效。

第二节 肾素-血管紧张素-醛固酮系统（RAAS)抑制药

一、血管紧张素转换酶抑制药（ACEI)

血管紧张素转换酶抑制药是目前慢性心衰标准治疗中的首选药。作用机制为：①抑制 ACE 活性，减少血管紧张素Ⅱ（AngⅡ）的生成，使小动脉、小静脉扩张，心脏前后负荷减轻，增加心排血量，改善淤血症状。②AngⅡ 生成的减少，使醛固酮分泌减少，水钠潴留减轻，减少回心血量，心脏前后负荷减轻，改善心功能。③AngⅡ 生成的减少，可阻止和逆转心血管的病理性重构，改善心功能。④抑制缓激肽降解，促进血管内皮细胞松弛因子（NO）释放和前列环素（PGI_2）的生成，扩张血管，抗血小板黏附、聚集，抗血管增生和肥厚。临床适用于各种程度的 CHF。

血管紧张素-
醛固酮系统的
升压作用机制

二、血管紧张素Ⅱ受体阻滞药

血管紧张素Ⅱ受体拮抗药有氯沙坦、缬沙坦等，氯沙坦与 ACEI 比较具有以下特点：对 AT_1 受体亲和力高、选择性高，并有高度特异性阻断作用。无 ACE 抑制作用，不影响缓激肽的降解。无咳嗽及血管神经性水肿等不良反应。直接在受体水平上阻断血管紧张素Ⅱ的作用。

知识链接

心肌重构

　　心肌重构指心肌发生形态学和功能学上的重新调整或组合，包括细胞、组织、电位和功能的重构。重构是心肌的适应性变化，分为生理性和病理性两种。前者对机体有益，如胎儿发育及体育锻炼。后者不仅使心血管疾病患者心功能严重减退，并发症发生明显增加，而且患者的病死率也明显增加，其特征主要是心肌肥厚、心肌凋亡、成肌纤维与胶原纤维异常增生，同时心肌代谢和电生理表现也随之改变。

第三节　利尿药、β 受体阻滞药和血管扩张药

一、利尿药

　　利尿药早期通过排钠利尿，减少血容量和回心血量，减轻心脏前负荷；久用使血管壁中 Na^+ 减少，Na^+-Ca^{2+} 交换减少，进而使血管平滑肌细胞中的 Ca^{2+} 浓度降低，导致血管张力和收缩程度下降，外周阻力降低，心脏后负荷减轻，从而使心衰症状减轻。

　　利尿药是治疗 CHF 的基本药物，氢氯噻嗪等适用于轻、中度心功能不全；严重心功能不全患者，尤其是急性左心功能不全可选用呋塞米等静脉注射。

二、β 受体阻滞药

　　β 受体阻滞药有美托洛尔、卡维洛尔、卡维地洛等，其作用机制为：①通过阻滞儿茶酚胺类递质（如去甲肾上腺素、肾上腺素等）分泌而降低交感神经活性。②通过减少肾素分泌而抑制 RAAS，达到改善血流动力学、心肌重构和收缩、舒张，减慢心率，减少心肌耗氧量等效应。③阻滞 β_1 受体，心率减慢，心肌耗氧量减少，改善心肌缺血和心室舒张功能。④向上调节心肌的 β 受体，恢复 β 受体信号传导功能。

　　β 受体阻滞药治疗 CHF 时应遵循以下原则：①没有 β 受体阻滞药的禁忌证。②继续原有的抗 CHF 治疗。③从小剂量开始，缓慢递增。④合并使用其他抗 CHF 药。⑤不能用于抢救急性心衰，CHF 症状加重时，剂量不能增加或应略减。

三、血管扩张药

　　血管扩张药治疗 CHF 的作用机制主要包括：扩张容量血管，心脏前负荷降低，静脉系统淤血减轻。扩张阻力血管，心脏后负荷降低，改善动脉系统缺血。心脏前后负荷降低，可改善心脏泵血功能，延长患者存活时间。

　　(1) 扩张阻力血管　包括钙通道阻滞药（硝苯地平、氨氯地平等）、直接扩张血管药（肼屈嗪）及 ACEI（卡托普利等）。用于心排血量明显减少，外周阻力高的 CHF 患者。

　　(2) 扩张容量血管　硝酸酯类（硝酸甘油等）。用于肺静脉淤血症状明显的 CHF 患者。

　　(3) 扩张阻力与容量血管（即所谓的均衡扩血管）　包括直接扩血管药（硝普钠）、α_1 受体阻滞药（哌唑嗪等）。用于心排血量低，有肺静脉高压、肺淤血的 CHF 患者。

长期以来人们一直以为 CHF 不能彻底治愈，也无法降低病死率，传统的 CHF 治疗目标仅限于缓解和消除症状、改善血流动力学变化。近年来随着人们逐渐对 CHF 的进展恶化是由于血流动力学和神经内分泌因素相互作用这一机制的认识，已将许多新型的药物不断用于临床治疗 CHF，因而对 CHF 的治疗也提出了新的目标，心力衰竭的治疗目标不仅仅是改善症状，提高生活质量，更重要的是针对心肌重构的机制，防止和延缓心肌重构的发展，从而降低心衰的病死率。

💬 用药指导

一、处方分析

案例：孙某，男，68 岁，因双下肢浮肿，胸闷、气急入院，诊断为慢性心功能不全。医生开出处方如下：

Rp：地高辛片 0.25mg×40 片　0.25mg/次　t.i.d.

氢氯噻嗪片 25mg×30 片　25mg/次　t.i.d.

泼尼松片 5mg×30 片　10mg/次　t.i.d.

请问：以上处方是否合理？为什么？

分析：不合理。氢氯噻嗪、泼尼松均能促进钾排泄，两药合用可诱发地高辛毒性反应。泼尼松还可引起水钠潴留而加重患者的水肿。

二、模拟练习

案例：朱某某，女，75 岁，慢性心功能不全患者，正在服用地高辛进行治疗，因食用海产品诱发荨麻疹。

请问：患者可使用哪些药物治疗？用药注意事项有哪些？

分析：可选用抗组胺药如扑尔敏进行治疗。该患者不可使用钙剂进行治疗，因为钙剂与地高辛合用时，使心肌细胞内 Ca^{2+} 浓度明显增高，可引起心肌收缩期停搏和快速型心律失常，严重者中引起死亡。

❓ 巩固提高

一、真题分析

1. 下列关于心力衰竭分类错误的是（　　　）。

A. 左心衰竭、右心衰竭、全心衰竭　　B. 急性心力衰竭、慢性心力衰竭

C. 收缩性心力衰竭、舒张性心力衰竭　D. 低排血量型心力衰竭、高排血量型心力衰竭

E. 急性心力衰竭、亚急性心力衰竭、慢性心力衰竭

2. 血管扩张药治疗心衰的主要药理依据是（　　　）。

A. 扩张冠脉，增加心肌供氧　　　　　B. 降低心输出量

C. 减轻心脏的前、后负荷　　　　　　D. 降低血压，反射性兴奋交感神经

E. 收缩冠脉，增加心肌供氧

二、选择题

1. 强心苷对心肌正性肌力作用机制是（　　　）。

A. 增加膜 Na^+-K^+-ATP 酶活性　　　B. 促进儿茶酚胺释放

C. 抑制膜 Na^+-K^+-ATP 酶活性　　　D. 缩小心室容积

E. 减慢房室传导

2. 治疗强心苷中毒引起的窦性心动过缓可选用（　　　）。

A. 阿托品　　　　　　　　　B. 苯妥英钠　　　　　　　　　C. 氯化钾

D. 利多卡因   E. 氨茶碱

3. 强心苷禁用于（　　）。

A. 慢性心功能不全   B. 心房纤颤   C. 心房扑动

D. 室性心动过速   E. 室上性心动过速

4. 可用于治疗心衰的磷酸二酯酶抑制剂是（　　）。

A. 维拉帕米   B. 米力农   C. 卡托普利

D. 酚妥拉明   E. 哌唑嗪

5. 主要扩张静脉治疗心衰的药物是（　　）。

A. 哌唑嗪   B. 肼屈嗪   C. 硝酸甘油

D. 硝普钠   E. 卡托普利

6. 能扩张动、静脉治疗心衰的药物是（　　）。

A. 硝酸甘油   B. 硝酸异山梨酯   C. 硝普钠

D. 肼屈嗪   E. 地高辛

7. 强心苷中毒早期最常见的不良反应是（　　）。

A. 心电图出现 Q-T 间期缩短   B. 头痛   C. 房室传导阻滞

D. 低血钾   E. 恶心、呕吐

8. 可用于治疗心功能不全的受体激动剂是（　　）。

A. 卡托普利   B. 美托洛尔   C. 多巴酚丁胺

D. 氨力农   E. 氢氯噻嗪

三、简答题

1. 试述地高辛对心脏的作用、作用机制和临床应用。

2. 简述心衰患者的治疗用药原则。

第二十章 抗心律失常药

学习目标

1. 掌握抗心律失常药物的分类；能说出普萘洛尔、维拉帕米、利多卡因、胺碘酮等药物的作用、临床应用和不良反应。
2. 熟悉抗心律失常药的基本作用及其用药护理。
3. 能说出产生心律失常的电生理学机制。

心律失常是指心动频率和节律的异常，分为快速型心律失常与缓慢型心律失常。心律失常时，常伴有心脏泵血功能障碍，从而影响全身血液循环，某些心律失常如心室颤动等可危及生命。心律失常的治疗包括药物治疗和非药物治疗，缓慢型心律失常用阿托品或拟肾上腺素类药物。本章介绍快速型心律失常的治疗药物。

第一节 抗心律失常药的作用及分类

一、心肌电生理

1. 心肌电生理特征

心肌为可兴奋组织，不同的心肌细胞动作电位特征不完全相同，见图20-1。按照心肌细胞动作电位特征，可分为快反应细胞和慢反应细胞。快反应细胞包括心房肌细胞、心室肌细胞和浦肯野纤维等，其静息膜电位（resting potential，RP）大，为$-80\sim-95mV$，动作电位分为5时相：0相去极化由Na^+快速内流引起，上升速率快（$1\sim2ms$），兴奋传导速度快；1相至3相为复极过程，从0相开始到3相复极完毕的这段时间，就是整个动作电位时程（action potential duration，APD）；4相为静息期，一般仅有离子交换，无电位变化。慢反应细胞包括窦房结细胞、房室结细胞等，其静息膜电位小，为$-40\sim-70mV$。0相为慢Ca^{2+}内流，上升速率缓慢，传导速度慢。4相不稳定呈自发去极化。

2. 静息膜电位对心肌细胞自律性、兴奋性、传导性的影响

静息膜电位水平可影响细胞膜离子通道的功能状态，如快反应细胞，当静息膜电位水平绝对值高于80mV时，所有Na^+通道都处于可开放状态，接受阈刺激即可产生动作电位；而当静息膜电位复极至$-60\sim-80mV$之间时，能够开放的Na^+通道较少，给予一个阈刺激，不产生动作电位；给予一个阈上刺激，则产生新的动作电位，但动作电位幅度减小，心肌细胞兴奋性、传导性下降，故这段时期也叫相对不应期（relative refractory period）。而从0期开始到膜电位复极到-60mV这一段时期，任何刺激均不能使细胞产生新的动作电位，这一时期也称有效不应期（effective refractive period，ERP），延长ERP是抗心律失常药的重要机制之一。

126

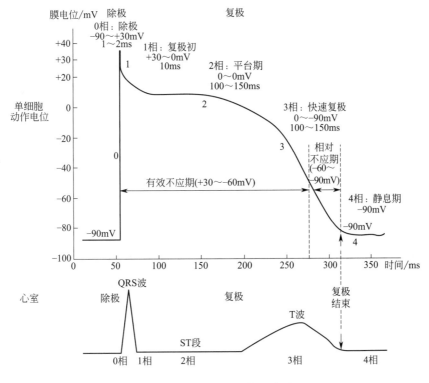

图 20-1　心肌细胞动作电位图

二、心律失常的发生机制

1. 自律性增高

心肌自律细胞 4 相自动除极加快、最大舒张电位负值减小、阈电位负值增大，都会使自律细胞自律性增高；非自律细胞，如心室肌，在缺血缺氧状况下会出现异常自律性，这种异常冲动向周围扩布，就会发生心律失常。

2. 后除极

后除极是指在一个动作电位后产生的提前除极化。其频率较快，振幅较小，呈振荡性波动，膜电位不稳定，容易引起异常冲动发放，产生触发活动。后除极包括早后除极和迟后除极。前者发生在完全复极之前的 2 或 3 相中，主要由于 Ca^{2+} 内流增多所引起；后者发生在完全复极之后的 4 相中，是细胞内 Ca^{2+} 过多（钙超载），诱发短暂 Na^+ 内流所致。

3. 折返

折返是指一次冲动下传后，经环形通路折回，再次兴奋原通路上的心肌细胞的现象，见图 20-2。折返是引发快速型心律失常的重要机制。折返的发生必须具备以下条件：心肌组织在解剖上存在环形传导通路；在环形通路的某一点上形成单向传导阻滞，使该方向的传导中止，但在另一个方向上，冲动仍能继续传导；回路传导的时间足够长，逆行的冲动不会进入单向阻滞区的不应期；邻近心肌组织有效不应期长短不一。

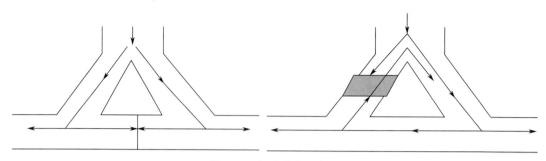

图 20-2　折返形成示意图

三、抗心律失常药的分类及作用机制

抗心律失常药主要通过降低心肌自律性、消除折返和减少后除极来实现。根据其对心肌电生理和作用特点的影响，可将心律失常药分为如下四类。

（1）Ⅰ类——钠通道阻滞药　又称膜抑制剂。有膜稳定作用，能阻滞钠通道。抑制 0 相去极化速率，并延缓复极过程。根据其作用特点分为三类：

ⅠA　对 0 相去极化与复极过程抑制均强，包括奎尼丁、普鲁卡因胺等。

ⅠB　对 0 相去极化及复极的抑制作用均弱，包括利多卡因、苯妥英等。

ⅠC　明显抑制 0 相去极化，复极的抑制作用较弱，包括普罗帕酮、氟卡尼等。

（2）Ⅱ类——β受体阻滞药　间接作用为 β-受体阻断作用，而直接作用系细胞膜效应，包括心得安、心得平、心得舒、儿得静等。

（3）Ⅲ类——延长动作电位时程药　通过肾上腺素能效应而起作用。具有延长动作电位间期和有效不应期的作用，包括胺碘酮、溴苄铵、乙胺碘呋酮。

（4）Ⅳ类——钙通道阻滞剂　通过阻断钙离子内流而对慢反应心肌电活动起抑制作用，包括异搏定、硫氮卓酮、心可定等。

第二节　常用抗心律失常药

一、Ⅰ类——钠通道阻滞药

1. ⅠA类

奎尼丁

奎尼丁为茜草科植物金鸡纳树树皮中分离出的生物碱，为抗疟药奎宁的右旋体。口服吸收良好，$1\sim2h$ 血药达峰浓度。生物利用度为 $70\%\sim80\%$。血浆蛋白结合率约 80%，在组织中浓度可达血药浓度的 $10\sim20$ 倍，心肌中浓度更高。主要在肝脏代谢成羟化物，羟化代谢产物仍有一定活性。20% 以原形经肾脏排泄。

【药理作用】

（1）钠通道阻滞作用　是奎尼丁的基本作用。浓度较高时能阻滞钾通道、钙通道。通过阻滞 Na^+ 通道，降低心房肌、心室肌、浦肯野纤维的自律性，减慢其传导；通过阻滞 K^+、Ca^{2+} 通道，延长动作电位时程和有效不应期，消除折返。

（2）抗胆碱作用　竞争性阻断 M 胆碱受体，产生一定的 M 受体阻断效应。

（3）**α受体阻断作用**　通过阻断血管平滑肌细胞上的α受体，使外周血管扩张，血压下降。

【临床应用】

奎尼丁为广谱抗心律失常药，适用于心房颤动、心房扑动、室上性心动过速、室性心动过速、室上性期前收缩、室性期前收缩的预防与治疗。心房颤动、心房扑动目前虽多用电转复律法，但奎尼丁仍有应用价值。

【不良反应及和注意事项】

奎尼丁安全范围小，毒副作用大，约1/3的患者会发生不同类型的不良反应。

（1）**胃肠道反应**　常见于用药初期，主要表现为口干、恶心、呕吐、食欲下降、便秘等。

（2）**心血管反应**　有致心律失常作用，产生心动过缓、传导阻滞，严重者可出现心跳停搏，导致奎尼丁昏厥或猝死；也可发生室性早搏、室性心动过速及室颤；另奎尼丁抑制心肌收缩、扩张血管可引发低血压，在静脉给药或伴有心功能不全时更易发生。故严重心肌损害、心功能不全、重度房室传导阻滞、高血钾、强心苷中毒者禁用。

（3）**金鸡纳反应**　久用可产生眩晕、恶心、呕吐、耳鸣、听力减退、视物模糊、神志不清、精神失常等。一般与血浆奎尼丁浓度升高有关。

（4）**变态反应**　主要表现为各种皮疹，偶见血小板减少症、粒细胞缺乏。对本药过敏者禁用。

普鲁卡因胺

口服吸收良好，1h左右血药达峰浓度，肌内注射0.5～1h血药达峰浓度。生物利用度为80％。血浆蛋白结合率约80％，$t_{1/2}$ 2～3h。约25％经肝脏代谢成N-乙酰普鲁卡因胺，仍具有抗心律失常活性。乙酰化速度受遗传因素影响，乙酰化快者血中乙酰化代谢物可较原形药的浓度高2～3倍；乙酰化速度慢者，血药浓度高，半衰期长，可引起狼疮综合征。

【临床应用】

普鲁卡因胺对心脏作用与奎尼丁相似但较弱，但无明显的抗胆碱和α受体阻断作用。主要用于室性心律失常，如室性期前收缩、室性心动过速等，对室上性心动过速也有效，但对心房颤动、心房扑动疗效差。

【不良反应和注意事项】

口服常见胃肠道反应，静脉注射可致低血压，大剂量抑制心脏，也可引起室性心动过速、心室颤动等。过敏反应也较常见，主要表现为皮疹、药热或粒细胞缺乏。长期应用可出现狼疮综合征，停药后症状可缓解或消失。

2.ⅠB类

利多卡因

利多卡因口服首过消除明显，生物利用度低，故常静脉滴注给药。血浆蛋白结合率约70％，体内分布广。本药几乎全部在肝内代谢，约10％以原形经肾排出，$t_{1/2}$约2h。

【药理作用】

（1）**降低自律性**　选择性作用于浦肯野纤维，减少4相Na^+内流和促进K^+外流，降低舒张期自动去极斜度，降低浦肯野纤维自律性；同时可提高心室肌阈电位水平，提高致颤阈。

（2）缩短动作电位时程，相对延长有效不应期　通过阻滞 2 相小量 Na^+ 内流，缩短心室肌浦肯野纤维动作电位时程和有效不应期，但缩短动作电位时程更显著，故相对延长有效不应期，有利于消除折返。

（3）改变病变区传导　治疗量对正常心肌传导速度无影响。对缺血心肌，通过减少 0 相 Na^+ 内流，减慢传导，变单向为双向阻滞，取消折返。

【临床应用】

主要用于室性心律失常的治疗，如急性心肌梗死、心脏手术等引起的室性期前收缩、室性心动过速、心室颤动等。

【不良反应和注意事项】

主要为中枢神经系统不良反应，如嗜睡、眩晕、恶心、呕吐、运动失调、意识障碍等。剂量过大可引起心率减慢、房室传导阻滞和低血压。故Ⅱ度房室传导阻滞、Ⅲ度房室传导阻滞的患者禁用。心功能不全、肝功能不全者长期用药可致蓄积。

美西律

美西律又名慢心律，化学结构与利多卡因相似，药理作用和临床应用也与利多卡因相似。其特点是可口服，生物利用度高（80%～90%），作用维持时间长（约 8h）。主要用于室性心律失常，对急性心肌梗死和强心苷中毒引起的室性心律失常效果较好，对利多卡因治疗无效者仍然有效。

用药早期的不良反应主要表现为胃肠道反应，如食欲减退、恶心、呕吐等。长期用药后可见眩晕、震颤、共济失调等。

苯妥英钠

苯妥英钠药理作用与利多卡因相似，通过促进 4 相 K^+ 外流，增大最大舒张电位，降低浦肯野纤维自律性；缩短房室结、浦肯野纤维的动作电位时程，相对延长有效不应期。适用于室性心律失常，特别是强心苷引起的室性心律失常。

3. IC 类

普罗帕酮

口服后吸收良好，2～3h 后达到血浆峰浓度，首过效应明显，生物利用度约为 24%；血浆蛋白结合率＞90%以上，有效血浆浓度个体差异明显；大部分经肝脏代谢，主要的代谢产物 5-羟普罗帕酮具有与原形药物相当的抗心律失常活性。

【药理作用和临床应用】

普罗帕酮明显阻滞钠通道，降低浦肯野纤维和心肌细胞动作电位 0 相最大上升速率，使传导减慢；延长动作电位时程和有效不应期，延长或阻断旁路前向和逆向传导；提高心肌兴奋阈，降低自律性。较弱的 β 受体阻断作用、钙通道阻滞作用和局麻作用。临床主要用于室上性、室性期前收缩和心动过速的治疗。

【不良反应和注意事项】

主要不良反应为口干、舌唇麻木、眩晕、胃肠功能紊乱、低血压、房室传导阻滞等。窦房结功能紊乱、严重房室传导阻滞、心源性休克者禁用。肝肾功能不全、低血压者慎用。

二、Ⅱ类——β 受体阻断药

用于心律失常治疗的 β 受体阻断药主要有普萘洛尔、美托洛尔、阿替洛尔、艾司洛尔等。其抗心律失常作用如下：

(1) β 受体阻断作用 本类药可拮抗儿茶酚引起的窦房结 4 相除极速度加快，降低自律性。

(2) 膜稳定作用 本类药中部分药物（如普萘洛尔）在较高浓度时，可阻滞 0 相 Na^+ 内流，减慢房室结和浦肯野纤维传导速度，并延长其有效不应期。

临床主要用于治疗室上性心律失常，如窦性心动过速、心房颤动、心房扑动、阵发性上性心动过速等，尤其是对儿茶酚过多引起的心动过速疗效更佳。

三、Ⅲ类——延长动作电位时程药

胺碘酮

口服吸收迟缓。生物利用度约为 50%。主要分布于脂肪组织及含脂肪丰富的器官，血浆蛋白结合率超过 95%。主要经肝脏代谢，经胆汁排泄，$t_{1/2}$ 为 14～28d。本药一般需连续服药 1 周左右才起效，3 周左右作用达高峰。停药后作用仍可维持 1 个月左右。静脉注射 10min 左右起效，维持 1～2h。

【药理作用和临床应用】

胺碘酮对心肌细胞膜多种离子通道有抑制作用，降低窦房结、浦肯野纤维的自律性和传导性；明显延长房室结、心房肌、心室肌的动作电位时程和有效不应期，消除折返；此外还有较弱的 α、β 受体阻断作用。为广谱抗心律失常药，对心房扑动、心房颤动、室上性心动过速和室性心动过速均有较好疗效。

【不良反应和注意事项】

常见心血管反应，如窦性心动过缓、房室传导阻滞及 Q-T 间期延长，有房室传导阻滞及 Q-T 间期延长者禁用本药。其他如神经系统反应、过敏反应、肝损害等。本药含碘，长期应用可影响甲状腺功能还会引起角膜褐色微粒沉着。角膜褐色微粒沉着不影响视力，停药后微粒可逐渐消失。

四、Ⅳ类——钙通道阻滞药

维拉帕米

口服吸收快速、完全，23h 血药浓度达峰值，首过效应约 10%～30%。血浆蛋白结合率为 90%。主要在肝脏代谢，肾脏排泄。代谢产物中去甲维拉帕米仍有活性，口服 1～2h 起效，3～4h 达最大作用，$t_{1/2}$ 为 3～7h，持续约 6h。

【药理作用和临床应用】

维拉帕米对激活态和失活态的 L-型钙通道均有一定的抑制作用，产生以下药理效应：①降低窦房结和房室结自律性，降低缺血时心房肌、心室肌和浦肯野纤维的异常自律性。②减慢房室结传导速度。③延长窦房结、房室结有效不应期，终止折返。对室上性和房室折返引起的心律失常效果好，对急性心肌梗死、强心苷中毒引起的室性期前收缩有效，是室上性心动过速的首选药。

【不良反应和注意事项】

不良反应较轻，常见胃肠道反应、头痛、瘙痒等。

131

静注会引起短暂降压效应，速度过快可引起窦性心动过缓、房室传导阻滞、心衰等。病窦综合征、Ⅱ度房室传导阻滞、Ⅲ度房室传导阻滞、心功能不全患者禁用。老年、肾功能不全患者慎用。不宜与β受体阻断药合用。

第三节　快速型心律失常的药物选择

抗快速型心律失常药种类繁多，选用药物时应考虑心律失常的类型、心功能状态、药物的特点及不良反应等因素。常见快速型心律失常可遵照以下方案选择药物。

(1) 窦性心动过速　控制过快心率首选β受体阻断药，次选钙拮抗药维拉帕米。

(2) 房性期前收缩　一般无需治疗，必要时可选择β受体阻断药、维拉帕米或奎尼丁。

(3) 心房颤动、心房扑动　心室率正常或稍快者无需治疗，心室率快者首选强心苷。

(4) 阵发性室上性心动过速　先刺激迷走神经，无效者首选维拉帕米，次选β受体阻断药。

(5) 室性期前收缩　首选利多卡因、美西律、苯妥英钠，次选普鲁卡因胺等。强心苷中毒首选苯妥英钠。

(6) 阵发性室性心动过速　首选利多卡因，次选普鲁卡因胺、胺碘酮。

(7) 心室颤动或心室颤动复律后维持　选用利多卡因、普鲁卡因胺等。

▣ 用药指导

一、处方分析

案例：祁某某，男，57岁，患支气管哮喘，正在服用氨茶碱，由于心动过速就诊，医生开具处方如下：

Rp：氨茶碱片 0.1g×20 片　　0.1g/次　t.i.d.

　　普萘洛尔片 10mg×20 片　10mg/次　t.i.d.

请问：以上处方是否合理？为什么？

分析：此处方不合理。普萘洛尔为 β_2 受体阻断剂，可阻断支气管平滑肌上的 β_2 受体，拮抗氨茶碱的平喘作用，加重支气管哮喘。

二、模拟练习

案例：患者，男性，52岁，由于见了老同学情绪激动，又喝了大量浓茶，窦性心律达到118次/分。经临床检查，诊断为窦性心动过速。

请问：该患者首选什么治疗药物最为适宜？用药注意事项有哪些？

分析：患者是由于情绪激动，又喝了大量浓茶，使交感神经过度兴奋，导致窦性心动过速。治疗窦性心动过速的首选药物是β受体阻断药，如普萘洛尔。支气管哮喘、窦性心动过缓、重度房室传导阻滞等疾病禁用。

❓ 巩固提高

一、真题分析

1. 下列有关奎尼丁的叙述，不正确的是（　　）。

A. 抑制 Na^+ 内流和 K^+ 外流

B. 可用于治疗房扑和房颤

C. 具有抗胆碱和 α 受体阻断作用

D. 可用于强心苷中毒

E. 常见胃肠道反应及心脏毒性

2. 可引起致死性肺毒性和肝毒性的抗心律失常药物是（　　　）。

A. 普萘洛尔　　　B. 胺碘酮　　　C. 维拉帕米　　　D. 奎尼丁　　　E. 利多卡因

二、选择题

1. 强心苷中毒引起的室性早搏或室性心动过速宜应用何药解除？（　　　）。

A. 苯妥英钠　　　B. 氯丙嗪　　C. 安定　　　　　D. 可拉明　　　E. 奎尼丁

2. 治疗心室纤颤的首选药物是（　　　）。

A. 普萘洛尔　　　B. 维拉帕米　　C. 利多卡因　　　D. 胺碘酮　　　E. 奎尼丁

3. 治疗阵发性室上性心动过速的最佳药物是（　　　）。

A. 奎尼丁　　　　B. 利多卡因　　C. 普鲁卡因胺　　D. 苯妥英钠　　E. 维拉帕米

4. 治疗强心苷所致窦性心动过缓和房室传导阻滞的最佳药物是（　　　）。

A. 奎尼丁　　　　　　　　　B. 阿托品　　　　　　　　　　C. 异丙肾上腺素

D. 麻黄碱　　　　　　　　　E. 肾上腺素

5. 维拉帕米对下列何种心律失常疗效较好？（　　　）。

A. 室性早搏　　　　　　　　B. 室性心动过速　　　　　　　C. 室上性心动过速

D. 传导阻滞　　　　　　　　E. 强心苷中毒

6. 利多卡因对哪种心律失常无效？（　　　）。

A. 心肌梗死所致室性心律失常　　B. 强心苷中毒所致室性心律失常

C. 心室纤颤　　　　　　　　D. 室上性心律失常　　　　　　E. 室性早搏

7. 交感神经功能亢进引起的窦性心动过速最好选用（　　　）。

A. 地高辛　　　B. 西地兰　　　C. 利多卡因　　　D. 普萘洛尔　　E. 维拉帕米

8. 心衰伴房颤患者宜选用（　　　）。

A. 西地兰　　　B. 奎尼丁　　　C. 维拉帕米　　　D. 胺碘酮　　　E. 利多卡因

9. 是局麻药，又是抗心律失常的药物是（　　　）。

A. 利多卡因　　B. 苯妥英钠　　C. 维拉帕米　　　D. 普萘洛尔　　E. 以上都不是

10. 室性心律失常首选（　　　）。

A. 苯妥英钠　　B. 利多卡因　　C. 普鲁卡因胺　　D. 胺碘酮　　　E. 奎尼丁

三、简答题

1. 简述抗心律失常药抗心律失常共同的作用机制。

2. 简述抗快速型心律失常药的分类以及每类的代表药物。

第二十一章　抗心绞痛药

学习目标

1. 掌握常用抗心绞痛药的临床应用和不良反应。
2. 能说出其他抗心绞痛药及其主要特征。
3. 了解心绞痛的发病机制、特征及分类。

第一节　心绞痛的发病机制

心绞痛是因冠状动脉供血不足引起的心肌急剧、暂时缺血与缺氧综合征，其典型的临床表现为阵发性胸骨后压榨性疼痛并向左上肢放射。心绞痛持续发作如不能及时缓解则可能发展为急性心肌梗死。

心绞痛的主要病理生理基础是冠状血管病变，尤其是动脉粥样硬化引起心肌组织供血障碍，导致氧的供需失衡。心肌耗氧量主要由心室壁张力、心率、心肌收缩力决定；心脏的供氧主要取决于冠状动脉血流量，影响冠脉血流量的因素有冠脉灌注压、灌注阻力、侧支循环及灌注时间等。因此降低心肌耗氧量和扩张冠状动脉以改善冠脉供血是缓解心绞痛的主要治疗方法。此外，冠状动脉粥样硬化、斑块变化、血小板聚集和血栓形成也是诱发不稳定型心绞痛的重要因素。

> **知识链接**
>
> **心脏耗氧**
>
> 决定心肌耗氧量的主要因素是心室壁张力、心率和心室收缩力。心室壁张力越大，维持张力所需的能量越多，心肌耗氧量也就越大。心室内压（心室后负荷）增高和心室容积（心室前负荷）增大均可使心肌耗氧量增加。心率与心肌耗氧量成正比。心脏射血时心室壁张力增大，每搏射血时间增加，心肌耗氧量也增加，心肌收缩力增强和收缩速度加快，均可使心肌的机械做功增加而增加心肌耗氧量。临床上将影响耗氧量的主要因素简化为"三项乘积"（收缩压×心率×左心室射血时间）或"二项乘积"（收缩压×心率）作为粗略估计心肌耗氧量的指标。

临床上根据心绞痛的发作特点及机制，将心绞痛分为稳定型心绞痛、不稳定型心绞痛和变异型心绞痛。稳定型心绞痛即指稳定型劳累性心绞痛；不稳定型心绞痛是除稳定型心绞痛以外的心绞痛，是稳定型心绞痛和心梗死之间的中间状态；变异型心绞痛是由于冠状动脉痉挛，导致冠状动脉血流量减少，心肌供血绝对不足所引起的。

第二节　常用抗心绞痛药

抗心绞痛常用药物有硝酸酯类、β受体阻断药和钙通道阻滞药。这些药物只能缓解症状，不能从根本上改变冠状动脉硬化所致心血管的病理变化。

一、硝酸酯类

本类药物有硝酸甘油、硝酸异山梨酯、单硝酸异山梨酯。硝酸甘油起效快，疗效确切，使用方便，是缓解心绞痛最常用的药物。

硝酸甘油

口服生物利用度仅为8%，不宜口服给药；舌下含服可避开首过消除，1~2min起效，3~10min作用达高峰，作用持续10~30min；主要在肝脏代谢，肾脏排泄。本药脂溶性高，容易通过皮肤黏膜吸收，经皮给药30~60min起效，持续时间较长，主要用于预防心绞痛。

【药理作用】

硝酸甘油通过在血管平滑肌细胞内释放出血管活性物质一氧化氮（NO），松弛血管平滑肌，扩张血管，产生以下效应。

（1）扩张血管，降低心肌耗氧量　较小剂量硝酸甘油即可扩张静脉血管，减少回心血量，减轻心脏前负荷，使心脏容积缩小，心室壁张力下降，从而降低心肌耗氧量；较大剂量可扩张外周动脉血管，减轻心脏后负荷，左室内压减小，心室壁张力下降，从而降低心肌耗氧量。此为抗心绞痛的主要原因。

（2）扩张冠脉，增加缺血区血流量　心绞痛发作时，缺血区的阻力血管因缺血缺氧及酸性代谢产物堆积呈扩张状态，硝酸甘油选择性扩张较大的心外膜血管、冠脉输送血管及侧支血管，而对非缺血区的阻力血管扩张作用较弱。非缺血区血流阻力大于缺血区，迫使血液从非缺血区流向缺血区，从而增加缺血区的血流量。如图21-1。

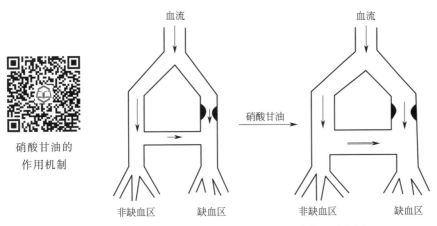

硝酸甘油的
作用机制

图21-1　硝酸甘油对冠脉作用示意图

（3）增加心内膜供血供氧　心外膜冠脉垂直贯穿心室壁分布于心内膜，心绞痛发作时，室内压和室壁张力升高，心内膜受压，缺血最严重。硝酸甘油扩张静脉血管，减少回心血量，心室容积减小，心室舒张末期压力降低；扩张动脉血管，降低心室壁张力，从而增加了心外膜向心内膜的有效灌注压、从而增加心内膜缺血区的血流量，增加了心肌供氧。

【临床应用】

（1）心绞痛　可用于缓解各种类型心绞痛急性发作和预防心绞痛发生。舌下含服、气雾吸入可迅速控制心绞痛症状，皮肤贴片等长效制剂可持续释放的硝酸甘油，用于预防心绞痛发生。

（2）急性心肌梗死　扩张血管，减轻心脏前、后负荷，降低心肌耗氧量，增加缺血区的血流量，同时抑制血小板聚集和黏附，预防血栓形成，缩小心肌梗死面积。要防止血压过度降低导致冠脉灌注压过低，加重心肌缺血。

（3）**心力衰竭**　扩张血管，减轻心脏前、后负荷，辅助治疗急慢性心功能不全。

【不良反应和注意事项】

（1）**扩血管反应**　引起面颊部皮肤潮红；可引起搏动性头痛或颅内压升高，活动性颅内出血、颅脑外伤患者禁用；可升高眼内压，青光眼患者禁用。若出现严重性体位性低血压或晕厥，应取坐位或半卧位含服，不宜站立服药。

（2）**诱发心绞痛**　大剂量使用时可反射性兴奋交感神经，心脏兴奋，导致心肌耗氧量增加，加重心绞痛，可用 β 受体阻断药纠正。

（3）**高铁血红蛋白血症**　长期大剂量使用可引起高铁血红蛋白血症，出现呕吐、口唇和指甲发绀、呼吸困难、意识丧失等，可注射亚甲蓝治疗。

（4）**耐受性**　连续服用长效制剂数天或连续静脉滴注数小时可产生耐受性，采用减少用药次数、减小剂量以及间歇给药方法可预防耐受性的产生。

硝酸异山梨酯

硝酸异山梨酯作用与硝酸甘油相似而较弱，但持续时间较长，属长效硝酸酯类。舌下含服 2～5min 显效，用于心绞痛的急性发作。口服后 30min 显效，用于预防心绞痛发作。硝酸异山梨酯缓释片作用持续 20h，主要用于预防心绞痛发作。其个体差异大，剂量大时容易发生头痛、低血压等不良反应。

单硝酸异山梨酯

单硝酸异山梨酯是硝酸异山梨酯的活性代谢产物，主要用于冠心病的长期治疗、预防心绞痛发作及心肌梗死后的治疗。

二、β 受体阻断药

β 受体阻断药通过阻断 β 受体，降低心肌耗氧量、改善缺血区心肌供血和心肌代谢，使患者心绞痛发作次数减少，运动耐量增加，是一线防治心绞痛的药物，常用的有普萘洛尔、美托洛尔、阿替洛尔等。

普萘洛尔

【药理作用】

（1）**降低心肌耗氧量**　阻断心脏 β_1 受体，使心率减慢，心肌收缩力减弱，心肌耗氧量减少。抑制心肌收缩力可能增加心室容积、心脏射血时间延长，导致心肌耗氧增加，但其总效应仍是心肌耗氧量降低。

（2）**改善缺血区心肌供血供氧**　阻断冠状动脉 β_2 受体，使非缺血区冠脉阻力增高，促使血液流向缺血区。阻断 β_1 受体使心率减慢，心室舒张期相对延长，冠脉灌注时间延长，有利于血液从心外膜流向易缺血的心内膜。此外，普萘洛尔通过促进氧合血红蛋白的解离可增加心脏的供氧。

（3）**改善心肌代谢**　阻断 β_1 受体，抑制脂肪分解酶活性，降低心肌游离脂肪酸含量，减少脂肪酸氧化代谢对氧的消耗量；同时减少缺血区心肌对葡萄糖的摄取和利用，改进糖代谢，减少心肌耗氧量；减轻心肌因缺血所致的 K^+ 外流，有利于保护缺血区的心肌细胞。

【临床应用】

用于稳定型心绞痛和不稳定型心绞痛，尤其是对硝酸酯类不敏感或疗效较差的稳定型心绞痛，对伴有高血压及窦性心动过速的患者尤为适宜。

三、钙通道阻滞药

常用的有硝苯地平、维拉帕米、地尔硫卓等。

【药理作用】

（1）降低心肌耗氧量 钙通道阻滞药抑制心肌收缩力，减慢心率；扩张外周血管，降低外周阻力，减轻心脏负荷，从而降低心肌耗氧量。

（2）增加缺血区血流量 扩张冠脉，对处于痉挛状态的血管有明显解痉作用，增加冠脉和侧支循环血流量，增加缺血区心肌的血流量。

（3）保护缺血心肌细胞 钙通道阻滞药抑制细胞外 Ca^{2+} 内流，减轻心肌缺血时由于 Ca^{2+} 超负荷导致的细胞损伤，保护缺血的心肌细胞。

（4）抑制血小板聚集 降低血小板内 Ca^{2+} 浓度，可抑制血小板黏附和聚集。

【临床应用】

对各型心绞痛均有效，可单用，也可与以上两类药物联用。是变异型心绞痛或以冠状动脉痉挛为主的心绞痛的首选药物。

硝苯地平

扩张冠状动脉和外周小动脉作用强，抑制血管痉挛效果显著，对变异型心绞痛效果最好，对伴高血压患者尤为适用。对急性心肌梗死患者能促进侧支循环，缩小梗死区范围。可与 β 受体阻断药合用，增加疗效。

维拉帕米

扩张冠状动脉作用弱，对变异型心绞痛多不单独使用本药。对稳定型心绞痛有效，疗效近似普萘洛尔，与 β 受体阻断药合用起协同作用，但要慎重。对伴心衰、窦房结或明显房室传导阻滞的心绞痛患者应禁用。

地尔硫卓

对变异型、稳定型和不稳定型心绞痛都有效，作用强度介于上述两药之间。对伴房室传导阻滞或窦性心动过缓者慎用；心力衰竭患者慎用。

钙通道阻滞药与 β 受体阻断药联合应用可以治疗心绞痛，特别是硝苯地平与 β 受体阻断药合用更为安全。二者合用对降低心肌耗氧量起协同作用，β 受体阻断药可消除钙通道阻滞药引起的反射性心动过速，后者可抵消前者的收缩血管作用。临床证明对心绞痛伴高血压及运动时心率显著加快者最适宜。

第三节　其他抗心绞痛药物

血管紧张素转化酶抑制剂（ACEI）

血管紧张素转化酶抑制剂包括卡托普利、赖诺普利和雷米普利等。该类药物不仅用于高血压和心衰的治疗，也可通过扩张动、静脉血管减低心脏前后负荷，从而减低心脏耗氧量，舒张冠状血管，增加心肌供氧。此类药还可对抗自由基，减轻其对心肌细胞的损伤和阻止血管紧张素所致的心脏和血管重构作用。

卡维地洛

卡维地洛是去甲肾上腺素能神经受体阻断药。因其既能阻断 β_1 和 α_1 受体，又具有一定的抗氧化作用，故可用于心绞痛、心功能不全和高血压的治疗。

尼可地尔

尼可地尔是 K^+ 通道激活药，通过激活血管平滑肌细胞膜 K^+ 通道，促进 K^+ 外流，使细胞膜超极化，抑制 Ca^{2+} 内流；释放 NO，增加血管平滑肌细胞内 cGMP 生成的作用，使血管平滑肌松弛，冠脉血管扩张，冠状动脉供血增加和减轻 Ca^{2+} 超载对缺血心肌细胞的损害。主要适用于变异型心绞痛和慢性稳定型心绞痛，且不易产生耐受性。同类药还有吡那地尔和克罗卡林。

吗多明

吗多明的代谢产物释放 NO，通过与硝酸酯类相似的作用机制，扩张容量血管及阻力血管，降低心肌耗氧量，改善侧支循环，改善心肌供血。舌下含服或喷雾吸入用于稳定型心绞痛或心肌梗死伴高充盈压患者，疗效较好。

雷诺嗪

雷诺嗪用于对其他抗心绞痛药物治疗无效的慢性心绞痛治疗。其作用机制不详。使用时须与氨氯地平、β受体阻断药或硝酸酯类药物合用。

💬 用药指导

一、处方分析

案例：黄某某，女，61 岁，劳累后反复发作胸骨后压榨性疼痛 6 个月就诊，医生诊断为冠心病心绞痛，开处方如下。

Rp：硝酸甘油片 0.5mg×30 片　0.5mg/次，舌下含化

普萘洛尔片 10mg×30 片　10mg/次　t. i. d.

请问：以上处方是否合理？为什么？

分析：此处方不合理。两药合用虽可降低心肌耗氧量，但是两药均可产生降压作用，合用时导致降压作用进一步增强，导致冠脉灌注不足，加重病情。

二、模拟练习

案例：徐某，男性，65 岁，近 3 个月来，常在劳累、情绪激动时出现胸骨后闷痛，有时放射至左上肢，持续 3～5min，休息后消失。诊断为稳定型心绞痛。

请问：患者可用何药进行治疗？用药注意事项有哪些？

分析：可用β受体阻断药如阿替洛尔等进行治疗。β受体阻断药突然停药可发生反跳现象，因此服用β受体阻断药应逐渐增加剂量，待病情稳定后再逐渐减少剂量，避免突然停药。

❓ 巩固提高

一、真题分析

1. 王某，55 岁，因过劳而突发心绞痛，该患者既往有哮喘发作史，抗心绞痛时不宜选

（　　）。

A. 硝酸甘油　　　B. 普萘洛尔　　　C. 硝苯地平　　　D. 地尔硫卓　　　E. 戊四硝酯

2. 阵发性室上性心动过速并发变异型心绞痛，宜采用何药治疗？（　　）。

A. 维拉帕米　　　B. 利多卡因　　　C. 普鲁卡因胺　　D. 奎尼丁　　　　E. 普萘洛尔

二、选择题

1. 伴有窦性心动过速的心绞痛首选（　　）。

A. 硝酸甘油　　　　　　　　　B. 硝酸异山梨醇酯　　　　　　C. 普萘洛尔

D. 硝酸戊四醇酯　　　　　　　E. 硝苯地平

2. 普萘洛尔与硝酸甘油均可引起（　　）。

A. 心率减慢　　　　　　　　　B. 心率加快　　　　　　　　　C. 抑制心肌收缩性

D. 冠脉扩张　　　　　　　　　E. 血压下降

3. 普萘洛尔抗心绞痛的主要机制是（　　）。

A. 扩张冠状血管　　　　　　　B. 扩张心外血管　　　　　　　C. 阻断 β 受体

D. 降低血压　　　　　　　　　E. 抑制交感神经递质释放

4. 硝苯地平扩张血管的机制是（　　）。

A. 阻断 α 受体　　　　　　　　B. 兴奋 β 受体　　　　　　　　C. 抑制 Ca^{2+} 进入细胞内

D. 抑制 Na^+ 进入细胞内　　　E. 以上均不是

5. 硝酸甘油没有下列哪一项作用？（　　）。

A. 扩张容量血管　　　　　　　B. 减少回心血量　　　　　　　C. 增加心率

D. 增加心室壁张力　　　　　　E. 降低心脏负荷

6. 治疗稳定型心绞痛首选（　　）。

A. 硝酸甘油　　　　　　　　　B. 硝酸戊四醇酯　　　　　　　C. 普萘洛尔

D. 硝苯地平　　　　　　　　　E. 维拉帕米

7. 硝酸甘油控制心绞痛急性发作的给药方法是（　　）。

A. 口服　　　　　　　　　　　B. 肌内注射　　　　　　　　　C. 舌下含服

D. 吸入　　　　　　　　　　　E. 静脉注射

三、简答题

1. 简述钙通道阻滞药与 β 受体阻断药联合应用的原因。

2. 试述心绞痛的类型及首选治疗药物。

第二十二章 调血脂药和抗动脉粥样硬化药

学习目标

1. 掌握他汀类、考来烯胺和普罗布考的药理作用、临床应用和不良反应等。
2. 熟悉贝特类、烟酸及多烯脂肪酸类药物的特点。
3. 了解血管内皮保护药的特点。

动脉粥样硬化（AS）是缺血性心脑血管病的主要病理学基础，指动脉内膜脂质、血液成分沉积，平滑肌细胞及胶原纤维增生伴有坏死及钙化等不同程度病变的类慢性进行性病理过程，病变部位主要在大、中动脉，尤其是主动脉、冠状动脉、脑动脉、肾动脉等，由于在动脉内膜积聚的脂质外观呈黄色粥样而得名。以低密度脂蛋白（LDL）、胆固醇（Ch）或甘油三酯（TG）升高为特点的血脂异常是动脉粥样硬化性心脑血管疾病的重要危险因素。因此，有效地控制血脂异常，防治动脉粥样硬化是减少心脑血管危险事件发生的重要措施。防治动脉粥样硬化首先提倡合理的膳食结构，适当进行体育运动，戒除吸烟、喝酒等不良习惯，避免熬夜、过劳，积极治疗相关原发病如高血压、糖尿病等，也可从调节血脂的成分和浓度（调血脂药）、抗脂质氧化和保护血管内皮等方面进行药物治疗，还可进行手术治疗。

第一节 调血脂药

血脂是血浆所含脂类的总称，包括胆固醇、三酰甘油（甘油三酯）、磷脂（PL）和游离脂肪酸（FFA）等。胆固醇又分为胆固醇酯（ChE）和游离胆固醇（FC），两者合称为总胆固醇（TC）。

血脂不溶于水，与载脂蛋白（Apo）结合后成为亲水性脂蛋白而溶解于血浆，并随血液循环转运至全身。脂蛋白依密度不同而分为乳糜微粒（CM）、极低密度脂蛋白（VLDL）、低密度脂蛋白（LDL）、中密度脂蛋白（IDL）、高密度脂蛋白（HDL），血浆中各种脂蛋白浓度保持相对恒定并维持相对比例。

血脂代谢异常主要表现为易致动脉粥样硬化的脂蛋白（如 VLDL、LDL、IDL）及其载脂蛋白含量过高，称为高脂血症或高脂蛋白血症，也可表现为抗动脉粥样硬化的脂蛋白（如 HDL）及其载脂蛋白含量过低。凡能降低 LDL、VLDL、TC、TG 或升高 HDL 的药物，都有抗 AS 作用。

高脂血症依据发病原因的不同可分为原发性高脂血症和继发性高脂血症，前者病因尚不清楚，可能与调控脂蛋白的基因突变有关，后者继发性高脂血症常由于糖尿病酒精中毒、肾病综合征、慢性肾衰竭、甲状腺功能减退、肝脏疾病和药物等因素所致，某些药物如利尿药、β 受体阻断药等也可引起继发性血脂升高。高脂血症一般分成六种类型，详见表 22-1。

表 22-1　高脂蛋白血症的分型

类型	脂蛋白变化	脂蛋白变化	
		TC	TG
Ⅰ	CM↑	+	+++
Ⅱa	LDL↑	++	
Ⅱb	VLDL↑,LDL↑	++	++
Ⅲ	IDL↑	++	++
Ⅳ	VLDL↑	+	++
Ⅴ	CM↑VLDL↑	+	+++

注：＋为升高；－为降低。

一、他汀类

他汀类药物是抑制羟甲基戊二酰辅酶 A（HMG-CoA）还原酶的必需基团，可竞争性抑制 HMG-CoA 还原酶，有显著的降 Ch 的作用。常用的 HMG-CoA 还原酶抑制剂有：辛伐他汀、洛伐他汀、普伐他汀、氟伐他汀、阿托伐他汀等。

本类药物均能被肠道吸收，氟伐他汀吸收迅速而完全，但首过消除明显。其余他汀类吸收率在 30%～75% 之间。辛伐他汀和洛伐他汀本身无活性，吸收后在肝内代谢成活性的羟基酸型。本类药物用药后 1～5h 血药浓度达到高峰。主要分布在肝，肝的药物浓度明显高于其他组织。多数药物在肝代谢，随胆汁由肠道排泄，少部分经肾排泄。常见他汀类调血脂药的药动学特点如表 22-2。

表 22-2　常见他汀类调血脂药的药动学特点

项目	洛伐他丁	普伐他丁	辛伐他丁	阿托伐他丁	瑞舒伐他丁
口服吸收/%	30	35	60～85	12	20
血浆蛋白结合率/%	≥95	50	＞95	≥98	88
t_{max}/h	2～4	1～1.5	1.2～2.4	1～2	3～5
由肝排泄/%	85	70	60	＞95	90
由肾排泄/%	<10	20	13	<2	10
$t_{1/2}$/h	3	1.5～2	1.9	14	19
剂量范围/(mg/d)	10～80	10～40	5～40	10～80	5～40
食物对 F 的影响/%	+50	－30	0	0	－20

注：F 为生物利用度。

【药理作用】

（1）调血脂作用　他汀类药物具有明显的调血脂作用，能显著降低 TC、LD，也能降低 TG，并轻度升高 HDL 水平。肝脏是合成内源性胆固醇的主要场所，HMG-CoA 还原酶是肝细胞合成内源性胆固醇过程中的限速酶。他汀类药物结构与 HMG-CoA 相似，可竞争性抑制 HMG-CoA 还原酶，使 Ch 合成受阻。他汀类药物除降低血浆 Ch 浓度外，还可通过负反馈调节作用导致肝细胞表面 LDL 受体代偿性增加、活性增强，致使血浆 LDL 降低，继而导致 VLDL 代谢加快，并因肝合成及释放 VLDL 减少，导致血浆 VLDL 及 TG 下降。HDL 升高可能是由 VLDL 减少导致的间接结果。

（2）非调脂作用　他汀类药物尚有多种对动脉粥样硬化患者有利的非调脂作用：①改善血管内皮功能，提高血管内皮对扩血管物质的反应性；②抑制血管平滑肌细胞（VSMC）的增殖和迁移，促进 VSMC 凋亡；③降低血浆 C 反应蛋白，减轻动脉粥样硬化过程的炎症反应；④氧化 LDL 是粥样斑块中的主要成分，影响斑块稳定性，在斑块破裂后又能诱发血栓形成，而斑块内的 LDL 极易发生氧化修饰，他汀类药物通过清除氧自由基，发挥抗氧化作用；⑤减少动脉壁巨噬细胞及泡沫细胞的形成，使动脉粥样硬化斑块稳定和缩小；⑥抑制血小板聚集和提高纤溶酶活性；⑦抑制单核-巨噬细胞的黏附功能。

（3）**肾保护作用**　本类药物不仅有依赖降低胆固醇的肾保护作用，同时具有抗细胞增殖、抗炎症、抗骨质疏松等作用，减轻肾损害的程度，从而保护肾功能。

【临床应用】

（1）**治疗高脂血症**　他汀类药物是当前防治高胆固醇血症和动脉粥样硬化性疾病的重要药物。主要用于杂合子家族性和非家族性 I$_a$、II$_b$ 和 III 型高脂蛋白血症，也可用于 2 型糖尿病和肾病综合征引起的高胆固醇血症。

（2）**预防心脑血管急性事件**　他汀类药物能通过增加动脉粥样硬化斑块的稳定性或使斑块缩小而减少脑卒中或心肌梗死的发生。

（3）**在肾病治疗中的应用**　他汀类药物通过抑制肾小球膜的细胞增殖，延缓肾动脉硬化、抗炎作用等发挥对肾的保护作用。目前用于糖尿病肾病、肾移植等终末期肾病患者的治疗。

（4）**治疗骨质疏松症**　他汀类药物能够促进骨的形成、抑制骨的吸收而影响骨的代谢，可用于治疗骨质疏松症。

【不良反应和注意事项】

不良反应发生率低，大剂量应用时偶可出现胃肠道症状、皮肤潮红、头痛、肌痛等暂时性反应，偶可发生无症状性氨基转移酶升高，肌酸激酶（CK）升高，停药后即恢复正常，偶有横纹肌溶解症。用药期间应定期检测肝功能，有肌痛者应检测 CK，必要时停药。妊娠期、哺乳期妇女及活动性肝病者禁用。

> 知识链接
>
> **"拜斯亭"事件**
>
> 　1997 年，德国拜耳（Bayer）公司将西立伐他汀（拜斯亭，lipobay）推向市场，1998 年被批准在美国上市，1999 年进入中国市场。自上市以来，全世界 80 多个国家 600 多万患者服用此药，但随之全球共收到 52 例因服用拜斯亭产生横纹肌溶解导致死亡的报告。拜耳公司果断于 2001 年 8 月 8 日立即停止销售并召回所有剂型的拜斯亭。他汀类与贝特类药物联合应用可增加横纹肌溶解的风险。横纹肌溶解的临床表现为肌肉强直或疼痛、病变部位肌肉退化，尿色异常等。

二、贝特类

贝特类（苯氧芳酸衍生物）作为常用的调血脂药，能显著降低 TG，中度降低 TC、LDL-C 和 VLDL 水平，并能升高 HDL-C。目前常用药物为：苯扎贝特、吉非贝齐、非诺贝特、环丙贝特等。

口服吸收快而完全，在血液中与血红蛋白结合，血浆蛋白结合率 92%～96%，不易分布到外周组织，主要在肝代谢，24h 内大部分以代谢物、少量以原形经肾及粪便排泄。苯扎贝特 $t_{1/2}$ 长 1.5～2.0h，在肾病腹膜透析患者可长达 20h。非诺贝特、环丙贝特 $t_{1/2}$ 分别为 22～26h 和 17h。吉非贝齐 $t_{1/2}$ 约 1.5h，66% 经肾排泄。

【药理作用】

（1）**调血脂作用**　这类药物的突出作用是显著降低三酰甘油。除了主要通过纠正血脂异常发挥抗动脉粥样硬化作用之外，还能通过防止血液凝固、促进血栓溶解等其他途径来共同发挥抗动脉粥样硬化效应。调血脂作用的机制可能为：①抑制乙酰辅酶 A 羧化酶，减少脂肪酸从脂肪组织进入肝内，合成 TG 及 VLDL；②增强脂蛋白酯酶（LPL）的活性，加速 CM 和 VLDL 的分解代谢；③增加 HDL 的合成，减少 HDL 的清除，促进胆固醇逆向转运；④促进 LDL 的清除；⑤激活类固醇激素受体类的核受体 PPARα，调节 LPL、ApoCⅢ、ApoAⅠ等基因的表达，增加 LPL 和 ApoAI 的生成。

（2）其他作用 抗凝血、抗血栓和抗炎作用，共同发挥抗动脉粥样硬化的作用。

【临床应用】

用于治疗以 VLDL 升高为主的高胆固醇血症，或以 TG 升高为主的混合型高脂血症；也用于治疗低 HDL 和存在动脉粥样硬化风险（如 2 型糖尿病）的患者。

【不良反应和注意事项】

主要为消化道反应，如食欲不振、腹泻、恶心等。其次有头痛、乏力、失眠、皮疹、脱发等，偶有尿素氮增加、氨基转移酶升高等。肌炎不常见，但一旦发生则可能导致横纹肌溶解症，出现肌红蛋白尿症和肾衰竭，尤见于已有肾损伤的患者及易患高 TG 血症的酒精中毒患者。一般不与他汀类药物合用以减少横纹肌溶解的风险。患肝胆疾病、孕妇儿童及肾功能不全者禁用。氯贝丁酯不良反应较多且严重，可致心律失常、胆囊炎和胆石症等，长期大量使用氯贝丁酯可增加胃肠道肿瘤的发生率。

三、胆汁酸结合树脂类（胆汁酸螯合剂）

本类药物为大分子碱性阴离子交换树脂，不溶于水，在肠道不被吸收，与带正电荷的胆酸牢固结合，阻止胆酸的肝肠循环和反复利用，从而减少 Ch 的吸收并大量消耗 Ch，使血浆 TC 和 LDL 水平降低，主要药物有考来烯胺和考来替泊。主要用于治疗Ⅱ型高脂血症、动脉粥样硬化以及肝硬化胆石症引起的瘙痒等。

由于本类药物应用剂量较大，且有特殊的臭味和一定的刺激性，常见便秘、腹胀、恶心和食欲减退等胃肠道症状，一般在两周后消失，若便秘过久，应停药。偶可出现短暂的转氨酶升高、高氯酸血症等。长期服用可使肠内结合胆盐减少，引起脂肪吸收不良，应适当补充维生素 A、D、K 等脂溶性维生素及钙盐。因可妨碍噻嗪类、香豆素类、洋地黄类药物吸收，应在本类药用前 1h 或用后 4h 服用上述药物。

四、烟酸类

烟酸

烟酸又称尼克酸，属于水溶性 B 族维生素，为广谱调血脂药，口服后吸收迅速而完全，用药 5～7 天后，LDL 降低。烟酸还可使 HDL 浓度增高，具有抑制血小板聚集和扩张血管作用。适用于混合型高脂血症、高 TG 血症、低 HDL 血症，其中对Ⅱb、Ⅳ型者最佳。与他汀类或贝特类合用，可提高疗效。常见不良反应为皮肤潮红、瘙痒、头痛等皮肤血管扩张现象，还可出现恶心、呕吐、腹泻。大剂量可引起血糖升高、血尿酸浓度增加，肝功能异常。长期使用应定期检查血糖和肝肾功能。痛风、消化性溃疡、2 型糖尿病患者和孕妇禁用。

阿昔莫司

阿昔莫司的药理作用与烟酸相似。口服吸收快而全，以原形经肾排泄。可使血浆 TG 明显降低，HDL 升高，与胆汁酸结合树脂类合用可加强其作用。用于 Ⅱ、Ⅲ 和 Ⅳ 型高脂血症及 2 型糖尿病伴高脂血症患者。不良反应少而轻。

第二节　抗氧化剂

氧自由基在动脉粥样硬化的发生和发展中发挥重要作用。新近研究表明，除 LDL 外，Lp(a) 和 VLDL 也可被氧化，增强致动脉粥样硬化作用，具有抗动脉粥样硬化效应的 HDL 也可被氧化而转化为致动脉粥样硬化的因素。因此，防止氧自由基对脂蛋白的氧化修饰，已成为阻止动脉粥样硬化发生和发展的重要措施。

普罗布考

本药空腹口服吸收低且不规则，饭后服用可增加其口服吸收率。$t_{1/2}$ 为 20~50d，吸收后主要蓄积于脂肪组织和肾上腺。服药后 24h 达到血药浓度高峰，3~4 个月达稳态血药浓度。84% 以原形从粪便排泄，2% 以代谢产物经肾排泄。

【药理作用】

（1）抗氧化作用　普罗布考为强亲脂性抗氧化剂，可抑制致炎因子、致动脉粥样硬化因子的基因表达和自由基介导的炎症，改善内皮舒张功能，从而抑制泡沫细胞和动脉粥样硬化斑块的形成，消退或减小动脉粥样硬化斑块。

（2）调血脂作用　普罗布考能抑制 HMG-CoA 还原酶，使 Ch 合成减少，并能降低血浆 LDL-C 水平；通过提高 ChE 转移蛋白和 ApoE 的血浆浓度，使 HDL 颗粒中的 Ch 减少，HDL 颗粒变小，提高 HDL 数量和活性，增加 HDL 的转运效率，使 Ch 逆转运清除加快。本药调血脂作用可使血浆 TC 和 LDL-C 下降，而 HDL-C 及 ApoAI 同时明显下降，对血浆 TG 和 VLDL 一般无影响。若与他汀类或胆汁酸结合树脂类合用，可增强调血脂作用。

（3）抗动脉粥样硬化作用　普罗布考的抗动脉粥样硬化作用可能是抗氧化和调血脂作用的综合结果。较长期应用可使冠心病发病率降低，已形成的动脉粥样硬化病变停止发展或消退，黄色瘤明显缩小或消除。

【临床应用】

（1）治疗高脂血症　可用于各型高胆固醇血症，对家族性高胆固醇血症有特效。对继发于肾病综合征或糖尿病的 Ⅱ 型高脂蛋白血症也有效。与胆汁酸结合树脂类或他汀类合用可增强作用。

（2）防治经皮腔内冠状动脉成形术（PTCA）后再狭窄

冠状动脉狭窄患者在 PTCA 术前先用普罗布考治疗 1 个月，之后进行 PTCA 手术，术后继续治疗 6 个月，可有效防治 PTCA 术后再狭窄。

（3）抗动脉粥样硬化　预防冠心病，治疗心绞痛，治疗肺动脉高压，延缓和治疗心力衰竭，提高急性心肌梗死后的生存率。

（4）治疗系统性硬化症和减轻雷诺病的症状　普罗布考治疗 12 周后可明显减轻系统性硬化症、原发性和自身免疫性雷诺病的临床症状及减少发作频率。

【不良反应和注意事项】

不良反应少而轻，以胃肠道反应如腹胀、腹痛、腹泻、恶心等为主，偶有嗜酸性粒细胞增多、肝功能异常、高尿酸血症、高血糖、血小板减少、肌病等。用药期间应注意心电图的变化，本药能延长 Q-T 间期，Q-T 间期延长者慎用，不宜与延长 Q-T 间期的药物配伍使用，如奎尼丁、胺碘酮等。近期有心肌损伤的患者、妊娠期妇女及小儿禁用。

维生素 E

维生素 E 是体内最重要的脂溶性抗氧化物质和自由基清除剂，具有很强的抗氧化作用。其分子中苯环的羟基失去电子或 H^+，以清除氧自由基和过氧化物，或抑制磷脂酶 A_2 等，以减少氧自由基的生成，中断过氧化物和丙二醛（MDA）的生成，生成的生育醌可被维生素 C 或氧化还原系统复原，继续发挥作用。维生素 E 能防止脂蛋白的氧化修饰及其所引起的一系列 AS 病变过程，从而发挥抗 AS 的效应。

第三节　多烯脂肪酸类

多烯脂肪酸是指有 2 个或 2 个以上不饱和键结构的脂肪酸，又称为多不饱和脂肪酸（PUFA），包括二十碳五烯酸（EPA）、二十二碳六烯酸（DHA）和 α-亚麻酸（α-LNA）、亚油酸（LA）、γ-亚麻酸（γ-LNA）等长链多烯脂肪酸。根据第一个不饱和键的位置，PU-FA 可分为 n-3（或 ω-3）型及 n-6（ω-6）型两大类。

一、 n-3 型多烯脂肪酸

n-3 型多烯脂肪酸包括二十碳五烯酸、二十二碳六烯酸和 α-亚麻酸等长链多烯脂肪酸。EPA 和 DHA 主要存在于海洋生物藻、鱼及贝壳类中，α-亚麻酸在亚麻籽油、沙棘籽油、菜籽油、豆油中分别占 55％，32％，10％ 和 8％。α-亚麻酸在体内可转化为 EPA 和 DHA。

【药理作用】

（1）调血脂作用　EPA 和 DHA 有明显的调血脂作用，降低 TG 及 VLDL-TG 的作用较强；HDL-C 有所升高；ApoAI/ApoA Ⅱ 比值明显加大。

（2）非调脂作用　EPA 和 DHA 广泛分布于细胞膜磷脂，可取代花生四烯酸（AA），作为前列腺素（PG）和白三烯的前体，产生相应的活性物质，呈多方面的作用：①较强的抗血小板聚集抗血栓形成和扩张血管的作用。②由于抗血小板作用抑制了血小板衍化生长因子（PDGF）的释放，可抑制血管平滑肌细胞的增殖和迁移。③EPA 和 DHA 可增加红细胞的可塑性，改善微循环。④EPA 在白细胞可转化为五系白三烯（LTB_5）等，从而减弱了四系白三烯（LTB_4）促白细胞向血管内皮的黏附和趋化性；EPA 还能使血中多种致炎因子如白介素-1β（IL-1β）、肿瘤坏死因子（TNF）浓度降低，抑制黏附分子的活性；对动脉粥样硬化早期白细胞-内皮细胞炎性反应的多种细胞因子表达呈明显的抑制作用。

【临床应用】

适用于高三酰甘油型高脂血症，与他汀类合用可增强疗效。可明显改善心肌梗死患者的预后。亦可用于治疗糖尿病并发高脂血症等。

【不良反成和注意事项】

本类药物一般无明显不良反应。长期或大剂量应用，可使出血时间延长，免疫反应降低。PUFA 制剂易被氧化产生过氧化物使毒性增加，因此制剂中应加适量维生素以防氧化。

二、 n-6 型多烯脂肪酸

n-6 型多烯脂肪酸包括亚油酸、γ-亚麻酸，主要含于玉米油、葵花籽油、红花油、亚麻籽油等植物油中，降脂作用较弱，临床疗效不确切，目前较少应用。

第四节 血管内皮保护药

在动脉粥样硬化的发病过程中，血管内皮损伤有重要意义。因此，保护血管内皮免受各种因子损伤，是抗动脉粥样硬化的重要措施。

目前常用的药物有黏多糖和多糖类，如肝素、硫酸乙酰肝素、硫酸软骨素 A、藻酸双酯钠等。

肝素

肝素具有降低 TC、LDL、TG、VLDL，升高 HDL 的作用，还具有保护血管内皮、抗血栓形成、抑制血管平滑肌细胞增生和迁移等抗动脉粥样硬化效应。但因其抗凝血活性太强，且口服无效，故不便应用。人们研究既有类似肝素的抗 AS 作用又无不利于抗 AS 时副作用的低分子量肝素和类肝素。低分子量肝素（LMWH）制剂有依诺肝素（克塞）、替地肝素、弗希肝素等，分子量低，生物利用度高，与血浆、血小板血管壁蛋白结合的亲和力较低，抗凝血作用弱，抗血栓形成作用强，可用于治疗不稳定型心绞痛、急性心肌梗死等。

藻酸双酯钠

藻酸双酯钠为酸性多糖类药物，是以藻酸为基础原料，用化学方法引入有效基团合成而得。

【药理作用】

藻酸双酯钠具有强分散乳化性能，且不易受外界因素影响，能抵抗红细胞之间和红细胞与血管壁之间的黏附，具有改善血液流变的作用。还可使凝血酶失活，其抗凝血作用相当于肝素的 1/3～1/2，能抑制血小板聚集，因而具有抗血栓、降血黏度、微动静脉解痉等红细胞及血小板解聚等前列环素（PGI$_2$）样作用。藻酸双酯钠不仅能使血浆 Ch、TG、LDL、VLDL 等迅速下降，同时又能升高血清 HDL 水平，具有抑制 AS 斑块形成作用。

【临床应用】

主要用于治疗缺血性心脑血管疾病如脑血栓、脑栓塞、短暂性脑缺血、冠心病等，也可用于治疗弥散性血管内凝血、慢性肾小球肾炎及出血热等。

【不良反应和注意事项】

可引起发热、白细胞及血小板减少、血压降低、肝功能及心电图异常、子宫或眼结膜下出血、超敏反应、头痛、心悸、烦躁、乏力、嗜睡等。

💬 用药指导

一、处方分析

案例：宋某，男，54 岁，血脂检查结果如下：TC：4.8mmol/L，TG：3.5mmol/L，LDL-C：2.9mmol/L，HDL-C：2.4mmol/L，临床诊断为高甘油三酯血症。

Rp：非诺贝特 0.1g×30 片　　0.1g/次　　b.i.d.　　p.o.

请问：以上处方是否合理？高甘油三酯血症的治疗原则是什么？

分析：处方合理。非诺贝特突出作用是显著降低三酰甘油，此外还能通过防止血液凝固、促进血栓溶解等其他途径来共同发挥抗动脉粥样硬化效应。高甘油三酯血症的治疗方法包括药物治疗和治疗性生活方式改变，治疗性生活方式改变是高甘油三酯血症和其他血脂异常治疗中的重要措施，主要包含减少饱和脂肪酸的摄入和胆固醇的摄入，多食植物固醇和可溶性纤维及控制体重等。

二、模拟练习

案例：王某，男，45 岁，稍感不适后就诊，全身体格检查未见异常。血生化检查显示：TC：16.5mmol/L，TG：5.6 mmol/L，血黏稠度（＋＋）。诊断为高脂血症。

请问：可选用何药进行治疗？高脂血症有何潜在风险？

分析：可选用他汀类药物如洛伐他汀等进行治疗。他汀类药物降低总胆固醇及低密度脂蛋白胆固醇的作用强。心血管疾病的发生与动脉粥样硬化密切相关，而脂质代谢紊乱、高脂血症又是加速动脉粥样硬化的危险因素，所以，纠正脂质代谢紊乱，能有效防止动脉粥样硬化疾病的发生，降低心脑血管疾病的发生率。

？ 巩固提高

一、真题分析

1. 洛伐他汀的作用是（　　　）。

A. 主要影响胆固醇合成　　　　　　B. 主要影响胆固醇吸收

C. 影响脂蛋白合成转运及分解　　　D. 主要影响甘油三酯合成

E. 主要影响胆固醇排泄

2. 下列哪种药物宜与洛伐他汀合用产生协同降脂作用？（　　　）

A. 考来烯胺　　　　　　　B. 非诺贝特　　　　　　　C. 烟酸

D. 洛伐他汀　　　　　　　E. 普罗布考

二、选择题

1. 有调血脂作用，亦能稳定动脉粥样硬化斑块或使斑块缩小的药物是（　　　）。

A. 辛伐他汀　　　　　　　B. 烟酸　　　　　　　　　C. 普罗布考

D. 吉非贝齐　　　　　　　E. 考来烯胺

2. 能使骨骼肌溶解的药物是（　　　）。

A. 阿托伐他汀　　　　　　B. 考来替泊　　　　　　　C. 考来烯胺

D. 普罗布考　　　　　　　E. 硫酸多糖

3. 治疗原发性高胆固醇血症应首选（　　　）。

A. 辛伐他汀　　　　　　　B. 烟酸　　　　　　　　　C. 普罗布考

D. 吉非罗齐　　　　　　　E. 考来替泊

4. 下列调血脂药物需要睡前服用的是（　　　）。

A. 烟酸　　　　　　　　　B. 考来烯胺　　　　　　　C. 非诺贝特

D. 辛伐他汀　　　　　　　E. 普罗布考

5. 能降低 LDL 也降 HDL 的药物是（　　　）。

A. 考来替泊　　　　　　　B. 塞伐他汀　　　　　　　C. 非诺贝特

D. 烟酸　　　　　　　　　E. 普罗布考

6. 下列调血脂药物中能产生抗氧化作用的是（　　　）。

A. 考来替泊　　　　　　　B. 吉非罗齐　　　　　　　C. 硫酸多糖

D. 烟酸   E. 普罗布考

7. 能抑制 HMG-CoA 还原酶而减少胆固醇合成的药物是（   ）。

A. 烟酸   B. 洛伐他汀   C. 考来烯胺

D. 氯贝丁酯   E. 普罗布考

8. 能增强脂蛋白脂肪酶活性，促进血液中 TG 和 VLDL 分解的药物是（   ）。

A. 考来烯胺   B. 烟酸   C. 氯贝丁酯

D. 洛伐他汀   E. 阿昔莫司

三、简答题

1. 简述他汀类药物的降脂作用机制。

2. 常用的调血脂药和抗动脉粥样硬化药有哪些？

第二十三章 作用于呼吸系统药

学习目标

1. 掌握平喘药 β 受体激动药沙丁胺醇、茶碱类氨茶碱、过敏介质阻释药色甘酸钠的药理作用、临床应用、不良反应和注意事项。

2. 能说出平喘药、镇咳药和祛痰药的分类和常用代表药物。能说出糖皮质激素平喘作用的特点；说出祛痰药氯化铵、乙酰半胱氨酸、氨溴索的特点；说出可待因和右美沙芬的作用和用途。

3. 会应用药理知识指导患者正确选择药物并熟知用药过程中的注意事项。

呼吸系统疾病常见的症状有咳、痰、喘，它们之间通常并存且互相影响，一种症状未有效控制，则可能诱发或加重其他症状，反复发作还可引起慢性支气管炎、肺气肿、肺心病等，因此，呼吸系统疾病在对因治疗的同时还应进行对症治疗，防止并发症的发生。

第一节 平喘药

支气管哮喘和喘息性支气管炎是由于炎性物质刺激，引起支气管平滑肌痉挛，并可使气道反应性增高，出现喘息症状。目前临床上把能够缓解喘息症状的药物称为平喘药。平喘药按作用环节不同，分为：支气管扩张药、抗炎性平喘药和抗过敏药。

一、支气管扩张药

主要通过松弛支气管平滑肌，降低气道阻力而起到平喘作用，是临床常用平喘药。根据不同的作用机制可分为肾上腺素受体激动药、茶碱类、M 受体阻断药三类。

1. 肾上腺素受体激动药

本类药物主要通过激动支气管平滑肌细胞上的 β_2 受体，引起支气管平滑肌松弛。同时还具有抑制肥大细胞释放过敏性介质，增强气道纤毛运动、减轻气道黏膜下水肿等作用，有利改善气道阻力。根据受体选择性不同分为非选择性 β 受体激动药（肾上腺素、异丙肾上腺素等）和选择性 β_2 受体激动药。选择性 β_2 受体激动药通过选择性激动 β_2 受体，使支气管平滑肌松弛，扩张支气管作用强，是控制哮喘急性发作的首选药。但久用可使支气管平滑肌细胞上的 β_2 受体数目下调，产生耐受，疗效降低。目前临床以小剂量气雾吸入，短期用药为主。

肾上腺素

肾上腺素对 α、β 受体均有强大的兴奋作用，皮下或肌内注射能迅速控制支气管哮喘的急性发作。但因其作用持续时间短，易产生心血管不良反应，多次使用后易产生耐受性等特点，目前已不作为平喘常用药物，只用于哮喘的急性发作。

麻黄碱

麻黄碱能激动 α、β 受体，与肾上腺素相似，但作用缓慢、温和持久，口服有效，可用于轻症哮喘或预防哮喘发作。

异丙肾上腺素

异丙肾上腺素是经典的 β_1、β_2 受体激动药。平喘作用强大，可舌下给药或吸入给药。但由于它的 β_1 受体兴奋作用，可引起患者心率加快、心悸，严重时引起心律失常，甚至心室颤动而突然死亡，因此，已逐渐被选择性 β_2 受体激动药取代，临床主要用于控制哮喘急性发作症状。

沙丁胺醇

沙丁胺醇又名舒喘灵，为中效的 β_2 受体激动药。能选择性激动支气管平滑肌上的 β_2 受体，扩张支气管，产生平喘效果。其作用强度与异丙肾上腺素的作用相近，作用时间明显比异丙肾上腺素长。

【临床应用】

临床可气雾吸入用于控制哮喘的急性发作，口服可用于慢性哮喘控制症状或预防发作。

【不良反应和注意事项】

（1）**心脏反应** 沙丁胺醇选择性激动 β_2 受体，在扩张支气管的同时对心脏的兴奋作用较轻，但在大剂量或注射给药时，仍可引起心脏反应，特别是原有心律失常的患者。必要时可补充钾盐，预防诱发心律失常。

（2）**肌肉震颤** 少数患者可引起肌肉震颤，好发部位在四肢与面颈部，气雾吸入时发生率较全身给药为低。部分患者可随着用药时间延长，逐渐减轻或消失。

（3）**代谢紊乱** 能增加肌糖原分解，引起血乳酸、丙酮酸升高，并产生酮体。糖尿病患者应注意血糖，防止出现酮症酸中毒或乳酸中毒。

特布他林又称博利康尼、间羟舒喘灵、叔丁喘宁，为间羟酚类代表药，对 β_2 受体选择性高。有口服、吸入或静脉滴注等多种给药途径。其支气管扩张作用强度较沙丁胺醇弱，起效快，吸入后 5min 内即能出现明显的支气管扩张作用，迅速缓解喘息，作用持续时间约 4～6h，是中效 β_2 受体激动药。

克伦特罗又称氨哮素、克喘素，扩张支气管作用较沙丁胺醇强 100 倍，是强效 β_2 受体激动药。可气雾吸入、口服、直肠给药。

福莫特罗、沙美特罗均为长效 β_2 受体激动药，作用可维持 8～12h。主要用于慢性哮喘与慢性阻塞性肺病的缓解症状。

班布特罗是特布他林的前体药，在体内经水解而释出特布他林，才发挥平喘作用。作用持续 24h 以上，是目前唯一的口服长效 β_2 受体激动药。

知识链接

瘦肉精

瘦肉精是一类药物，而不是某一种特定的药物，任何能够促进瘦肉生长、抑制肥肉生长的物质都可以叫做"瘦肉精"。在中国，通常所说的瘦肉精是指克伦特罗，而普通消费者则把此类药物统称为"瘦肉精"。当它们以超过治疗剂量 5～10 倍的用量用于家畜饲

养时，即有显著的营养"再分配效应"，即促进动物体蛋白质沉积，促进脂肪分解，能显著提高胴体的瘦肉率，因此曾被用作牛、羊、禽、猪等畜禽的促生长剂、饲料添加剂，但食用含有瘦肉精的猪肉对人体有害。

中国农业农村部明令禁止使用 β 激动剂类药物作为饲料添加剂，商务部也下令禁止进口含瘦肉精类食品。

2. 茶碱类

茶碱可使平滑肌张力降低，呼吸道扩张；可促进内源性肾上腺素、去甲肾上腺素的释放，支气管平滑肌松弛；抑制钙离子由平滑肌内质网释放，降低细胞内钙离子浓度而产生呼吸道扩张作用。茶碱缓释片直接松弛支气管和肺血管平滑肌的作用。临床上用于缓解和预防成人及 12 岁以上儿童的支气管哮喘症状和伴有慢性支气管炎和肺气肿的可逆性支气管痉挛。

氨茶碱

茶碱水溶性较低，临床上把茶碱与乙二胺制成复盐——氨茶碱，提高其水溶性和增强作用。口服、静注、直肠给药均有效，口服可维持 5~6h，血浆蛋白结合率约 60％，主要由肝脏代谢，约 10％以原形从肾脏排出。

【药理作用】

(1) 平喘作用　通过抑制磷酸二酯酶使细胞内的 cAMP 分解减少；拮抗腺苷受体，使气管平滑肌松弛；增加内源性儿茶酚胺类物质释放；增强呼吸肌的收缩力，换气功能得到加强；长期应用还具抗炎作用。

(2) 兴奋心脏　可增强心肌收缩力，增加心排出量。

(3) 利尿作用　可增加肾血流量提高肾小球滤过率，抑制肾小管对钠离子的重吸收。

【临床应用】

主要用于各种哮喘的维持治疗及喘息性支气管炎，可缓解哮喘急性期症状，减轻慢性哮喘的症状。可口服。重症或哮喘持续状态时也可静注给药；对急性心功能不全及心源性哮喘有效。亦可用于心源性水肿的辅助治疗。

【不良反应和注意事项】

本药刺激性较强，口服易致恶心、呕吐，宜饭后服用，或用缓释剂和控释剂；氨茶碱安全范围较小，静脉注射过快或剂量过高，可引起失眠、兴奋不安，必要时可用镇静催眠药；易致心悸、心律失常、血压骤降等中毒反应，甚至惊厥致死，故应使用安全剂量，稀释后缓慢静注。

二羟丙茶碱

二羟丙茶碱又名甘油茶碱，易溶于水，pH 接近中性。作用与氨茶碱相似，效果不及氨茶碱，但胃肠刺激较轻，心脏兴奋作用弱，安全范围较大，可肌内注射。适用于不能耐受氨茶碱的患者或伴心动过速者。

3. M 受体阻断药

异丙托溴铵

异丙托溴铵又名异丙阿托品，为阿托品的季铵盐衍生物。能选择性阻断支气管平滑肌上的 M 受体，扩张支气管作用强；同时还可减少支气管腺体的分泌。主要用于防治各种支气管哮喘，尤以老年性哮喘、合并心血管疾病、对糖皮质激素类药物疗效差或不能耐受以及不能耐受 β_2 受体激动药者为宜。

口服、吸入给药难吸收，在呼吸道内保持较高药物浓度，局部作用强而全身作用弱。气雾吸入后 5min 生效，持续 4～6h。副作用较阿托品少。大量应用可引起口干、干咳、喉部不适及肌肉震颤等症状。禁忌证同阿托品。

同类药物还有氧托溴铵、泰乌托品（噻托溴铵）。

二、抗炎性平喘药

1. 糖皮质激素

糖皮质激素（GCs）是目前治疗支气管哮喘的基本药物之一，具有平喘作用与强大的抗炎作用，还有抗过敏、降低呼吸道反应性等作用，可降低哮喘发作程度和频率，改善患者肺功能。地塞米松、泼尼松、泼尼松龙等抗炎作用较强，平喘效果明显，但全身用药不良反应多而严重，仅限静脉滴注用于严重的哮喘发作或哮喘持续状态。气雾剂吸入在气道内药物浓度高，局部抗炎作用强、用量小，且可减少或避免全身性药物不良反应，因此吸入型糖皮质激素是目前临床最常用的抗炎性平喘药，常用的药物有倍氯米松、布地奈德、氟地卡松、曲安奈德、氟尼缩松等。

倍氯米松

倍氯米松又名二丙酸氯地米松，为地塞米松的衍生物，在呼吸道内可转化为抗炎活性较高的 17-单丙酸氯地米松。局部抗炎作用强大，约为地塞米松的 500 倍。气雾吸入后可直接作用于气道发挥抗炎平喘作用。本药起效缓慢，作用高峰在用药后 10d 左右，且哮喘持续状态时潮气量低，难于吸入足够药物，不宜用于哮喘急性发作及哮喘的持续状态的治疗，但可作为治疗哮喘发作间歇期及慢性哮喘的首选药。对于中、重度哮喘患者可采用长期低剂量或短期高剂量疗法，须提前 1～2 周用药。

由于局部用药，吸收少且肝内灭活快，不良反应少。长期用药可出现声音嘶哑，少数可发生口腔、咽部白色念珠菌感染，每次用药后漱口，减少咽喉部药物残留，保持口腔清洁可减少这些不良反应的发生。

布地奈德局部抗炎作用较倍氯米松强，经肝代谢更快，几乎无全身性不良反应，对肾上腺皮质抑制作用更轻。

2. 抗白三烯类药

半胱氨酰白三烯是哮喘发病中的一种重要炎症因子。本类药物通过阻断半胱氨酰白三烯受体或抑制 5-脂氧酶减少半胱氨酰白三烯的产生而起到平喘的作用。临床常用的有扎鲁司特、孟鲁司特、齐留通。

三、抗过敏平喘药

本类药物通过稳定肥大细胞膜，抑制过敏介质释放和轻度的抗炎作用，用于预防哮喘发作，起效较慢。

色甘酸钠

色甘酸钠又名咽泰，口服难以吸收，常用其微细粉末（直径约 $6\mu m$）制成喷雾剂，临床采用粉剂定量雾化器（MDI）方式吸入给药。

【药理作用】

① 稳定肥大细胞膜。减少 Ca^{2+} 内流，阻止肥大细胞脱颗粒及组胺、白三烯等过敏介质的释放，但对已经释放的过敏介质无效。

② 抑制支气管黏膜内的感受器，降低气道的反应性，抑制引起支气管平滑肌痉挛的神经反射。

③ 减少炎性因子释放而具一定的抗炎作用。

【临床应用】

色甘酸钠对速发型过敏反应具有明显的抑制作用，对正在发作的哮喘无控制作用。在接触抗原前 1 周给予色甘酸钠可预防各种支气管哮喘的发作，如速发型或迟发型哮喘，运动性或其他诱因的哮喘；也可用于治疗各种慢性哮喘。还用于过敏性鼻炎、胃肠道过敏性疾病或溃疡性结肠炎等。

【不良反应和注意事项】

本药毒性较低，副作用少，是防治支气管哮喘最安全的药物。少数患者在吸入粉雾时因刺激引起呛咳、咽喉刺激感、气急、胸闷甚至诱发哮喘。可同时吸入异丙肾上腺素，防止支气管痉挛的发生。

奈多罗米钠

奈多罗米钠为色甘酸钠衍生物，稳定肥大细胞作用强于色甘酸钠；还具较强的抗炎作用和降低非特异性气道反应性作用。吸入给药，可作为哮喘长期预防或哮喘早期的维持治疗药。儿童及孕妇慎用。不良反应为头痛、恶心等。

酮替芬

酮替芬主要通过抑制肥大细胞释放过敏介质，阻断组胺受体起作用。单用或与 $β_2$ 受体激动药、茶碱类药合用可预防多种原因引起的支气管哮喘，也可用于过敏性鼻炎、食物或药物过敏等。口服容易吸入，维持时间长。用药后可出现头晕、嗜睡、乏力等副作用，继续用药可自行缓解。驾驶员、精密仪器操作者慎用。

第二节　镇咳药

一、中枢性镇咳药

中枢性镇咳药主要是通过直接抑制延髓咳嗽中枢而发挥镇咳作用，分为依赖性镇咳药和非依赖性镇咳药。

可待因

可待因又名甲基吗啡，是阿片类生物碱，大部分经肝脏代谢后通过肾脏排出体外。

【药理作用和临床应用】

与吗啡相似，药物进入中枢神经系统，直接抑制延髓咳嗽中枢，镇咳作用迅速而强大，可持续 4～6h，并有镇痛作用，镇咳和镇痛作用强度分别为吗啡的 1/4 和 1/10。适用于各种原因引起的剧烈干咳，对伴有胸痛的干咳者尤为适宜，由于本品能抑制呼吸道腺体分泌和纤毛运动，故对有少量痰液的剧烈咳嗽，应与祛痰药并用，也可用于中等程度的疼痛患者。

【不良反应和注意事项】

较吗啡轻。主要为成瘾性，治疗量时偶有恶心、呕吐、眩晕、便秘等副作用，过量可引起呼吸抑制、中枢兴奋、烦躁不安等中毒症状，小儿甚至可引起惊厥；长期用药可产生耐受性和躯体依赖性。因可使痰液黏稠度增高，黏痰且量多者不宜使用；呼吸不顺畅和支气管哮喘性咳嗽者慎用。

右美沙芬

右美沙芬为人工合成的吗啡衍生物。镇咳作用强度与可待因相似或稍强，且无躯体依赖性，但无镇痛作用。治疗量对呼吸无抑制作用，毒性较低。口服 15～30min 显效，持续 3～6h，用于缓解干咳症状，适用于感冒、急性或慢性支气管炎、支气管哮喘、咽喉炎、肺结核以及其他上呼吸道感染时的咳嗽。常与抗组胺药合用。本药安全范围大，用药后可出现头晕、嗜睡、口干、便秘等症状，孕妇、哮喘及痰多者慎用；妊娠 3 个月内者、有精神病史及青光眼患者禁用。

喷托维林

喷托维林又名维静宁、咳必清，为人工合成的非躯体依赖性镇咳药。其镇咳作用机制既有中枢抑制又有外周麻醉作用：中枢镇咳作用为选择性抑制延髓咳嗽中枢，作用强度约为可待因的 1/3；外周镇咳作用是通过轻度抑制呼吸道感受器及传入神经。具有阿托品样作用，阻断 M 受体，解除支气管平滑肌痉挛。外周作用较弱。用于上呼吸道感染引起的无痰干咳和百日咳等，对小儿疗效优于成人。

不良反应轻。偶有口干、恶心、腹胀、便秘等。无躯体依赖性，青光眼及痰多者禁用，前列腺肥大及心功能不全患者慎用。

氯哌斯汀

氯哌斯汀为苯海拉明的衍生物，是中枢镇咳药，主要抑制咳嗽中枢而镇咳，具微弱的抗组胺作用。镇咳作用弱于可待因，无成瘾性及耐受性。临床上用于上呼吸道感染引起的咳嗽。偶见口干、嗜睡等症状。

二、外周性镇咳药

外周性镇咳药是主要通过抑制咳嗽反射弧中的黏膜感受器的敏感性，传入神经、传出神经的传导或效应器中的任一环节而产生镇咳作用的药物。

苯佐那酯

苯佐那酯又名退嗽，是丁卡因的衍生物。口服 20min 显效，维持 3～4h。具有较强的局部麻醉作用，抑制肺牵张感受器和感觉神经末梢而减少咳嗽冲动的产生。镇咳作用较可待因弱，主要对各种刺激性干咳、镇咳效果好，也可用于支气管镜检查或支气管造影前预防咳嗽。

不良反应较轻，有轻度头晕、嗜睡、口干、胸闷、鼻塞等，偶见过敏性皮炎。服用时勿咬碎药丸，以免引起口腔麻木。

第三节　祛痰药

祛痰药是指能使痰液稀释、黏痰分解或黏稠度降低，使痰液易于排出的药物。该类药物同时还能促进呼吸道黏膜纤毛运动，加强痰液的排出，痰液的咳出可减轻支气管黏膜的刺激或降低气道的阻力，故在祛痰同时还能起到镇咳、平喘的作用。

一、痰液稀释药

氯化铵

口服氯化铵对胃黏膜有局部刺激作用，引起轻度恶心，兴奋迷走神经，反射性地使呼吸道腺体分泌增加，稀释痰液而易于咳出。少量氯化铵吸收后，部分由呼吸道排出，因盐类的渗透作用而带出水分，可使痰液进一步被稀释；氯化铵为酸性无机盐，吸收后能酸化体液及尿液。

【临床应用】

本药很少单独应用，常与其他药物配伍制成复方制剂。适用于急、慢性呼吸道炎症，痰液黏稠不易咳出的患者。也可用于治疗碱血症或酸化尿液。

【不良反应和注意事项】

大量服用，可引起恶心、呕吐等胃肠刺激症状，饭后服用可减轻症状。溃疡病、肝、肾功能不全者慎用。

二、黏痰溶解药

乙酰半胱氨酸

乙酰半胱氨酸又名痰易净，药物分子中所含巯基（—SH）能使痰液中黏蛋白多肽链中的二硫键（—S—S—）发生断裂，使黏蛋白变成小成分子肽链，从而降低痰液的黏稠度。此外，还能裂解脓性痰液中的 DNA 纤维，对白色黏痰或脓性黏痰均有良好的溶解作用。雾化吸入可用于治疗各种原因引起的大量痰液黏稠阻塞气道不易咳出者，紧急情况下可采用气管内滴注给药，迅速溶解黏痰。气管内滴注时应注意吸引排痰，以防止稀释后大量痰液堵塞气道。

本药有特殊蒜臭味，可引起恶心、呕吐；对呼吸道有刺激性，可引起呛咳或支气管痉挛，与异丙肾上腺素同用可预防支气管痉挛。气管内滴入时可产生大量分泌液，应及时吸引排痰。不要与金属、橡胶或氧化剂接触，也不宜与 β 内酰胺类抗生素、四环素等合用，以免降低抗菌活性。支气管哮喘患者及呼吸功能不全老年患者禁用或慎用。

溴己新

溴己新又名必嗽平，具有较强的黏痰溶解作用，主要作用于气管、支气管黏膜的黏液产生细胞，抑制痰液中酸性黏多糖蛋白的合成，并可使痰中的黏蛋白纤维断裂，因此使气管、支气管分泌的流变学特征恢复正常，黏痰减少，痰液稀释易于咳出。本品的祛痰作用尚与其促进呼吸道黏膜的纤毛运动及具有恶心性祛痰作用有关。

适用于急、慢性支气管炎、哮喘及支气管扩张症等痰液黏稠不易咳出的患者。咳脓性痰者应加用有效的抗菌药。

可见恶心、胃肠不适等，溃疡病、肝、肾功能不全者慎用。

氨溴索

氨溴索有良好的黏痰溶解作用及润滑呼吸道作用，可促进肺表面活性物质的分泌、呼吸液的分泌和纤毛运动等。用于急、慢性支气管炎及支气管哮喘、支气管扩张、肺气肿、肺结核、肺尘埃沉着症、手术后的咳嗽困难等。注射给药可用于术后肺部并发症的预防及早产儿、新生儿呼吸窘迫综合征的治疗。本品高剂量（每次 250～500mg，一日 2 次）有降低血浆尿酸浓度和促进尿酸排泄的作用，可用于治疗痛风。

羧甲司坦

羧甲司坦又名羧甲半胱氨酸，本药起效快，服用 4h 后有明显疗效。其作用主要是减少高黏稠度的岩藻黏蛋白的分泌，促进支气管腺体低黏滞度黏蛋白分泌。并能裂解黏蛋白中的二硫键，使痰的黏滞度降低易于咳出。适于各种呼吸道疾病所致痰液黏稠而不易咳出者。也可用于手术后咳痰困难者。

有轻度恶心、呕吐、胃部不适、腹泻等不良反应，严重者可有胃肠出血及皮疹等。有出血倾向的消化性溃疡患者慎用。同类药物有美司坦、厄多司坦、美司钠等。

用药指导

一、处方分析

案例：李某，男，20 岁，哮喘复发 3 天，有 8 年哮喘史。伴有轻度咳嗽，痰显泡沫状，量不多。诊断为支气管哮喘。处方如下：

Rp: 醋酸泼尼松片 5mg×30 片   5mg/次   3 次/d

氨茶碱片 0.1g×20 片   0.1g/次   3 次/d

溴己新片 8mg×40 片   16mg/次   3 次/d

请问：以上处方是否合理？为什么？

分析：此处方合理。醋酸泼尼松为抗炎平喘药，适用于哮喘急性发作及其他平喘药物无效的重症患者；氨茶碱为疗效可靠的平喘药并与糖皮质激素有协同作用；溴己新有祛痰、镇咳作用，可以帮助畅通呼吸道、缓解哮喘，三药合用疗效增强。

二、模拟练习

案例：王某，女，32 岁，呼吸困难急诊入院。诊断为支气管哮喘急性发作。

请问：可用何药进行治疗？应用时应注意什么？

分析：可用沙丁胺醇与异丙托溴铵气雾吸入。在气雾吸入时指导患者做深而慢的吸气；监测患者心律和心率；重复吸入间隔时间应在 20～30 分钟以上。

巩固提高

一、真题分析

1. 下列哪种镇咳药具有较强的局麻作用？（   ）。

A. 可待因   B. 右美沙芬   C. 苯佐那酯   D. 喷托维林   E. 苯丙哌林

2. 伴有大量痰液并阻塞呼吸道的病毒性感冒患者，在服用镇咳药的同时，应及时联合应用的药品是（   ）。

A. 左氧氟沙星　B. 羧甲司坦　　C. 泼尼松龙　　D. 多索茶碱　　E. 右美沙芬

二、选择题

1. 具有成瘾性的镇咳药是（　　）。

A. 可待因　　　B. 右美沙芬　C. 喷托维林　　D. 苯丙哌林　E. 苯佐那酯

2. 治疗急性哮喘发作宜选用（　　）。

A. 肾上腺受体激动药　　　　　B. 茶碱类　　　　C. M受体阻断药

D. 倍氯米松　　　　　　　　　E. 色甘酸钠

3. 色甘酸钠的给药途径是（　　）。

A. 口服　　　　　B. 肌注　　　　C. 皮下注射　　D. 吸入　　　E. 舌下含服

4. 陈小姐因哮喘住院治疗，在应用过多种平喘药后建议给其气雾吸的抗炎平喘药是
（　　）。

A. 酮替酚　　　B. 氨茶碱　　　C. 色甘酸钠　　D. 异丙肾上腺素E. 丙酸倍氯米松

5. 关于氨茶碱的应用描述不正确的是（　　）。

A. 是支气管扩张剂　　　　　　B. 常用给药途径为肌内注射

C. 静脉注射时应稀释后慢推　　D. 速度过快可引起头晕、心律失常

E. 浓度过高可导致血压下降、心搏骤停

6. 沙丁胺醇治疗哮喘的作用机制是（　　）。

A. 激动 β_1 受体　B. 激动 β_2 受体　C. 阻断 β_1 受体　D. 阻断 β_2 受体　E. 阻断 M 受体

7. 色甘酸钠预防哮喘发作的主要机制是（　　）。

A. 直接松弛支气管平滑肌　　　B. 稳定肥大细胞膜，抑制过敏递质释放

C. 阻断腺苷受体　　　　　　　D. 促进儿茶酚胺释放　　　E. 激动 β_2 受体

8. 糖皮质激素治疗哮喘的主要机制是（　　）。

A. 抗炎、抗过敏作用　　　　　B. 激动支气管平滑肌上的 β_2 受体

C. 提高中枢神经系统的兴奋性　D. 激活腺苷酸环化酶　　　E. 阻断 M 受体

9. 预防支气管哮喘发作首选哪种药物？（　　）。

A. 麻黄碱　　　B. 沙丁胺醇　C. 异丙肾上腺素　D. 阿托品　　E. 肾上腺素

10. 吸入性糖皮质激素不宜用于（　　）。

A. 哮喘急性发作期　　　　　　B. 季节性过敏性鼻炎　　　C. 预防哮喘发作

D. 控制哮喘症状　　　　　　　E. 哮喘长期控制

三、简答题

1. 写出平喘药的分类及代表药物。

2. 说出镇咳药的分类及代表药物。

3. 试述祛痰药的分类及代表药物。

第二十四章 作用于消化系统药

学习目标

1. 掌握 H_2 受体阻断药、质子泵抑制剂的药理作用、临床应用和不良反应。掌握多潘立酮的作用和用途。

2. 能说出其他抗消化性溃疡药的药理作用、临床应用和不良反应。知道止吐药、促胃动力药的作用特点，能说出止泻药与止吐药的作用特点，能说出保肝利胆药的作用特点。了解助消化药的作用特点。

3. 会应用药理知识指导患者正确选择药物并熟知用药过程中的注意事项。

第一节 助消化药

助消化药是指一类能促进消化的药物，其中大多数药物为消化液的主要成分，以补偿消化液分泌的不足，增强胃肠消化吸收功能；有的药物通过促进消化液的分泌或抑制肠道过度发酵而起到助消化作用。

稀盐酸

稀盐酸可增加胃液酸度和提高胃蛋白酶活性，也可促进胰液和胆汁的分泌，并有助于钙和铁的吸收，常用为 10% 盐酸溶液。主要用于各种胃酸缺乏症和消化不良等。常用量 0.5～2.0mL/次，宜在饭前或饭时用水稀释后服用。与蛋白酶合用效果较好，服后用碱性液漱口，以保护牙齿。胃酸过多者禁用。

胃蛋白酶

胃蛋白酶在胃酸环境中能使蛋白质水解为蛋白胨等物质。此酶在 pH 值为 2 时活性最高，故常与稀盐酸同服。主要用于消化不良、病后恢复期消化功能减退及慢性萎缩性胃炎、胃癌等胃蛋白酶缺乏患者。本药不宜与碱性药物合用，以免影响疗效。

胰酶

胰酶是从猪、牛、羊的胰脏中提取的，内含胰蛋白酶、胰淀粉酶和胰脂肪酶。在中性或弱碱性环境中活性较强，遇酸易破坏，故多与等量碳酸氢钠同服或制成肠溶片吞服，而不宜与酸性药物同服。用于各种消化不良、食欲不振等，尤其适用于肝胆、胰腺疾病所致的消化功能减退。

乳酶生

乳酶生又名表飞鸣，为干燥的活乳酸杆菌制剂，在肠内能分解糖类生成乳酸，使肠内酸度增加，从而抑制腐败菌的生长繁殖，防止肠内发酵、产气。用于消化不良、肠胀气及小儿饮食不当所致的腹泻等。乳酶生为活菌制剂，不应置于高温处，不宜与抗菌药、抗酸药及吸附剂合用，以免降低疗效。

第二节　抗消化性溃疡药

消化性溃疡主要包括胃溃疡和十二指肠溃疡，为消化系统的常见病，发病率约 $10\%\sim12\%$。其发病原因涉及神经、内分泌及遗传等多种因素，目前认为主要是由于消化道黏膜的损伤因子（胃酸、胃蛋白酶、幽门螺杆菌等）作用增强而保护因子（胃黏液、HCO_3^-、前列腺素）作用受损所引起。抗溃疡药是一类能缓解或消除溃疡症状、治愈和加速溃疡面愈合、防止和减少并发症或复发的药物。

根据作用机制的不同分为抗酸药、胃酸分泌抑制药、胃黏膜保护药和抗幽门螺杆菌药等四类。

一、抗酸药

本类药物多是弱碱性化合物，服药后能中和或吸附胃酸，缓解或解除胃酸、胃蛋白酶对胃及十二指肠黏膜的侵蚀和对溃疡面的刺激，缓解疼痛，并有利于溃疡面的愈合。临床主要用于胃及十二指肠溃疡和胃酸过多症的辅助治疗。常用药物及特点见表 24-1。

表 24-1　常用抗酸药作用特点比较

特点	氢氧化镁	氧化镁	三硅酸镁	氢氧化铝	碳酸钙	碳酸氢钠
抗酸强度	强	强	弱	中等	较强	强
起效时间	快	慢	慢	慢	较快	最快
持续时间	久	久	久	久	较久	短暂
收敛作用	无	无	无	有	有	无
保护作用	无	无	有	有	无	无
碱血症	无	无	无	无	无	有
产生 CO_2	无	无	无	无	有	有
继发性胃酸增多	无	无	无	无	有	有
排便影响	轻泄	轻泄	轻泄	便秘	便秘	无

抗酸药单用效果差，不良反应多，临床常将不同抗酸药配伍制成复方制剂，减少不良反应，如复方氢氧化铝是氢氧化铝、三硅酸镁与解痉药颠茄流浸膏制成的复方制剂。抗酸药只有将胃内容物排空后，才能发挥更好的作用，因此抗酸药适宜在餐后 $1\sim1.5h$ 或临睡前服用。

二、胃酸分泌抑制药

胃酸分泌是一个复杂的连续过程，受到神经（Ach）、旁分泌（组胺）和内分泌（胃泌素）的共同调控。胃黏膜壁细胞的基底膜上分布有它们各自的特异性受体，有 M 受体、H_2 受体、胃泌素受体，当这些受体激动时，通过第二信使的介导，最终激活该细胞黏膜侧的 H^+-K^+-ATP 酶（质子泵），通过 H^+-K^+ 交换将 H^+ 从细胞壁转运到胃腔内，形成胃酸。因此，阻断壁细胞 H_2 受体、M 受体、胃泌素受体或抑制 H^+-K^+-ATP 酶，均能减少胃酸的分泌，H^+-K^+-ATP 酶（质子泵）是胃酸分泌过程中最重要的终末环节，因此质子泵抑制是最强抑制胃酸分泌的药物。

1. H_2 受体阻断药

H_2 受体阻断药是仅次于质子泵抑制剂的胃酸分泌抑制药。西咪替丁为第一代的 H_2 受体阻断药，雷尼替丁为第二代的 H_2 受体阻断药，第三代的 H_2 受体阻断药有法莫替丁、尼扎替丁等。第四代的 H_2 受体阻断药有罗沙替丁。

西咪替丁

西咪替丁又名甲氰咪胍，口服后吸收迅速而完全，约 0.5h 起效，1.5h 达峰值，有效血药浓度维持时间约 4h。生物利用度为 58%～89%，半衰期约 2h，可通过血脑脊液屏障和胎盘屏障。30% 的药物在肝内代谢，其化学结构中的咪唑环与细胞色素 P450 结合而降低肝药酶活性。40%～70% 以原形经肾脏排泄，老人及肾功能不全者排泄缓慢。部分从乳汁排出。

【药理作用和临床应用】

竞争性阻断胃壁细胞膜上 H_2 受体，不但能抑制基础（空腹）胃酸分泌，也能明显抑制组胺、五肽促胃液素、食物、胰岛素及茶碱等引起的胃酸分泌，降低胃内酸度，减轻或解除 H^+ 对胃、十二指肠的刺激和侵蚀。

临床主要用于胃及十二指肠溃疡、佐林格-埃利森综合征等胃酸分泌过多症及上消化道出血等。单次口服西咪替丁 300mg，可使胃液 pH 升至 5，并保持 2h。胃蛋白酶分泌也减少，对胃黏膜有保护作用。溃疡病患者用药后能缓解症状，促进溃疡愈合。

【不良反应和注意事项】

一般表现为头痛、头晕、乏力、腹泻便秘、肌肉痛、皮疹、皮肤干燥、脱发。中枢神经系统反应可见嗜睡、焦虑、定向力障碍、幻觉。对内分泌系统有抗雄激素作用，促催乳素分泌作用，出现精子数减少，性功能减退，男性乳腺发育，女性溢乳等；此外还可偶见心动过缓、房室传导阻滞、血压骤降、肝肾功能损伤、白细胞减少、谷丙转氨酶轻度升高等。

用药时应注意勿与抗酸药同服，以免影响本药的吸收，如需同用，至少间隔 1h。长期服药者勿突然停药。孕妇及哺乳期妇女禁用。

西咪替丁为肝药酶抑制剂，抑制苯二氮䓬类、华法林、苯妥英钠、普萘洛尔、茶碱、奎尼丁等药物的体内转化，使上述药物血药浓度升高，故合用时应注意调整用药剂量。与四环素、酮康唑、阿司匹林同服，可使上述药物吸收减少，应避免同时应用。避免与氨基糖苷类药物合用，两者存在相似的神经肌肉阻断作用，合用加重毒性，出现呼吸抑制或呼吸停止。

知识链接

佐林格-埃利森综合征

促胃液素瘤是一种具有分泌促胃液素功能的肿瘤，其临床表现为胃液、胃酸分泌过多，高促胃液素血症，多发、非典型部位难治性消化性溃疡和（或）腹泻等综合征群。上述综合征群由 Zollinger 和 Ellison 于 1955 年首先报道，故命名为佐林格-埃利森综合征（Zollinger-Ellison 综合征）。

雷尼替丁

雷尼替丁为第二代 H_2 受体阻断药，临床较为常用。对 H_2 受体的选择性较西咪替丁高，对 H_1 受体几乎无影响。其抑制胃酸分泌作用较西咪替丁强 5～10 倍。对肝药酶抑制作用较西咪替丁弱，治疗量不改变血催乳素、雄激素水平。口服吸收快，作用可维持 8～12h。临床用途与西咪替丁相似，对胃及十二指肠溃疡的远期疗效较高且复发率较低。常见不良反应有头痛、头晕、幻觉、躁狂等，静注可致心动过缓，偶见白细胞、血小板减少、血转氨酶升高、男性乳房发育等，停药后可恢复。

法莫替丁

法莫替丁为第三代 H_2 受体阻断药，抑制胃酸分泌作用较西咪替丁强 40～50 倍，比雷尼替丁强 6～10 倍。显效快，作用持续时间可达 12h 以上。不良反应少，不抑制肝药酶，无抗雄激素作用，也不影响血催乳素水平。临床应用与雷尼替丁相似。

2. M 受体阻断药

哌仑西平

哌仑西平又名哌吡氮平，通过阻断 M 受体抑制胃酸的分泌，并减少胃蛋白酶分泌和保护胃黏膜。用于治疗消化性溃疡和预防溃疡病出血。与 H_2 受体阻断药合用效果更佳。不良反应以消化道症状多见，大剂量可见口干等阿托品样副作用。

替仑西平

与哌仑西平相似，比哌仑西平作用强，维持时间长，不良反应较少而轻。

3. 胃泌素受体阻断药

丙谷胺

丙谷胺又名二丙谷酰胺，可阻断胃壁细胞上的胃泌素受体，特异性地减少胃泌素分泌，进而抑制胃酸及胃蛋白酶的分泌，并具有保护胃黏膜和促进溃疡愈合作用。适用于治疗消化性溃疡和慢性胃炎。不良反应轻微，偶有腹胀、口干、食欲不振、下肢酸胀等反应。

> **知识链接**
>
> ### 奥美拉唑的诞生历程
>
> Picoprazole 是第一个进行人体试验的质子泵抑制剂，在应用于患有佐林格-埃利森综合征的患者时，发现它是迄今为止最有效的抑酸剂。在此基础上，经过进一步改进，1979 年终于合成了奥美拉唑（洛塞克）。奥美拉唑是世界上第一个应用于临床的质子泵抑制剂。1988 年上市后，由于它的抑酸作用强，持续时间长，有高度选择性，临床观察显示能更快地缓解疼痛，更快地使溃疡愈合，且副作用非常小，因此成为胃及十二指肠溃疡、反流性食管炎和幽门螺杆菌感染等疾病的首选药物。

4. 质子泵抑制药 (proton pump inhibitor, PPI)

质子泵抑制药是一类抑制 H^+-K^+-ATP 酶，减少胃酸分泌的药。胃壁细胞通过受体（M 受体、H_2 受体、胃泌素受体）、第二信使和 H^+-K^+-ATP 酶三个环节分泌胃酸，H^+-K^+-ATP 酶能将 H^+ 从胃壁细胞小管膜上转运到胃腔中，将 K^+ 从胃腔中转运到胃壁细胞内，进行 H^+-K^+ 交换。转运到胃腔内的 H^+ 与 Cl^- 结合形成胃酸。质子泵抑制药使 H^+-K^+-ATP 酶失去活性而具有强而持久的抑酸作用，同时使胃蛋白酶分泌也有减少，对幽门螺杆菌也有抑制作用。

奥美拉唑

奥美拉唑又名洛赛克，口服吸收迅速，易透过血脑屏障，血浆蛋白结合率为 95％～96％。本品在体内经肝脏代谢，约 80％代谢物从尿液排泄。本品对胃酸不稳定，通常采用肠溶制剂口服或静脉注射给药。

【药理作用和临床应用】

奥美拉唑为强效抗消化性溃疡药,能选择性抑制胃壁细胞 H^+ 泵的作用,使胃壁细胞分泌 H^+ 减少,从而抑制胃酸形成。同时奥美拉唑能抑制幽门螺杆菌,与抗生素合用可根除幽门螺杆菌。临床用于治疗反流性食管炎、消化性溃疡、上消化道出血和幽门螺杆菌感染。

【不良反应和注意事项】

主要不良反应有恶心、呕吐、腹痛、腹泻、便秘等胃肠反应及头晕、头痛、嗜睡、失眠等中枢神经系统反应;此外,尚可出现关节疼、阳痿、男性乳房女性化等。长期用药抑制胃酸分泌,可致胃内细菌过度生长,亚硝酸类物质升高,应注意癌变的可能性。

本品抑制胃酸分泌作用强,时间长,故应用本品时不宜同时服用其他抗酸药或抑酸药。与华法林、地西泮、苯妥英钠等药合用,可使上述药物体内代谢减慢。

妊娠期和哺乳期妇女、儿童禁用。

同类药物还有兰索拉唑、潘多拉唑和雷贝拉唑等。

三、抗幽门螺杆菌药

幽门螺杆菌(Helicobacter pylori,Hp)为革兰氏阴性杆菌,存在于胃十二指肠的黏液层与黏膜细胞之间,对黏膜产生损伤作用。幽门螺杆菌感染已被公认是消化性溃疡及慢性胃炎发生的主要原因之一,大量研究表明,超过 90％ 的十二指肠溃疡和 80％ 左右的胃溃疡,都是由幽门螺杆菌感染所导致的。

目前临床应用的抗幽门螺杆菌药可分为抗生素(阿莫西林等)、人工合成抗菌药(甲硝唑等)、硫糖铝、含铋制剂和质子泵抑制药等。单用某一种药物疗效较低,一般需 3 种或 4 种药物合用,以提高根除率,减少耐药性的产生。目前临床推荐的方案主要有三联或四联疗法,三联即质子泵抑制药＋两个抗菌药物或铋制剂＋两个抗菌药物的联合方案,如:①奥美拉唑＋阿莫西林＋克拉霉素;②奥美拉唑＋甲硝唑＋克拉霉素;③胶体果胶铋＋甲硝唑＋四环素。四联是质子泵抑制药＋铋制剂＋两个抗菌药物的联合方案,如奥美拉唑＋胶体果胶铋＋阿莫西林＋克拉霉素。

> **知识链接**
>
> **幽门螺杆菌**
>
> 自 1983 年 Marshall 和 Warren 从慢性活动性胃炎患者胃黏膜中取样,成功培养出一种病原菌,这种病原菌常居住在胃幽门附近,外形呈螺旋形,称之为幽门螺杆菌。近二十多年的研究发现,幽门螺杆菌感染是慢性活动性胃炎、消化性溃疡、胃黏膜相关淋巴组织(MALT)淋巴瘤和胃癌的主要致病因素。1994 年,世界卫生组织/国际癌症研究机构(WHO/IARC)将幽门螺杆菌定为 I 类致癌原。根除幽门螺杆菌,可使胃炎消退,溃疡愈合良好,复发率低。

四、胃肠黏膜保护药

胃黏膜屏障包括细胞屏障和黏液-HCO_3^- 盐屏障。细胞屏障由胃黏膜细胞顶部的细胞膜和细胞间的紧密连接组成,有抵抗胃酸和胃蛋白酶的作用。黏液-HCO_3^- 盐屏障是双层黏稠的胶冻状黏液,覆盖在黏膜细胞表面,对黏膜细胞起保护作用。当胃黏膜屏障功能受损,溃疡就会产生。胃黏膜保护药主要通过促进胃黏液和碳酸氢盐分泌,促进胃黏膜细胞前列腺素的合成，增加胃黏膜血流量，从而发挥预防和治疗胃黏膜损伤、促进组织修复和溃疡面的愈合。

米索前列醇

米索前列醇是前列腺素的衍生物，小剂量可促进胃黏膜分泌黏液和 HCO_3^-，增强黏膜的屏障作用，抵御阿司匹林等化学刺激对胃黏膜的损伤。较大剂量抑制胃酸分泌，抑制基础胃酸分泌及食物、组胺、胃泌素、吗啡因等引起的胃酸分泌。适用于治疗消化性溃疡、应激性溃疡及急性胃黏膜、急性胃炎、胃出血，对非甾体抗炎药引起的消化性溃疡有特效。不良反应为腹泻、恶心、头痛、眩晕、胀气等，也可引起子宫收缩，故孕妇及前列腺素过敏者禁用。

硫糖铝

硫糖铝是蔗糖硫酸酯的碱式铝盐，不溶于水，溶于酸及碱中。口服后在胃酸环境（$pH < 4$）中聚合成不溶性胶状物，黏附于黏膜及溃疡表面形成保护膜；还有抑制胃蛋白酶活性、增强黏液—HCO_3^- 盐屏障作用、诱导溃疡区的表皮生长因子聚集及抑制幽门螺杆菌繁殖等作用。适用于治疗消化性溃疡、慢性浅表性胃炎和反流性食管炎。其不良反应轻微，主要有便秘、口干，偶有恶心、腹泻、皮疹等。本药不宜与抗酸药、H_2 受体阻断药等同时使用。

枸橼酸铋钾

枸橼酸铋钾是一种溃疡面隔离剂。不抑制胃酸形成，而是在胃内形成氧化铋胶体沉着于溃疡面上，形成保护膜而抵御胃酸、胃蛋白酶等对溃疡面的刺激。并能促进胃黏液分泌，对幽门螺杆菌也有杀灭作用。具有抗菌和黏膜保护的双重作用。主要用于胃及十二指肠溃疡、慢性胃炎等，特别适用于幽门螺杆菌感染者。服药期间有恶心、舌及粪便呈黑色等症状，停药后即可消失。牛奶和抗酸药可影响其疗效，不宜同服。偶见恶心等消化道反应。本品在胃肠道不易吸收，肾功能不全者及孕妇禁用，以免引起血铋升高。

第三节　止吐药和胃肠促动力药

呕吐是一种复杂的反射性活动，是由多种因素引起，当内脏及前庭功能紊乱、药物、放疗等刺激延脑化学催吐感受区（CTZ）的 $5-HT_3$、多巴胺（D_2）受体、胆碱能 M 受体、H_1 受体，就会引起恶心呕吐。M 和 H_1 受体阻断药见相关章节介绍，本节主要介绍部分 $5-HT_3$ 受体阻断药和 DA 受体阻断药。

一、多巴胺受体阻断药

甲氧氯普胺

甲氧氯普胺又名胃复安，能选择性地阻断 CTZ 的 D_2 受体，而产生强大的中枢性止吐作用。对胃肠多巴胺受体也有阻断作用而增强胃及小肠蠕动，促进胃排空，改善胃的功能。临床上用于胃肠功能紊乱所致的呕吐及放射疗法、术后和药物引起的呕吐。对前庭功能紊乱所致的呕吐无效。

不良反应有便秘、嗜睡、乏力、头晕等；大剂量或长期应用可引起锥体外系反应、溢乳及月经紊乱；注射给药可致直立性低血压。孕妇慎用。

多潘立酮

多潘立酮又名吗丁啉，口服易吸收，能够直接阻断胃肠道多巴胺受体，加强胃动力，能增加食管下段括约肌张力，防止胃食管反流；增强胃蠕动，扩张幽门，促进胃肠协调活动而止吐。临床用于治疗胃排空延时、反流性食管炎、慢性胃炎和各种轻度胃瘫，也可用于偏头痛、颅外伤、肿瘤放疗和化疗等引起的恶心呕吐。不良反应包括头痛、促进催乳激素释放及胃酸分泌。注射给药可致心律失常。不宜与抗胆碱药合用，以免减弱本药的作用。婴儿及孕妇慎用。

西沙比利

西沙比利属于全胃肠动力药，能促进肠壁肌层神经丛释放乙酰胆碱，促进食管、肾、小肠直至结肠的运动。对胃和小肠作用类似甲氧氯普胺，但它也能增加结肠运动，引起腹泻。无锥体外系、催乳素释放和胃酸分泌的不良反应。

用于胃肠运动减弱和各种胃轻瘫；可以治疗胃肠反流性疾病、反流性食管炎，也可治疗慢性自发性便秘和结肠运动减弱。

二、 5-HT₃ 受体阻断药

昂丹司琼

昂丹司琼通过阻断外周及中枢的 5-HT₃ 受体发挥强大的止吐作用，对抗肿瘤药引起呕吐的止吐作用强大、迅速，明显较甲氧氯普胺强，无锥体外系反应。主要用于治疗恶性肿瘤的化疗和放疗引起的呕吐，也可防止手术后恶心呕吐，对晕动病及阿朴吗啡所致的呕吐无效。不良反应可见头痛、头晕、便秘或腹泻等。对本药过敏者禁用，孕妇及哺乳期妇女慎用。

同类药物还有格拉司琼、多拉司琼、托烷司琼等。

第四节　泻药与止泻药

一、泻药

泻药是一类能增加肠内水分、软化粪便或润滑肠道而加速排便的药物。按其作用方式可分为容积性、接触性和润滑性泻药。

1. 容积性泻药

溶剂性泻药口服后很少吸收，在肠道内形成高渗，从而阻止水分的吸收，使肠腔容积增大，刺激肠蠕动而产生导泻作用。代表药物有硫酸镁和硫酸钠。

硫酸镁

【药理作用和临床应用】

（1）**导泻作用**　大量口服后在肠内形成高渗盐溶液而阻止肠内水分吸收，使肠腔容积增大，刺激肠壁，反射性引起肠蠕动而导泻。此外，镁盐通过刺激十二指肠，促进小肠和结肠的分泌和蠕动。一般空腹饮用，临床主要用于治疗药物或食物中毒，或与某些驱虫药合用以促进虫体排出，也用于急性便秘。

（2）利胆作用 口服33％的硫酸镁溶液或用导管直接注入十二指肠内，可直接刺激十二指肠黏膜，引起胆总管括约肌松弛和胆囊收缩，促进胆汁排出，产生利胆作用。可用于慢性胆囊炎、胆石症及阻塞性黄疸等。

（3）抗惊厥作用 注射硫酸镁后，Mg^{2+}可引起中枢抑制和骨骼肌松弛而产生抗惊厥作用。本药可用于各种原因引起的惊厥，尤其对子痫的惊厥有较好疗效。

（4）降压作用 注射给药后，Mg^{2+}可直接扩张外周血管，降低血压，且作用迅速。还可扩张冠状血管，增加心肌供血供氧。用于治疗高血压危象或高血压脑病，也可用于急性心肌梗死的治疗。

（5）消炎止痛 50％硫酸镁溶液局部热敷患处有消炎止痛的作用。

【不良反应和注意事项】

① 硫酸镁注射过量或静脉注射速度过快可引起急性镁中毒，出现中枢抑制、肌腱反射消失、血压迅速下降、呼吸抑制等。一旦出现中毒应立即进行人工呼吸，并静脉注射钙盐解救。

② 硫酸镁用于导泻时可引起盆腔充血和失水，故孕妇、月经期妇女禁用；吸收后的Mg^{2+}主要经肾脏排泄，故肾功能不全者或老年患者应禁用或慎用。

硫酸钠

硫酸钠导泻作用及用法与硫酸镁相同，但作用较弱，无中枢抑制作用。临床用于口服中枢抑制药中毒时导泻。对肾功能不全者，用硫酸钠导泻较硫酸镁安全。

乳果糖

乳果糖口服不吸收，到结肠后被细菌分解成乳酸，刺激结肠局部渗出，引起粪便容积增加，致肠蠕动而促进排便。乳酸还可抑制结肠对氨的吸收，所以有降血氨作用。

纤维素类包括蔬菜、水果中天然和半合成的多糖及纤维素衍生物，如甲基纤维素、羧甲基纤维素等不被肠道吸收，增加肠内容积并保持粪便湿软，有良好通便作用，可防治功能性便秘。

2. 接触性泻药

酚酞

酚酞口服后在肠道与碱性肠液形成可溶性钠盐，刺激结肠黏膜，推进结肠肠壁蠕动，抑制水、钠吸收而起缓泻作用。本药约有15％吸收后进入肝肠循环，故作用可维持3～4d。适用于慢性便秘。不良反应轻微，高敏患者可发生皮炎等反应，偶致肠绞痛、紫癜，心、肺、肾损害；长期应用可致水、电解质丢失和结肠功能障碍。经肾脏排泄时在碱性尿液中呈红色。

比沙可啶

比沙可啶作用及用途与酚酞基本相同，一般口服6h内，直肠给药15～60min显效，但刺激性较强，可致腹痉挛、直肠炎。孕妇慎用。

蒽醌类

大黄、番泻叶等中药材中含有蒽醌苷类物质，可在肠道内分解释出蒽醌，刺激结肠蠕动，4～8h 可排出软便或腹泻。丹蒽醌是游离的蒽醌，口服后 6～12h 排便，常用于急、慢性便秘。

3. 润滑性泻药

液体石蜡

液体石蜡为矿物油，口服不被肠道吸收，有润滑肠壁、软化粪便作用，使粪便易于排出。适用年老体弱、高血压、痔疮及心衰患者的便秘。久服可妨碍脂溶性维生素及钙、磷吸收。不宜应用于婴幼儿便秘。

甘油

甘油又名丙三醇，能润滑并刺激肠壁，软化大便，常用其栓剂或 50% 甘油溶液直肠给药，起效快，主要用于老人和小儿便秘。

二、止泻药

止泻药是指能减少肠蠕动或保护肠黏膜免受刺激而达到止泻作用的药物，适用于剧烈腹泻和长期慢性腹泻。

1. 阿片类止泻药

地芬诺酯

地芬诺酯又名苯乙哌啶，能直接作用于肠道平滑肌，提高其张力，减少肠蠕动，使肠内水分吸收增多而止泻。可用于急性功能性腹泻。不良反应轻而少见，久服可成瘾。

洛哌丁胺

洛哌丁胺又名苯丁哌胺，结构与地芬诺酯相似，其止泻作用强、快且持久。另可增加肛门括约肌张力，制止大便失禁和便急。适用于急性腹泻及慢性腹泻。不良反应轻微。1 岁以下儿童禁用，孕妇及授乳妇女慎用。

2. 收敛性止泻药

鞣酸蛋白

鞣酸蛋白能与肠黏膜表面蛋白质结合，形成保护膜，减轻对黏膜的刺激，减少炎性渗出而起收敛止泻作用。适用于急性胃肠炎、非细菌性腹泻等。

同类药物还有次碳酸铋、次硝酸铋。

3. 吸附性止泻药

药用炭

药用炭为不溶性的微细粉末，能吸附肠内大量气体、毒物及细菌毒素等，防止毒物吸收并减弱刺激性肠蠕动而止泻。用于腹泻、胃肠胀气及服毒者解救。

双八面体蒙脱石

双八面体蒙脱石可均匀地覆盖在整个肠腔表面，吸附多种病原体，从而避免肠细胞被病原体损伤；减少肠细胞的运动失调，恢复肠蠕动的正常节律，维护肠道的输送和吸收功能；

减轻空肠弯曲菌所致的黏膜组织病变，并抑制其繁殖；减慢肠细胞转变速度，促进肠细胞乳糖吸收功能，减少其分泌，缓解婴幼儿由于双糖酶降低或缺乏产生的消化不良而导致的渗透性腹泻。

4. 菌制剂

双歧三联活菌

双歧三联活菌是由双歧杆菌、嗜酸乳酸菌和粪链球菌组成的活菌制剂，用于肠道菌群失调及其他原因引起的腹泻。忌与抗菌药物、抗酸药、铋制剂、鞣酸、药用炭合用，应避光，置干燥处低温（2~8℃）或冷暗处保存，送服水温不宜超过 40℃。

多维乳酸菌散

多维乳酸菌散由乳酸菌培养物、活粪链球菌、枯草杆菌和维生素等组成，用于防治婴幼儿消化不良、肠道感染性腹泻、功能性便秘和新生儿黄疸。无明显不良反应，合用抗生素可提高疗效。送服水温不宜超过 40℃。

第五节　保肝利胆药

一、保肝药

保肝药又称护肝药，是指用于保护肝脏功能药物的总称，其特点是促进受损的肝细胞再生和修复，保护肝细胞免于或减轻损伤。

联苯双酯

联苯双酯为我国研制的治疗肝炎的降酶药物，是合成五味子丙素的一种中间体，具有保护肝脏、对抗肝损害和增强肝脏解毒功能的作用。联苯双酯能增强肝脏解毒功能，减轻肝脏的病理损伤，促进肝细胞再生并保护肝细胞，从而改善肝功能。联苯双酯对血清丙氨酸氨基转移酶（ALTD）活性有可逆性抑制作用，但停药后又迅速上升。本药还有减轻脂质过氧化、保护肝细胞膜、减轻损害、增强微粒体细胞色素 P450 活性的作用。治疗作用发生较慢，故必须长期（半年以上）应用，疗效才逐渐显现，远期疗效较差。

马洛替酯

马洛替酯可增强肝细胞摄取非酯化氨基酸、核苷酸，促进肝细胞内核糖核酸的合成，提高核糖体活性，从而改善蛋白质代谢，恢复肝脏功能；可增加肝血流量及胆汁分泌。口服后吸收迅速完全，在体内无蓄积作用。适用于代偿性肝硬化功能的改善。用药后偶有瘙痒和药疹发生，少数患者可有食欲不振、恶心、呕吐等胃肠道反应以及头痛、嗜睡、红细胞及白细胞减少、嗜酸粒细胞增加。

葡醛内酯

葡醛内酯进入机体后可与含有羟基或羧基的毒物结合，形成低毒或无毒结合物由尿排出，有保护肝脏及解毒作用。另外，葡萄糖醛酸可使肝糖原含量增加，脂肪储量减少。用于急、慢性肝炎的辅助治疗。偶有面红、轻度胃肠不适，减量或停药后即消失。

甘草酸二铵

甘草酸二铵是中药甘草有效成分的提取物，具有一定的抗炎、保护肝细胞膜及改善肝功能的作用。适用于伴有丙氨酸氨基转移酶（ALT）升高的急、慢性病毒性肝炎，特别对乙型慢性活动性肝炎和丙型慢性活动性肝炎，可明显改善临床症状和肝功能。

齐墩果酸

实验证明，齐墩果酸对急慢性肝损伤有明显保护作用；能降低血清丙氨酸氨基转移酶活性，抑制肝纤维增生；还可促进肝细胞的再生等作用。临床用于治疗传染性急性黄疸型肝炎，具有明显地降低丙氨酸氨基转移酶及退黄效果；改善病毒性和慢性迁延性肝炎患者的症状、体征和肝功能。

还原性谷胱甘肽

还原性谷胱甘肽（GSH）是由谷氨酸、半胱氨酸及甘氨酸组成的一种三肽，可参与体内三羧酸循环及糖代谢，使人体获得高能量。GSH 能参与体内氧化还原过程，能和过氧化物及自由基本结合，以对抗氧化剂对巯基的破坏，保护细胞膜中含巯基的蛋白质和含巯基酶不被破坏，同时还可对抗自由基对重要脏器的损害。本药能抑制脂肪肝形成，也能改善中毒性肝炎和感染性肝炎的症状。

临床用于酒精及化疗药、抗肿瘤药、抗抑郁药、扑热息痛等药物所致中毒的辅助治疗；用于电离射线所致治疗性损伤和各种低氧血症的辅助治疗。

二、利胆药

利胆药是具有促进胆汁分泌或胆囊排空的药物。胆汁的基本成分是胆汁酸，胆汁酸的主要成分为胆酸、鹅去氧胆酸和去氧胆酸，占 95%。次要成分为石胆酸和熊去氧胆酸。

去氢胆酸

去氢胆酸系半合成的胆酸氧化的衍生物，能增加胆汁中的水分含量，使胆汁稀释，量增加，流动性提高，发挥胆道内冲洗作用。可用于胆石症、急慢性胆道感染、胆囊炎。禁用于胆道空气梗阻和严重肝肾功能减退者。

鹅去氧胆酸

鹅去氧胆酸为天然的二羟胆汁酸。可降低胆固醇分泌，抑制 HMG-CoA 还原酶，降低胆固醇合成，从而降低胆汁中胆固醇含量，促进胆固醇结石溶解。本品也可增加胆汁酸分泌。治疗剂量时常引起腹泻，可用半量。用药 6 个月期间，部分患者转氨酶活性可出现可逆性升高。本品禁用于胆管或肠炎症性疾病、梗阻性肝胆疾病。可致畸，故妊娠和哺乳期妇女禁用。

熊去氧胆酸

熊去氧胆酸为鹅去氧胆酸异构体。临床用于胆囊及胆管功能失调，胆汁淤滞的胆结石患者。不良反应较鹅去氧胆酸发生少而轻，少数患者可发生明显的腹泻。

牛胆酸钠

牛胆酸钠系从牛胆汁或猪胆汁提取制成，主要含牛磺胆酸钠和甘氨胆酸钠。口服能刺激肝细胞分泌胆汁，能促进脂肪乳化和吸收，帮助脂溶性维生素的吸收。临床用于长期胆瘘、胆汁丧失的患者，也可用于脂肪消化不良和慢性胆囊炎等。

硫酸镁

硫酸镁口服能反射性引起胆总管括约肌松弛、胆囊收缩，促进胆道小结石排出。临床用于治疗胆囊炎胆石症、十二指肠引流检查。

桂美酸

桂美酸为苯丙酸型利胆剂，有显著而持久的利胆作用，能促进胆汁排泄，并能松弛胆总管括约肌，具有解痉止痛作用。能促进血中胆固醇分解成胆酸排出，具有降胆固醇作用。用于胆石症慢性胆囊炎或作胆道感染的辅助用药。

茴三硫

茴三硫能增加胆酸、胆色素及胆固醇等固体成分的分泌，还能兴奋肝细胞，改善肝脏解毒功能；产生明显的利尿作用。临床用于胆囊炎胆石症、急慢性肝炎、肝硬化等。治疗量可引起腹胀、腹泻、腹痛等胃肠反应及荨麻疹等过敏反应。本药还可引起尿液颜色改变，大剂量长期应用可引起甲亢。胆道阻塞者禁用。

用药指导

一、处方分析

案例：王某，男，某单位公关部经理，1周前饮酒后出现黑便，伴上腹部隐痛，无恶心、呕吐、心慌、气短等。查体发现腹部平软，无明显压痛、反跳痛，肠鸣音正常。血常规显示 WBC：$6.2 \times 10^9/L$，HGB：110g/L，Hct：32%；大便潜血阳性；胃镜检查显示十二指肠球部溃疡；快速尿素酶试验阴性。诊断为十二指肠溃疡。

Rp：奥美拉唑肠溶片 20mg×14 片，每次 20mg，b.i.d.，p.o.

胶体果胶铋胶囊 50mg×48 粒，每次 150mg，q.i.d.，p.o.。

请问：以上处方是否合理？为什么？

分析：不合理。胶体果胶铋胶囊服用后会使大便呈黑褐色，而本例患者症状以黑便为主，故铋剂会对患者大便颜色的观察造成干扰，不利于判断治疗效果。

二、模拟练习

案例：王某，男，38岁，近来反复出现上腹部疼痛，饥饿时加重，进餐后可缓解，并伴有泛酸、嗳气。胃镜检查显示十二指肠球部大弯处有一处 0.5～0.6cm 溃疡，幽门螺杆菌（＋），诊断为十二指肠球部溃疡。

请问：该患者应用什么药物进行治疗？有哪些用药注意事项？

分析：可采用质子泵抑制剂奥美拉唑、阿莫西林和克拉霉素的"三联疗法"。奥美拉唑可引起恶心、腹痛、腹泻等胃肠反应及头晕、头痛等中枢反应。长期用药抑制胃酸分泌，引起真性胃酸缺乏和癌变的可能性。

巩固提高

一、真题分析

1. 下述哪种药物与氨基糖苷类抗生素合用可能出现呼吸抑制或呼吸停止？（　　）。

A. 西咪替丁   B. 硫糖铝   C. 奥美拉唑

D. 多潘立酮   E. 甲氧氯普胺

2. 关于胶体果胶铋用药注意事项错误的是（   ）。

A. 宜与牛奶同时服用   B. 使用后口中可能有氨味   C. 使用后大便变黑

D. 妊娠期妇女禁用铋制剂   E. 两种铋剂不宜联用

二、选择题

1. 雷尼替丁治疗消化性溃疡的作用机制是（   ）。

A. 阻断 H_2 受体   B. 阻断 M 受体   C. 阻断 H_1 受体

D. 阻断促胃液素受体   E. 促使胃黏液分泌，保护溃疡面

2. 阻断壁细胞质子泵的抗消化性溃疡药是（   ）。

A. 米索前列醇   B. 奥美拉唑   C. 三硅酸镁

D. 硫糖铝   E. 丙谷胺

3. 既能保护胃黏膜，又能抗幽门螺杆菌的药物是（   ）。

A. 硫糖铝   B. 甲硝唑   C. 枸橼酸铋钾

D. 奥美拉唑   E. 氢氧化铝

4. 注射硫酸镁过量中毒应选用何药解救？（   ）。

A. 肾上腺素   B. 去乙酰毛花苷   C. 氯化钙

D. 碳酸氢钠   E. 利多卡因

5. 硫酸镁不具有下述哪一项作用？（   ）。

A. 降低血压   B. 中枢兴奋   C. 骨骼肌松弛

D. 导泻   E. 利胆

6. 奥美拉唑用于治疗（   ）。

A. 消化不良   B. 慢性腹泻   C. 慢性便秘

D. 胃肠道平滑肌痉挛   E. 十二指肠溃疡

7. 多潘立酮的止吐作用机制主要是阻断（   ）。

A. 5-HT 受体   B. M_1 受体   C. α_1 受体

D. 多巴胺受体   E. H_2 受体

8. 下述属于抗炎类的保肝药是（   ）。

A. 熊去氧胆酸   B. 联苯双酯   C. 多烯磷脂酰胆碱

D. 还原型谷胱甘肽   E. 甘草酸二胺

9. 属于保肝药的是（   ）。

A. 胶体果胶铋   B. 胃蛋白酶   C. 奥美拉唑

D. 莫沙必利   E. 还原型谷胱甘肽

10. 联苯双酯用于肝病患者治疗时的最大缺点是（   ）。

A. 降低氨基转移酶效果不明显   B. 对化学药物导致的氨基转移酶升高无效

C. 降酶速度慢   D. 口服吸收率低，降酶作用差

E. 远期疗效差，停药后易反跳

第二十五章　作用于血液和造血器官药

学习目标

1. 掌握铁剂、维生素 K、肝素的药理作用、临床应用、不良反应和注意事项。

2. 熟悉华法林、叶酸、维生素 B_{12}、氨甲苯酸的药理作用、临床应用、不良反应和注意事项。

3. 了解其他作用于血液及造血器官药的特点。

第一节　抗贫血药

贫血是指单位体积循环血液中的红细胞或血红蛋白数量低于正常值的一种病理现象。贫血可引起组织缺氧，出现全身无力、头晕、眼花、心悸、面色苍白等症状，严重时可出现水肿和心脏病变。引起贫血的主要原因有造血营养物质的缺乏、慢性失血、红细胞过度破坏、骨髓造血功能障碍等。

贫血的主要类型有缺铁性贫血、巨幼细胞贫血和再生障碍性贫血。对于贫血的治疗，应首先去除导致贫血的病因，然后选用有针对性的药物进行抗贫血治疗。缺铁性贫血需用铁剂进行治疗。巨幼细胞贫血是由于缺乏叶酸或维生素 B_{12} 引起，需用叶酸或维生素 B_{12} 进行治疗。再生障碍性贫血简称再障，由于感染、药物、放疗等多种因素造成骨髓造血功能障碍所致，临床主要表现为全血细胞减少，较难治愈，本章不再讲述。

一、铁剂

临床上常用的铁剂有硫酸亚铁、富马酸亚铁、枸橼酸铁铵和右旋糖酐铁等。其中，右旋糖酐铁为注射铁剂，其他为口服铁剂。

【药理作用和临床应用】

铁是红细胞成熟阶段合成血红素必不可少的物质。吸收到体内的铁可进入骨髓的有核红细胞内与原卟啉结合形成血红素，后者再与珠蛋白结合而成为血红蛋白。临床主要用于治疗各种缺铁性贫血，对慢性失血、铁需要量增加而补充不足（妊娠期妇女、哺乳期妇女、儿童生长发育期等）以及铁的吸收障碍（慢性胃炎、慢性消化性溃疡、慢性肠炎与腹泻）等所引起的贫血有效。

【不良反应和注意事项】

(1) **胃肠道反应**　常见恶心、呕吐、腹痛、腹泻等，饭后服用可减轻。铁与肠腔中硫化氢结合为硫化铁，使肠蠕动减弱，可出现便秘、黑便。

(2) **中毒症状**　长期应用铁剂，过多的铁沉积在组织器官中，可引起患者皮肤色素沉着、肝硬化、心力衰竭等慢性中毒症状。小儿误服 1g 以上铁剂可出现急性中毒症状，表现为坏死性胃肠炎、恶心、呕吐，甚至休克、昏迷、呼吸困难、死亡。可用 1％的碳酸盐溶液洗胃及特殊解毒剂去铁胺注入胃内以结合剩余铁进行抢救，并采用抗休克等措施进行治疗。

171

二、叶酸类和维生素 B₁₂

叶酸

叶酸广泛存在于动、植物性食品中，以动物肝脏、绿叶蔬菜中含量较高，遇热易被破坏。人体细胞自身不能合成叶酸，所需叶酸必须直接从食物中摄取，每天推荐摄入量为 $400\mu g$，妊娠期妇女及哺乳期妇女需要量增加约 3 倍。口服叶酸主要在空肠的近端吸收，经肾排泄，少部分可经肝肠循环由胆汁排出。

【药理作用】

叶酸在体内无活性，被人体吸收后，在体内被还原成二氢叶酸，然后进一步还原成有活性的四氢叶酸。在维生素 B₁₂ 的协助下，四氢叶酸作为一碳单位的传递体，参与氨基酸和核酸的合成。当叶酸缺乏时，DNA 合成障碍，影响红细胞的生长和成熟，引起巨幼细胞贫血。消化道黏膜上皮细胞的增殖受到抑制，可出现舌炎，腹泻等症状。

【临床应用】

（1）**治疗巨幼细胞贫血**　对于各种原因如营养不良、婴儿期、妊娠期、叶酸需要量增加而补充不足所致的巨幼细胞贫血，治疗时以叶酸为主，辅以维生素 B₁₂，疗效更佳。对于甲氨蝶呤、乙胺嘧啶、甲氧苄啶等所致的巨幼细胞贫血，由于二氢叶酸还原酶被抑制，使用叶酸无效，需用甲酰四氢叶酸钙治疗。

（2）**治疗恶性贫血**　大剂量叶酸治疗可纠正血常规，但不能改善神经损害症状。对维生素 B₁₂ 缺乏所致"恶性贫血"，治疗时应以维生素 B₁₂ 为主，叶酸为辅。对缺铁性贫血无效。

【不良反应和注意事项】

本药不良反应少，超敏反应罕见，但若长期服用叶酸，有些患者可能会出现恶心、腹胀等胃肠道反应。大剂量服用叶酸，患者还可能出现黄色尿。

维生素 B₁₂

维生素 B₁₂ 又称钴胺素，为含钴复合物，是唯一含有金属的维生素。广泛存在于动物内脏、牛奶、蛋黄中。药用的维生素 B₁₂ 为性质稳定的氰钴胺和羟钴胺。

【药理作用】

维生素 B₁₂ 为细胞分裂和维持神经组织髓鞘完整所必需。体内维生素 B₁₂ 主要参与下列代谢过程：

（1）**参与叶酸代谢**　维生素 B₁₂ 参与多种生化反应。促使同型半胱氨酸转为甲硫氨酸，并使 5-甲基四氢叶酸转化为四氢叶酸，同时使四氢叶酸循环利用。当维生素 B₁₂ 缺乏时，叶酸代谢循环受阻，出现叶酸缺乏症，影响红细胞的发育成熟，出现巨幼细胞贫血。

（2）**维持神经髓鞘功能**　维生素 B₁₂ 参与三羧酸循环，促使甲基丙二酰辅酶 A 变为琥珀酰辅酶 A，促进神经髓鞘脂质合成和维持有髓鞘神经纤维功能。维生素 B₁₂ 缺乏，甲基丙二酰辅酶 A 蓄积，导致神经髓鞘脂蛋白合成障碍，神经髓鞘完整性受损，出现神经损害。

【临床应用】

维生素 B₁₂ 主要用于治疗恶性贫血，需注射使用，辅以叶酸；亦可与叶酸合用治疗各种巨幼细胞贫血；还可用于神经系统疾病（如神经炎、神经萎缩等）的辅助治疗。

【不良反应和注意事项】

可致超敏反应，甚至过敏性休克，不宜滥用。不可静脉给药。

三、促红细胞生成素

促红细胞生成素（erythropoietin，EPO）

促红细胞生成素是由肾近曲小管管周间质细胞分泌的由 165 个氨基酸组成的糖蛋白。临床应用的 EPO 为重组 DNA 技术合成，称重组人促红素，其作用与天然的内源性产品基本相似。

【药理作用和临床应用】

EPO 可刺激红系干细胞，促使原始红细胞增殖、分化和成熟，促进血红蛋白的合成和红细胞从骨髓中释出。对多种原因引起的贫血有效。主要用于治疗肾衰竭的贫血患者，尤以对肾衰竭尿毒症进行血液透析的贫血者疗效更佳。也可用于治疗恶性肿瘤、化疗以及抗艾滋病药物治疗引起的贫血。

【不良反应和注意事项】

不良反应有血压升高、头痛、注射部位血栓形成以及流感样症状，偶尔诱发脑血管意外或癫痫发作。应用时应经常进行血细胞比容测定。

第二节　促凝血药

促凝血药是一类加速血液凝固过程，抑制纤维蛋白溶解，增强某些凝血因子的合成和活性，促进血液凝固而止血的药物。血液凝固过程如图 25-1。

一、促凝血因子生成药

维生素 K

维生素 K 是一类甲萘醌衍生物，维生素 K_1 存在于绿叶植物或谷物中，维生素 K_2 由人体肠道细菌合成，这两者均为脂溶性维生素，需要胆汁协助吸收；维生素 K_3、维生素 K_4 是人工合成品，为水溶性维生素，不需要胆汁协助吸收。

【药理作用】

维生素 K 作为羧化酶的辅酶，参与凝血因子 Ⅱ、Ⅶ、Ⅸ、Ⅹ 前体在肝脏的活化。缺乏维生素 K 时，这些凝血因子的前体蛋白不能转变为有活性的凝血因子，造成血浆中凝血因子缺乏，而导致凝血功能障碍，凝血酶原时间延长而发生出血。

【临床应用】

主要用于治疗维生素 K 缺乏引起的出血，如梗阻性黄疸、胆瘘、慢性腹泻和早产儿、新生儿出血等凝血酶原过低引起的出血；亦可用于预防长期应用广谱抗生素继发的维生素 K 缺乏引起的出血；还可用于治疗香豆素类、水杨酸类等影响凝血因子合成的药物引起的出血。

【不良反应和注意事项】

本类药物不良反应少，口服制剂可引起恶心、呕吐等胃肠道不良反应，静脉注射过快可

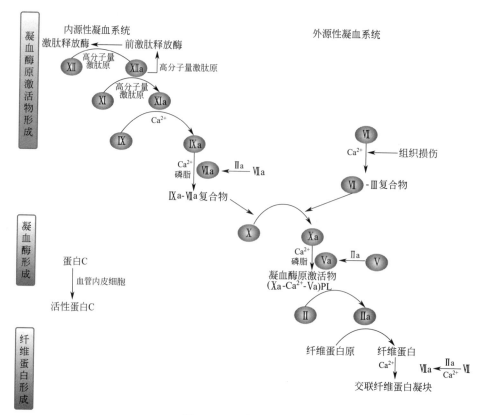

图 25-1　血液凝固过程

致面部潮红、出汗、呼吸困难、胸闷、血压下降甚至虚脱。较大剂量维生素 K，可致新生儿、早产儿、葡萄糖-6-磷酸脱氢酶缺乏的患者出现溶血性贫血、高胆红素血症及黄疸。肝功能不良患者应慎用。

二、抗纤维蛋白溶解药

氨甲苯酸和氨甲环酸

氨甲苯酸（对羧基苄胺）和氨甲环酸（止血环酸）能竞争性抑制纤溶酶原激活因子，阻止纤溶酶原转化为有活性的纤溶酶，抑制纤维蛋白降解，从而发挥止血的作用。主要用于治疗纤溶系统亢进引起的出血，如肺、肝、脾、前列腺、甲状腺、肾上腺、子宫等外伤或手术后的出血。氨甲环酸的疗效较氨甲苯酸强。也可用于治疗链激酶及尿激酶所致出血。用量过大可引起血栓形成，可能诱发心肌梗死。有血栓形成倾向者或有血管栓塞病史的患者应禁用或慎用。

三、凝血因子制剂

凝血因子制剂是从健康人体或动物血液中提取，经分离提纯、冻干后制备的一种制剂，主要用于凝血因子缺乏时的补充治疗。

凝血酶原复合物

凝血酶原复合物（人因子Ⅸ复合物）是由健康人静脉血分离得到的含有凝血因子Ⅱ、

Ⅶ、Ⅸ、Ⅹ 的混合制剂。上述 4 种凝血因子的凝血作用均依赖维生素 K 的存在。主要用于治疗乙型血友病（先天性凝血因子Ⅸ缺乏）、严重肝脏疾病、香豆素类抗凝剂过量和维生素 K 依赖性凝血因子缺乏所致的出血。

抗血友病球蛋白

抗血友病球蛋白（抗甲型血友病因子）含凝血因子Ⅷ及少量纤维蛋白原。主要用于治疗甲型血友病（先天性因子Ⅷ缺乏症）。还可治疗溶血性血友病、抗因子Ⅷc 抗体所致的严重出血。静脉滴注过速能引起头痛、发热、荨麻疹等症状。

纤维蛋白原

纤维蛋白原从健康人血浆中提制而得，输注后可迅速提高血中纤维蛋白原浓度，在凝血酶作用下转变为纤维蛋白，达到促进血凝和止血的目的。主要用于治疗原发性低纤维蛋白原血症，也可用于治疗由于严重肝损害、产科并发症、外伤、大手术、内脏出血所致的继发性纤维蛋白原缺乏症。

凝血酶

凝血酶是从猪、牛血提取精制而成的无菌制剂。凝血酶直接作用于血液中的纤维蛋白原，使其转变为纤维蛋白，从而发挥止血作用。此外，还有加速创伤愈合的作用。临床用于治疗止血困难的小血管、毛细血管以及实质性脏器出血的止血，也用于创面、口腔、泌尿道以及消化道等部位的止血，亦可缩短穿刺部位的出血时间。局部止血时，用灭菌生理盐水溶解成 $50\sim1000U/mL$ 溶液喷雾或敷于创面。

四、促血小板生成药

促血小板生成药为通过增加血小板的数量及功能而达到止血作用的药物。

酚磺乙胺

酚磺乙胺又称止血敏，可增加毛细血管的抵抗力，降低其通透性，还能增加血小板的数量并增强血小板聚集和黏附性，促使凝血活性物质释放，缩短凝血时间，但止血作用较弱。主要用于防止毛细血管脆性增加所致出血、血小板功能不足等原因引起的出血，也可预防和治疗外科手术出血过多。可与其他类型止血药如维生素 K、氨甲苯酸合用。

第三节　抗凝血药

抗凝血药是通过干扰凝血过程的某些环节，阻止血液凝固的药物，主要用于防治血栓栓塞性疾病。

一、体内外抗凝药

肝素

肝素是一种硫酸化酸性黏多糖，主要存在于肺、肝及肠黏膜等组织中。1916 年，Jay Mclean 首先从动物肝脏中发现了一种具有抗凝血作用的物质，该物质被命名为肝素。药用肝素主要从动物小肠黏膜提取。低分子量肝素为普通肝素经化学分离制备的短链制剂，具有出血反应少、作用时间长等优点。

【药理作用】 肝素在体内、体外均有强大抗凝作用，起效快、维持时间短。肝素的抗凝作用是由抗凝血酶Ⅲ（AT-Ⅲ）介导的。AT-Ⅲ是血浆中正常存在的蛋白质，是一种主要抑制血液凝固的物质，能与活化的凝血酶（因子Ⅱa）和因子Ⅻa、Ⅺa、Ⅸa、Ⅹa 缓慢结合，并使之灭活。肝素与 AT-Ⅲ结合后可增强其活性，大大加快灭活凝血因子的作用而产生抗凝效应，尤对凝血酶及凝血因子Ⅹ的作用更强。

【临床应用】

(1) 防治血栓栓塞性疾病 可防治血栓栓塞性疾病，如心肌梗死、脑梗死、肺栓塞、深静脉血栓等。

(2) 治疗弥散性血管内凝血（DIC） 应及早应用改善微循环，防止纤维蛋白原和其他凝血因子的消耗，以防继发性出血。

(3) 体外抗凝 如用于体外循环、血液透析、心血管手术和心导管检查等。

【不良反应和注意事项】

(1) 出血 这是肝素的主要不良反应。用量过大可引起各种黏膜出血、关节腔积血及伤口出血等。应仔细观察患者，严格掌握药物剂量，并严密监测凝血功能。肝素轻度过量，停药即可；一旦发生严重出血，应立即停用，并缓慢静脉注射肝素对抗剂鱼精蛋白注射液进行解救。1mg 鱼精蛋白可中和肝素 100U，但每次用量不得超过 50mg。

(2) 超敏反应 偶尔出现超敏反应，如荨麻疹、皮疹、哮喘、鼻炎、发热等。

(3) 其他 长期用药可引起脱发、骨质疏松及自发性骨折，少数患者可出现血小板减少症。对肝素过敏、出血性疾病、活动性溃疡、严重高血压、肝肾功能不全患者及孕妇应禁用。

> **知识链接**
>
> ### 血栓栓塞性疾病
>
> 血栓栓塞性疾病主要包括动脉粥样硬化血栓形成、静脉血栓或栓塞及外周动脉栓塞。动脉粥样硬化血栓形成是在动脉壁粥样硬化基础上斑块破裂、胶原暴露激活血小板形成血栓。深静脉血栓形成的主要并发症和后果是肺栓塞，两者统称为静脉血栓栓塞。外周动脉栓塞最常见于房颤、急性心肌梗死、主动脉瘤等患者，可导致急性动脉缺血，如脑卒中、肠梗死、下肢缺血坏死等。临床常见的血栓栓塞性疾病有心肌梗死、脑梗死、脑栓塞、肺栓塞、深静脉血栓及周围血管栓塞等。目前特异的、靶向的抗栓剂尚少，合理应用抗凝血药、抗血小板药、溶栓药防治血栓形成具有非常重要的临床意义。

低分子量肝素

低分子量肝素（LMWH）是从普通肝素中分离制备获得的，包括依诺肝素、替地肝素、弗希肝素等。本类药物可选择性抑制凝血因子Ⅹa 活性，而对Ⅱa 及其他因子作用较弱，不影响已形成的凝血酶，抗凝作用弱而降低了出血的风险。作用维持时间长，皮下注射每天只需 1~2 次。临床上主要用于高危患者的深静脉血栓和肺栓塞的预防和治疗、外科手术后预防血栓形成、急性心肌梗死、血小板减少症和血液透析、体外循环等。

二、体内抗凝药

香豆素类

香豆素类为口服抗凝药，包括华法林、双香豆素、醋硝香豆素（新抗凝）等，其中以华法林最为常用。

【药理作用】

香豆素类是维生素 K 拮抗剂，通过抑制维生素 K 参与的凝血因子Ⅱ、Ⅶ、Ⅸ、Ⅹ在肝的活化发挥抗凝作用，对血液中已活化的凝血因子Ⅱ、Ⅶ、Ⅸ、Ⅹ并无对抗作用。因此，香豆素类不能作为体外抗凝药使用，体内抗凝也需在有活性的凝血因子消耗后才能起效，故起效缓慢，但维持时间较长。

【临床应用】

（1）防治血栓栓塞性疾病　用于肺栓塞、脑血管栓塞、静脉血栓等血管栓塞性疾病。因起效缓慢，作用时间长，需快速抗凝时应先使用肝素或先与肝素合用，后用香豆素类药物维持治疗的序贯疗法。也可作为心肌梗死的辅助治疗。

（2）预防术后血栓形成　用于风湿性心脏病、人工心脏瓣膜置换术、关节固定术等，预防发生术后静脉血栓。

【不良反应和注意事项】

本类药物过量常引起皮肤、黏膜的自发性出血，严重者缓慢注射大量维生素 K 对抗；禁忌证同肝素。

阿司匹林、保泰松、水合氯醛、奎尼丁、甲磺丁脲、依他尼酸与香豆素类药物竞争血浆蛋白，使作用增强；苯巴比妥、苯妥英钠、利福平等能加速香豆素类的代谢，可减弱其抗凝作用；甲硝唑、西咪替丁、丙米嗪等抑制香豆素类药物代谢，可增强其抗凝作用；阿司匹林、噻氯匹啶可抑制血小板聚集，与香豆素类药物合用时，增强其抗凝作用。

三、体外抗凝药

枸橼酸钠

枸橼酸钠仅在体外有抗凝作用。枸橼酸钠可与血浆中的 Ca^{2+} 形成难解离的可溶性络合物而发挥抗凝作用。临床常作为输血时的抗凝剂，每 100mL 全血中加入 2.5％枸橼酸钠注射液 10mL。大量输血可引起血钙下降，出现手足抽搐、心功能不全、血压下降等症状（婴幼儿尤易发生），可通过缓慢静脉注射氯化钙或葡萄糖酸钙注射液进行治疗。

第四节　纤维蛋白溶解药

纤维蛋白溶解药可使纤维蛋白溶酶原（纤溶酶原）转变为纤维蛋白溶酶（纤溶酶），纤溶酶通过降解纤维蛋白和纤维蛋白原而限制血栓增大和溶解血栓，故又称血栓溶解药。其作用机制如图 25-2。

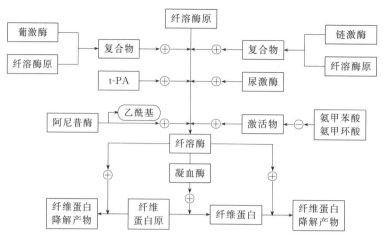

图 25-2　纤维蛋白溶解药的作用

链激酶（SK）

链激酶为第一代天然溶栓药，是由 β 溶血性链球菌培养液中提取的蛋白质。现以基因工程技术制成重组链激酶（rSK）。

【药理作用和临床应用】　链激酶对纤溶酶原的激活作用是间接的，即先与内源性纤溶酶原结合成复合物，并促使纤溶酶原转变为纤溶酶，迅速水解血栓中的纤维蛋白而溶解血栓。主要用于治疗血栓栓塞性疾病，静脉注射治疗动静脉内新鲜血栓形成和栓塞，如急性肺栓塞和深部静脉血栓。冠脉注射可使阻塞冠脉再通，恢复血流灌注，用于心肌梗死的早期治疗。

【不良反应和注意事项】　不良反应为引起出血，注射局部可出现血肿。严重出血可注射抗纤溶药对抗。出血性疾病新近创伤、消化道溃疡、伤口愈合中及严重高血压患者禁用。因具抗原性，链激酶可致皮疹、药热等超敏反应。

尿激酶

尿激酶是从人尿中分离或肾细胞培养液中提取的类似胰蛋白酶的丝氨酸蛋白水解酶。尿激酶可直接激活纤溶酶原转变为纤溶酶，发挥溶解血栓作用。纤溶酶裂解血块表面上的纤维蛋白，也可裂解血液中游离的纤维蛋白原。临床用途与链激酶相同，但作用较弱。尿激酶不良反应少，因无抗原性，不引起超敏反应，可用于对链激酶过敏者。出血性疾病、新近创伤、消化性溃疡及严重高血压等患者禁用。

阿尼普酶

阿尼普酶为第二代溶栓药，是链激酶以 1∶1 分子比例与人赖氨酸纤溶酶原形成的复合物。

【药理作用】　阿尼普酶进入血液后弥散到血栓纤维蛋白表面，通过复合物的赖氨酸纤溶酶原活性中心与纤维蛋白结合，缓慢脱掉乙酰基后，促进纤维蛋白表面的纤溶酶原变为纤溶酶，溶解血栓。与链激酶比较，阿尼普酶的优点：①在体内被缓慢活化，可静脉注射；②与赖氨酸纤溶酶原形成的复合物较易进入血凝块与纤维蛋白结合，而谷氨酸纤溶酶原要降解为赖氨酸纤溶酶原才能结合到纤维蛋白上，因此有溶栓选择性，很少引起全身性纤溶活性增强，故出血少。

【临床应用】 用于治疗急性心肌梗死，可改善症状，降低病死率，亦可用于其他血栓栓塞性疾病。

【不良反应和注意事项】 可导致长时间血液低凝状态，出血常发生在注射部位或胃肠道，亦有抗原性，可发生与链激酶类似的超敏反应。

葡激酶

葡激酶（葡萄球菌激酶）是从金黄色葡萄球菌中分离出来的一种能够特异溶解血栓的酶类物质，现已能用 DNA 重组技术制成重组葡激酶。葡激酶与血栓中的纤溶酶原有较高的亲和力，在血栓部位与纤溶酶原结合，激活纤溶酶原转变为纤溶酶，从而溶解血栓。临床用于治疗急性心肌梗死等血栓栓塞性疾病，疗效强于链激酶。不良反应与链激酶相似，出血少，但免疫原性比链激酶强。

阿替普酶

组织型纤溶酶原激活剂（tissue plasminogen activator，t-PA）为人体内生理性纤溶酶原激活剂，主要由血管内皮细胞合成并释放入血液循环，含有 527 个氨基酸。t-PA 最初由人子宫和黑色瘤细胞培养液中分离提取，现已用基因工程方法生产人重组 t-PA（recombinant tissue-type plasminogen activator，rtPA），即阿替普酶。其溶栓机制是激活内源性纤溶酶原转变为纤溶酶。这种作用比激活循环中游离型纤溶酶快数百倍，因具有选择性而不产生应用链激酶时常见的出血并发症。t-PA 主要在肝中代谢，$t_{1/2}$ 约 5min。阿替普酶主要用于治疗急性心肌梗死、肺栓塞和脑栓塞，使阻塞血管再通率比链激酶高，且不良反应小，是较好的第二代溶栓药。

瑞替普酶

瑞替普酶为第三代溶栓药，通过基因重组技术改良天然溶栓药的结构，提高选择性溶栓效果，半衰期延长，减少用药剂量和不良反应。瑞替普酶有以下优点：①溶栓疗效高，起效快，耐受性好；②生产成本低，给药方法简便，不需要按体重调整给药剂量。主要用于治疗急性心肌梗死，常见不良反应有出血、血小板减少症，有出血倾向患者慎用。

第五节　抗血小板药

抗血小板药又称血小板抑制药，是指具有抑制血小板黏附、聚集以及释放，阻抑血栓形成等功能的药物。根据作用机制可分为：抑制血小板花生四烯酸代谢药、增加血小板内 cAMP 药、抑制 ADP 活化血小板药、血小板膜糖蛋白 II_b/III_a 受体阻断药等。

一、抑制血小板花生四烯酸代谢的药物

1. 环氧酶抑制药

环氧酶抑制药阻断花生四烯酸转化为前列腺素 G_2（PGG_2）和前列腺素 H_2（PGH_2），从而使血小板血栓素 A_2（TXA_2）合成减少，以非甾体类抗炎药阿司匹林为代表，吲哚美辛、布洛芬等作用机制与阿司匹林相似，作用强度和持续时间有差异。

阿司匹林

阿司匹林是临床上较为常用的解热镇痛药物之一，作为抗血小板药物广泛用于临床。小

剂量阿司匹林（75～150mg/d）即可抑制血小板聚集，可防止血栓形成。在较大剂量（300mg/d）时，阿司匹林能抑制血管内皮 COX-1 的活性，减少 PGI_2 的合成，抵消部分抗血小板作用。小剂量阿司匹林可用于冠状动脉硬化性疾病、心肌梗死、脑梗死、深静脉血栓形成和肺梗死等，作为溶栓疗法的辅助抗栓治疗，能减少缺血性心脏病发作和复发的危险，也可使一过性脑缺血发作患者的卒中发生率和病死率降低。

2. TXA_2 合酶抑制药和 TXA_2 受体阻断药

TXA_2 合酶抑制药可抑制 TXA_2 的形成，导致环内过氧化物（PGG_2、PGH_2）蓄积，从而促进 PGI_2 生成。从药理学角度，具有阻断 TXA_2 受体和抑制 TXA_2 合酶双重作用的制剂会有更高的疗效。

利多格雷

利多格雷为强大的 TXA_2 合酶抑制药，并具中度的 TXA_2 受体拮抗作用，临床报道其对血小板血栓和冠状动脉血栓的作用比水蛭素及阿司匹林更有效。对降低再栓塞、反复心绞痛及缺血性卒中等发生率比阿司匹林强，对防止新的缺血病变比阿司匹林更有效。在急性心肌梗死患者的血管梗死率、复灌率及增强链激酶的纤溶作用等方面与阿司匹林相当。有轻度胃肠道反应，易耐受，未发现有出血性卒中等并发症。

同类药物尚有奥扎格雷，作用弱于利多格雷，不良反应轻。

二、增加血小板内 cAMP 药

双嘧达莫

双嘧达莫又称潘生丁，对胶原、ADP、肾上腺素及低浓度凝血酶诱导的血小板聚集有抑制作用，体内外均可抗血栓，还可延长已缩短的血小板生存时间。其作用机制包括：①抑制磷酸二酯酶（PDE）活性，减少 cAMP 降解，增加血小板内 cAMP 含量；②增加血管内皮细胞 PGI_2 的生成和活性；③抑制腺苷再摄取，激活腺苷酸环化酶，cAMP 生成增多；④轻度抑制血小板的环氧化酶，TXA_2 合成减少。主要用于防治血栓栓塞性疾病、人工心脏瓣膜置换术后、缺血性心脏病、脑卒中和短暂性脑缺血发作，防止血小板血栓形成。还可抑制动脉粥样硬化早期的病变过程。

不良反应有胃肠道刺激以及由于血管扩张引起的血压下降、头痛、眩晕、潮红、晕厥等。少数心绞痛患者用药后可出现"窃血"现象，诱发心绞痛发作，应慎用。

西洛他唑

西洛他唑为可逆性磷酸二酯酶Ⅲ抑制药，通过抑制磷酸二酯酶Ⅲ，升高血小板内的cAMP 而具有抗血小板、扩张血管和抗血管增殖作用。对肾上腺素、花生四烯酸和凝血酶诱导的血小板聚集均有抑制作用。临床主要用于伴有间歇性跛行的外周血管病、慢性动脉闭塞性疾病，不良反应有头痛、腹泻、眩晕和心悸。心力衰竭患者禁用，冠心病患者慎用。

三、抑制 ADP 活化血小板药

在阿司匹林的基础上加用 P2Y12 受体拮抗药已被证实对于接受冠状动脉介入治疗术（CI）的患者具有明确获益，被称为双联抗血小板治疗（DAPT）。

噻氯匹定

噻氯匹定为第一代 P2Y12 受体拮抗药，能选择性及特异性地干扰 ADP 介导的血小板活化，不可逆地抑制血小板聚集和黏附。药理作用缓慢，口服给药 3～5d 见效，5～6d 作用达高峰，停药后仍可持续作用 10d。噻氯匹定主要用于预防脑卒中、心肌梗死及外周动脉血栓栓塞性疾病的复发，疗效优于阿司匹林。不良反应有血栓性血小板减少性紫癜、中性粒细胞减少、腹泻、骨髓抑制等。

氯吡格雷

氯吡格雷为第二代 P2Y12 受体拮抗药，是一种前体药物，通过氧化作用形成 2-氧基氯吡格雷，再经过水解形成活性代谢物发挥作用。其药理作用和噻氯吡啶相似，但作用较强，不良反应则较少。肝肾功能不良患者应慎用。

替格瑞洛

替格瑞洛为新型 P2Y12 受体拮抗药，起效快，与受体可逆性结合，半衰期短。

四、血小板膜糖蛋白 II b/III a 受体阻断药

阿昔单抗是较早的单克隆抗体，抑制血小板聚集作用明显，对血栓形成具有明显治疗作用。后开发的拉米非班、替罗非班和夫雷非班等，抑制血小板聚集作用强，应用方便，不良反应较少。临床用于治疗急性心肌梗死、血栓栓塞性疾病、不稳定型心绞痛和血管成形术后再梗死的效果良好。

第六节　促进白细胞增生药

促白细胞增生药是指促进多种白细胞的生成，主要用于恶性肿瘤患者。

一、基因重组类

粒细胞集落刺激因子

粒细胞集落刺激因子（非格司亭）是由血管内皮细胞单核细胞和成纤维细胞合成的糖蛋白。现临床上应用的是由基因重组技术生产的含 174 个氨基酸的糖蛋白造血因子，又称重组人粒细胞集落刺激因子，能促进中性粒细胞成熟和释出，增强中性粒细胞趋化性及吞噬功能。其临床主要用于预防恶性肿瘤放疗、化疗引起的骨髓抑制，也可用于自体骨髓移植，以促进减少的中性粒细胞恢复。本药不能口服，仅能静脉注射或皮下注射给药。一般剂量患者耐受良好，略有轻度骨骼疼痛，长期静脉滴注可引起静脉炎。为避免骨髓对化疗药物敏感性增高，应在化疗药物应用前或后 24h 应用。对本药过敏者应禁用。

粒细胞/巨噬细胞集落刺激因子

粒细胞/巨噬细胞集落刺激因子是由 T 淋巴细胞、单核细胞、成纤维细胞、血管内皮细胞合成的。它能刺激中性粒细胞、单核细胞、巨噬细胞等多种白细胞的分化、活化及生成，增强成熟中性粒细胞的吞噬功能，提高机体抗肿瘤、抗炎的免疫力。临床上主要用于预防恶性肿瘤放疗、化疗引起的白细胞减少以及并发的感染等。不良反应有皮疹、

发热、骨疼、肌痛以及皮下注射部位红斑。患者首次静脉滴注时可出现面部潮红、低血压等不良反应。严重的不良反应为心功能不全、支气管痉挛、室上性心动过速、颅内高压、肺水肿和晕厥等。

二、其他促白细胞增生药

维生素 B_4

维生素 B_4（磷酸腺嘌呤）参与 RNA 和 DNA 的合成，是核酸的前体物质，可促进白细胞的增生。用药后 2～3 周，一般可见白细胞计数明显增加。临床上用于各种原因所致的白细胞减少症，如肿瘤放疗、化疗、抗甲状腺药、氯霉素、解热镇痛药、苯中毒等。

鲨肝醇

鲨肝醇对肿瘤放疗、化疗引起的骨髓抑制有拮抗作用，对苯中毒引起的白细胞减少也有一定的疗效。可用于治疗放射线及其他原因引起的白细胞减少。

利血生

利血生可增强造血系统代谢，临床用于防治各种原因引起的白细胞减少、血小板减少和再生障碍性贫血。

肌苷

肌苷（次黄嘌呤核苷）参与体内核酸代谢、蛋白质合成和能量代谢，能提高各种酶的活性，从而使细胞在缺氧的状态下进行正常代谢，有助于受损细胞功能的恢复。本药为辅助用药，具有改善机体代谢的作用。临床用于各种原因所致的白细胞减少和血小板减少、心力衰竭、心绞痛、肝炎等辅助治疗。

第七节 血容量扩充药

血容量扩充药是一类高分子化合物。机体大量失血或大面积烧伤可使血容量降低，严重者可导致休克。迅速扩充血容量是治疗低血容量性休克的基本疗法。除全血和血浆外，也可应用人工合成的血容量扩充药。理想的血容量扩充药应能维持血液胶体渗透压，改善微循环，作用持久，无毒性，无抗原性。

右旋糖酐

右旋糖酐为高分子葡萄糖聚合物。按聚合的葡萄糖分子数目的不同，分为不同分子量的产品。临床常用的有中分子右旋糖酐（右旋糖酐 70）、低分子右旋糖酐（右旋糖酐 40）及小分子右旋糖酐（右旋糖酐 10）。

【药理作用】

（1）扩充血容量 静脉滴注右旋糖酐后可提高血浆胶体渗透压，吸收组织中水分进入血管，从而扩充血容量，维持血压。作用强度与维持时间随分子量减少而逐渐降低，右旋糖酐 70 维持 12h，右旋糖酐 20 和右旋糖酐 10 作用时间短，仅维持 3h。

（2）抗血栓 低分子、小分子右旋糖酐阻止红细胞和血小板集聚及纤维蛋白聚合，降低血液黏滞性，并对凝血因子Ⅱ有抑制作用，从而改善微循环。以分子量小者更为明显。

(3) 渗透性利尿　低分子和小分子右旋糖酐自肾排出，可提高肾小管内渗透压，使水分重吸收减少，从而发挥渗透性利尿作用。

【临床应用】

(1) 治疗低血容量休克　主要包括急性失血、创伤和烧伤性休克。临床上常用的是中分子和低分子右旋糖酐。

(2) 防治血栓栓塞性疾病　用于防治心肌梗死、心绞痛、血栓形成、血管闭塞性脉管炎和视网膜动静脉血栓等。低分子和小分子右旋糖酐改善微循环作用更佳。

【不良反应和注意事项】

(1) 超敏反应　少数患者用药后可出现超敏反应，如发热、荨麻疹等，少见血压下降、呼吸困难等严重反应，甚至可能发生过敏性休克。首次用药时应严格观察，宜缓慢静脉滴注。

(2) 凝血障碍与出血　连续应用时，制剂中的少量大分子右旋糖酐蓄积可致凝血障碍和出血。血小板减少症、出血性疾病等患者禁用。心功能不全和肺水肿及肾功能不全患者应慎用。

羟乙基淀粉

羟乙基淀粉为高分子胶体物质。静注后可扩充血容量，改善血流动力学，作用可维持24h或以上。用于各种原因引起的血容量不足。少数患者可出现超敏反应，表现为眼睑水肿、荨麻疹和哮喘等。

💬 用药指导

一、处方分析

案例：张某，女，35岁，患有缺铁性贫血，近期又出现尿路感染，医生为患者开具了如下处方。

Rp：多西环素片　　0.1g×12片　　0.1g　b.i.d.　p.o.
　　硫酸亚铁片　　0.3g×18片　　0.3g　t.i.d.　p.o.
　　维生素C片　　0.1g×18片　　0.1g　t.i.d.　p.o.

请问：以上处方是否合理？为什么？

分析：该处方不合理。缺铁性贫血患者选用硫酸亚铁片补铁是正确的，配伍维生素C片，可促进铁制剂的吸收，是合理配伍用药。但多西环素是四环素类药物，与硫酸亚铁合用，可形成络合物，妨碍硫酸亚铁的吸收。

二、模拟练习

案例：谢某，男，61岁，有肝硬化病史10年，近1周来全身出现散在出血点而来医院就诊。体检有肝病面容，全身散在分布瘀点、瘀斑，以双下肢为多见，并有牙龈出血。肝肋下1.5cm，质韧，脾肋下1cm，质中，肝脾无压痛，腹水（－）。入院后给予护肝药物、维生素K等药物治疗。

请问：本案例患者可使用何药进行治疗，有何用药注意事项？

分析：本案例中患者因长期肝病致肠道胆汁减少，造成了维生素K吸收障碍，故可用维生素K进行治疗，考虑到肝脏功能可加服护肝药。用药时要注意：①宜饭后服用。②定期测定凝血酶原时间以调整用药量和给药次数。③G-6-PD缺乏者慎用。④一般采用肌内注射。

？ 巩固提高

一、真题分析

1. 可减弱香豆素类药物抗凝作用的药物是（　　）。

A. 氯霉素　　　　　　　　　　B. 保泰松　　　　　　　　　　C. 阿莫西林

D. 苯妥英钠　　　　　　　　　E. 西咪替丁

2. 下列关于链激酶的说法，错误的是（　　）。

A. 是一种蛋白质　　　　　　　B. 能溶解刚形成的纤维蛋白

C. 用于急性血栓栓塞性疾病　　D. 对形成已久且已机化的血栓无效

E. 能与纤溶酶原结合成复合物

二、选择题

1. 妨碍铁吸收的因素是（　　）。

A. 胃酸　　　　　　　　　　　B. 四环素　　　　　　　　　　C. 果糖

D. 半胱氨酸　　　　　　　　　E. 维生素 C

2. 肝素过量引起的出血可选用哪种药物解救？（　　）。

A. 鱼精蛋白　　　　　　　　　B. 维生素 K　　　　　　　　　C. 垂体后叶素

D. 枸橼酸钠　　　　　　　　　E. 氨甲环酸

3. 华法林过量引起的出血可选用哪种药物解救？（　　）。

A. 鱼精蛋白　　　　　　　　　B. 肝素　　　　　　　　　　　C. 维生素 K

D. 链激酶　　　　　　　　　　E. 枸橼酸钠

4. 维生素 K 属于（　　）。

A. 促凝血药　　　　　　　　　B. 抗贫血药　　　　　　　　　C. 纤维蛋白溶解药

D. 抗凝血药　　　　　　　　　E. 调血脂药

5. 不可以用于防治血栓栓塞性疾病的药物是（　　）。

A. 尿激酶　　　　　　　　　　B. 维生素 K　　　　　　　　　C. 阿昔单抗

D. 阿司匹林　　　　　　　　　E. 华法林

6. 维生素 B_{12} 不可用于治疗（　　）。

A. 恶性贫血　　　　　　　　　B. 三叉神经痛　　　　　　　　C. 缺铁性贫血

D. 神经炎　　　　　　　　　　E. 巨幼红细胞性贫血

7. 不属于止血药的是（　　）。

A. 维生素 K　　　　　　　　　B. 肝素　　　　　　　　　　　C. 氨甲苯酸

D. 酚磺乙胺　　　　　　　　　E. 垂体后叶素

三、思考题

1. 简述肝素的抗凝血作用机制和临床应用。

2. 应用铁剂治疗贫血时应注意哪些问题？

第二十六章　抗组胺药和抗过敏药

学习目标

1. 归纳掌握 H_1 受体阻断药代表药物的异同点。
2. 概述白三烯受体拮抗药的临床用途与作用特点。
3. 熟悉肥大细胞膜稳定药、钙剂以及免疫抑制剂等药物在抗过敏中的应用。

第一节　H 受体阻断药

抗组胺药是一类能特异性对抗组胺引起的各种生理、病理反应的药物，组胺受体根据结构可以分为 H_1、H_2 和 H_3 三种亚型，其中 H_1 受体阻断药临床常用于治疗水肿、过敏性充血和瘙痒等皮肤黏膜过敏反应，H_2 受体阻断药能有效抑制胃酸分泌，故常用于治疗消化性溃疡和十二指肠溃疡，H_3 目前无对应的阻断药物。

> **知识链接**
>
> **组胺及其受体**
>
> 组胺是广泛存在于人体各组织内的一种内源性生物胺，以皮肤、结缔组织、肠黏膜及肺中的浓度较高，主要以无活性形式（结合型）存在于肥大细胞及嗜碱性粒细胞中。水肿是指血管外的组织间隙中有过多的体液积聚，经刺激后以活性（游离）形式释放进入血液循环，并迅速与靶细胞上组胺受体（H_1、H_2、H_3）结合而产生强大的生物效应。当 H_1 受体激动时，支气管、胃肠、子宫平滑肌收缩；H_2 受体激动时胃酸分泌增加；当 H_3 受体激动，负反馈调节组胺的合成和释放。组胺本身无治疗作用，但其受体阻断药具有重要的临床意义。

一、 H_1 受体阻断药

本类药物对 H_1 受体有较强的亲和力，但无内在活性，故能与组胺竞争 H_1 受体，阻断组胺的 H_1 型效应而发挥抗过敏作用。临床常用药物有苯海拉明、异丙嗪、氯苯那敏、赛庚啶、曲吡那敏、阿司咪唑、特非那定等。本类药物具有相似的药理作用和临床应用。

【体内过程】

本类药物口服或注射均易吸收，一般口服后 $15 \sim 30min$ 起效，$2 \sim 3h$ 达峰，维持 $3 \sim 6h$。新的 H_1 受体阻断药阿司咪唑，因其代谢物仍有活性，故作用时间亦长，如阿司咪唑的半衰期约 20h，而活性代谢物去甲阿司咪唑的半衰期可长达 19d。药物体内分布广泛，多数药物可通过血脑屏障。主要在肝代谢，经肾排出。

【药理作用】

(1) 组胺受体阻断作用 与组胺竞争性地结合于 H_1 受体，占据受体但无内在活性，从而发挥对抗组胺及其类似物的作用。可完全对抗组胺引起的毛细血管通透性增加和局部渗出水肿，支气管及胃肠平滑肌的痉挛性收缩，部分对抗组胺的舒张血管降低血压作用，但不能对抗组胺兴奋 H_2 受体的促胃酸分泌作用。

（2）**中枢作用** 中枢作用强度与患者对药物的敏感性和药物品种有关。中枢抑制作用以异丙嗪和苯海拉明最强，扑尔敏较弱，阿司咪唑、特非那定因不易透过血脑脊液屏障，几乎无中枢抑制作用。个别儿童在使用常规量的 H_1 受体阻断药时，可表现为兴奋，大剂量时则有明显的兴奋、焦虑不安，甚至惊厥乃至昏迷。

（3）**其他作用** 多数药物具有抗胆碱作用，能减少唾液腺和支气管腺体分泌。较大剂量的苯海拉明、异丙嗪等尚有局部麻醉作用和奎尼丁样作用。此外，赛庚啶还能阻断 5-HT 受体，具有较强的抗 5-HT 作用。几种常用 H_1 受体阻断药作用的比较见表 26-1。

表 26-1　H_1 受体阻断药作用的比较

药物	抗组胺	镇静催眠	防晕止吐	抗胆碱	维持时间/h
苯海拉明（苯那君）	++	+++	++	+++	4～6
异丙嗪（非那根）	++	+++	++	+++	6～12
氯苯那敏（扑尔敏）	+++	+	－	++	4～6
赛庚啶	+++	+	+	++	3
特非那定	+++	－	－	－	12～24
阿司咪唑（息斯敏）	+++	－	－	－	10d
西替利嗪（仙特敏）	+++	+	－	－	7～10
曲吡那敏（扑敏宁）	+++	++	++	++	4～6
阿伐斯汀（新敏乐）	+++	－	－	－	1.5
左卡巴斯汀（立复汀）	+++	－	－	－	12
咪唑斯汀	+++	－	－	－	>24

注：+++作用强；++作用中等；+作用弱；－无作用。

【临床应用】

（1）**治疗变态反应性疾病** 对荨麻疹、花粉病、过敏性鼻炎等以释放组胺为主的皮肤黏膜变态反应疗效好；对虫咬性皮炎、药疹及接触性皮炎等引起的皮肤瘙痒也有疗效；H_1 受体阻断药氯马斯汀、曲吡那敏用于治疗支气管哮喘有一定疗效。其他 H_1 受体阻断药对支气管哮喘疗效差，且因抗胆碱作用使分泌物黏稠而不利于咳痰；对过敏性休克几乎无效。此外，用于输血输液反应有一定的防治效果。

（2）**治疗晕动病和呕吐** 用于晕车、晕船、妊娠及放射反应性呕吐有良好效果，常用药物苯海拉明、异丙嗪、布可立嗪、美可洛嗪。常用茶苯海明（乘晕宁）预防晕动病，其为氯茶碱与苯海拉明形成的复盐，抗晕动作用较强，一般在开车前 15～30min 服用。

（3）**治疗失眠症** 应用中枢抑制作用较强的异丙嗪、苯海拉明或扑尔敏可治疗失眠症，尤其是变态反应性疾病引起的焦虑失眠患者。

（4）**其他** 异丙嗪常作为冬眠合剂的组分，用于人工冬眠，也常作为复方镇咳祛痰药的成分，因对支气管平滑肌有轻度的松弛作用，又有抗组胺和中枢抑制作用。

知识链接

抗组胺药的研究进展

第二代 H_1 受体阻断药包括特非那定（敏必治）、阿司咪唑（息斯敏）、西替利嗪（仙特敏）、左卡巴斯汀、依美斯汀、咪唑斯汀以及非索非那定。对 H_1 受体选择性高，无镇定作用，中枢神经系统不良反应少，目前在临床上广泛应用。但据报道，超量服用阿司咪唑可发生 Q-T 间期延长或室性心律失常，导致药物性皮炎和诱发心绞痛。英国药品管理局指示阿司咪唑在英国仅供处方用，非处方药配方禁止上市。H_2 受体阻断药具有调节免疫功能作用，可逆转组胺对细胞免疫和体液免疫的抑制作用。H_3 受体是一种新型的组胺受体，动物实验表明，H_3 受体阻断药能改善大鼠的学习和记忆能力，使 H_3 受体阻断药的应用前景被看好，目前正在积极进行临床试验。

【不良反应】

常见中枢抑制现象，表现为嗜睡、头晕、乏力、反应迟钝等，以苯海拉明、异丙嗪最多见。应告诚患者在服药期间不宜驾驶车船，操纵机器或从事高空作业，以防意外。其次是胃肠反应，可见口干、畏食、恶心、呕吐、腹泻或便秘等。偶见粒细胞减少、血小板减少、溶血性贫血等。阿司咪唑及特非那定虽无中枢抑制作用，但可致严重的心律失常，应予注意。

二、 H_2 受体阻断药

本类药物能特异性阻断胃壁细胞上的组胺 H_2 受体，从而使胃酸分泌减少，常用药物有西咪替丁、雷尼替丁、法莫替丁、尼扎替丁、罗沙替丁等，主要用于治疗消化性溃疡和十二指肠溃疡，常与质子泵抑制药合用，详见第二十四章。

第二节　抗过敏药

一、白三烯受体拮抗药

白三烯受体（cys-LTs）是一类具有生物活性的脂蛋白，通过两种结构上不同的 G 蛋白与脂质部分耦联起作用，根据 G 蛋白的不同可以分为 CysLT1 和 CysLT2 受体。半胱氨酰白三烯 LTC4、LTD4 和 LTE4 是人支气管哮喘的重要介质，其中 LTD4 对 CysLT1 的活化导致平滑肌的收缩和增殖，引起水肿、嗜酸性粒细胞迁移和肺中黏液层的损伤。白三烯受体拮抗剂，简称 LTRAs，是一类非甾体类口服抗炎抗过敏药物，临床常用药物有扎鲁司特、普鲁司特和孟鲁司特等。

【药理作用】

（1）抗炎作用　白三烯受体阻断药可以使患者的痰液、外周血和支气管肺泡灌洗液中的淋巴细胞、嗜碱粒细胞、嗜酸粒细胞和巨噬细胞数目显著减少，且减少的程度与白天症状改善程度相关。

（2）舒张支气管平滑肌　通过与支气管平滑肌上的 CysLT1 受体结合，竞争性抑制 LTD4 对支气管的收缩作用。

（3）抑制运动诱发的支气管收缩　在哮喘患者中，运动引起的支气管收缩约占 $70\% \sim 80\%$，LTRAs 可显著抑制运动诱发的支气管收缩。

【临床应用】

白三烯受体拮抗剂主要应用于轻度哮喘及合并过敏性鼻炎患者的长期控制治疗，尤其适用于 2 岁以上儿童。对于中、重度哮喘患者可以在吸入激素同时联合用药。可用于不耐受阿司匹林性哮喘患者的治疗。

【不良反应】

不良反应少，常见轻微疼痛、胃肠反应，偶见过敏及肝功能异常。

二、肥大细胞膜稳定药

本类药物主要通过稳定肥大细胞膜抑制过敏介质和炎性介质释放而发挥抗过敏和抗炎作用，临床主要用于预防过敏性哮喘的发作，代表药物主要有色甘酸钠、酮替芬等，详见第二十三章。

三、其他抗过敏药

1. 钙剂

正常人体内含钙总量约 1400g，其中 99％以骨盐形式存在于骨中，以保持骨的硬度，其余少量主要存在于体液中。常用钙剂有葡萄糖酸钙、氯化钙及乳酸钙，作用相似。

葡萄糖酸钙

【药理作用和临床应用】

葡萄糖酸钙可增加毛细血管的致密度、降低其通透性，使渗出减少，水肿减轻，有消炎、消肿、抗过敏作用。一般采用 10％葡萄糖注射液稀释后静脉缓慢注射，5～10min 注完。常用于治疗皮肤过敏性疾患，如荨麻疹、渗出性水肿及瘙痒性皮肤病等辅助用药。

【不良反应和注意事项】

静脉注射患者可有全身发热感，注射过快可引起心律失常甚至心脏骤停；可增强强心苷对心脏的毒性，故在用强心苷期间及停药后 2 周内禁止静注钙剂。可产生局部刺激作用，较氯化钙轻。

氯化钙

氯化钙抗过敏作用与葡萄糖酸钙相似。主要用于荨麻疹、皮肤瘙痒症，止痒作用比葡萄糖酸钙注射液强。临床上多静脉注入 5％注射液 10～20mL，以 25％葡萄糖液稀释 1 倍后用。注射速度每分钟不超过 1～2mL。

2. 免疫抑制剂

免疫抑制剂是一类能抑制不利或过度机体免疫反应的药物，临床主要用于治疗过敏性疾病、自身免疫性疾病和异体器官移植排斥反应等，常用药物主要包括环孢素（环孢素 A）、他克莫司、肾上腺皮质激素类药、环磷酰胺（CTX）、抗代谢药和抗淋巴细胞球蛋白等，详见第三十九章。

🔲 用药指导

一、处方分析

案例：王某男，50 岁，因哮喘医生开具下列处方。

Rp：盐酸麻黄碱　　　15mg×42 片　　30mg　t. i. d. p. o.

　　盐酸苯海拉明　　25mg×42 片　　50mg　t. i. d.

请问：以上处方是否合理？为什么？

分析：该处方合理。麻黄碱具有平喘作用，但兴奋中枢可引起失眠等，与苯海拉明合用，因其抗组胺作用可增强麻黄碱的平喘效果，其抑制中枢神经作用可对抗麻黄碱的中枢兴奋症状。

二、模拟练习

案例：张某，女，70岁，既往有青光眼病史，因食用海产品诱发荨麻疹。

请问：患者可使用哪些药物治疗？用药注意事项有哪些？

分析：该患者可选择无抗胆碱作用的特非那定、阿司咪唑和阿伐斯汀与钙剂如葡萄糖酸钙配伍使用。因患者有青光眼病史，应避免选择具有抗胆碱作用的药物如苯海拉明、异丙嗪、氯苯那敏等；患者年龄偏大，用药期间注意肾功能和心律的变化。

? 巩固提高

一、真题分析

某驾驶员患有过敏性鼻炎，工作期间宜使用（　　　）。

A. 苯海拉明　　　B. 异丙嗪　　　C. 阿司咪唑　　　D. 氯苯那敏　　　E. 赛庚啶

二、选择题

1. H_1 受体阻断药对哪种病最有效？（　　　）。

A. 支气管哮喘　　　　　　　B. 皮肤黏膜过敏症状

C. 血清病高热　　　　　　　D. 过敏性休克

E. 过敏性紫癜

2. 中枢镇静作用最强的药物是（　　　）。

A. 苯海拉明　　B. 西替利嗪　　　C. 阿司咪唑　　　D. 氯苯那敏　　　E. 氯雷他定

3. 对心脏有毒性的抗组胺药是（　　　）。

A. 倍他司汀　　B. 阿司咪唑　　　C. 西替利嗪　　　D. 氯雷他定　　　E. 法莫替丁

4. H_1 受体阻断药的描述，错误的是（　　　）。

A. 对荨麻疹疗效较好　　　　　　B. 对昆虫咬伤引起的皮肤瘙痒有良效

C. 对药疹有一定疗效　　　　　　D. 对支气管哮喘疗效差

E. 过敏性休克疗效最好

三、简答题

1. 试述 H_1 受体阻断药代表药物的异同点。

2. 简述抗过敏药的分类和代表药物。

第二十七章　肾上腺皮质激素类药

学习目标

1. 掌握肾上腺皮质激素药理作用、临床应用及使用方法。
2. 能说出长期使用肾上腺皮质激素类药时产生的不良反应及应对措施。
3. 比较甾体类抗炎药与其他非甾体类抗炎药的区别。

肾上腺皮质激素一般是指肾上腺皮质部所分泌各种激素的总称，亦简称为皮质激素，该类药物均为甾体类化合物，由其生理功能常分为三类：①糖皮质激素，由中间的束状带细胞合成分泌，主要有可的松和氢化可的松；②盐皮质激素，由最外的球状带细胞合成分泌，包括醛固酮和去氧皮质酮；③性激素，由最内的网状带细胞合成分泌，主要是雄激素，活性很低。临床应用的肾上腺皮质激素类药物主要指糖皮质激素。

知识链接

肾上腺皮质激素的分泌与调节

肾上腺皮质激素的分泌与生成受多种反馈调节系统控制，下丘脑在中枢神经血清素能神经的控制下，合成促皮质激素释放因子（CRF），兴奋腺垂体合成并释放促皮质素释放激素（ACTH），ACTH刺激肾上腺皮质合成并分泌肾上腺皮质激素以及一定量的雄性激素和少量的盐皮质激素。肾上腺皮质激素达到一定水平后又负反馈抑制CRF和ACTH的分泌，CRF、ACTH与肾上腺皮质激素之间的反馈调节控制肾上腺皮质激素昼夜节律变化，正常情况下，肾上腺皮质激素浓度清晨增高，夜间降低。应激情况下（如感染、创伤、休克等）肾上腺皮质激素分泌量最大可达基础量的10倍以上。

第一节　糖皮质激素类药

内源性糖皮质激素主要指可的松和氢化可的松，为了提高临床疗效，降低副作用，方便使用，通过对其化学结构进行改造获得了一系列衍生物，临床应用的糖皮质激素类药物多为半合成品，根据作用时间长短分为短效、中效、长效和外用四类。本类药物易吸收，口服、注射均可，在肝脏代谢，通过肾脏排泄。可的松和泼尼松在肝脏内转化为氢化可的松和泼尼松龙后方有活性，故不宜严重肝功能不全的患者选用。

此类药物具有相似的基本作用、临床应用、不良反应，故在此统一介绍。糖皮质激素类药物生理剂量具有生理作用，大剂量除生理作用进一步加强外（已成为不良反应），还具有多种药理作用。糖皮质激素类药物之间 $t_{1/2}$ 存在差异（见表27-1）。

表 27-1　常用糖皮质激素类药的分类及特点

药物及类别		抗炎作用（比值）	糖代谢（比值）	水盐代谢（比值）	半衰期/min
短效	氢化可的松	1	1	1	90
	可的松	0.8	0.8	0.8	90
	泼尼松	3.5	3.5	0.6	>200

药物及类别		抗炎作用（比值）	糖代谢（比值）	水盐代谢（比值）	半衰期/min
中效	波尼松龙	4	4	0.6	＞200
	甲泼尼松龙	5.0	5.0	0.5	＞200
	曲安西龙	5.0	5.0	0	＞200
长效	地塞米松	30	30	0	＞300
	倍他米松	25～35	25～35	0	＞300
外用	氟氢可的松	12	—	125	—
	氟轻松	40	—	—	—

【药理作用】

（1）**抗炎作用** 该类药物对各种原因导致的炎症或炎症的各个阶段都有强大的非特异性拮抗作用。炎症早期可通过减轻渗出、水肿、毛细血管扩张、炎性细胞浸润及吞噬反应，从而缓解红、肿、热、痛等症状；炎症后期可通过抑制毛细血管和成纤维细胞的增生，延缓肉芽组织的生成，防止粘连及瘢痕形成，从而减轻后遗症。糖皮质激素在抑制炎症，减轻症状同时，也在降低机体的防御功能，可致感染扩散或加重，阻碍伤口愈合。

（2）**抗免疫作用** 小剂量主要抑制细胞免疫，大剂量则能抑制由 B 细胞转化成浆细胞的过程，使抗体生成减少，干扰体液免疫，对免疫反应的许多环节都有抑制作用，而呈现较强的抗免疫作用。

（3）**抗过敏作用** 糖皮质激素类药物可抑制过敏介质的产生，减轻过敏症状。

（4）**抗内毒素作用** 此类药物能提高机体对细菌内毒素的耐受力，从而减轻内毒素对机体的损害，但对外毒素无作用。

（5）**抗休克作用** 大剂量糖皮质激素类药物可用于各种严重休克，尤其是感染中毒性休克可作为首选药物。

（6）**对血液和造血系统的作用** 刺激骨髓的造血功能，增加红细胞、血小板数目和血红蛋白量；提高纤维蛋白原的浓度，缩短凝血时间；使中性粒细胞增多，但却抑制中性粒细胞的游走、吞噬及消化等功能；使血中淋巴细胞和嗜酸性粒细胞的数目减少。

（7）**对代谢的影响**

① 糖代谢：能促进糖原异生，减少葡萄糖的分解和利用，升高血糖。还能增加肝糖原和肌糖原。

② 蛋白质代谢：促进蛋白质分解，抑制蛋白质合成，引起负氮平衡。久用可致肌肉萎缩、皮肤变薄、骨质疏松、伤口愈合延缓和生长缓慢等。

③ 脂肪代谢：促进脂肪分解，抑制其合成。长期应用可引起脂肪重新分布，使四肢脂肪减少，重新分布于面部、胸、颈背及臀部，形成满月脸和向心性肥胖。

④ 水和电解质代谢：糖皮质激素有较弱的盐皮质激素样作用，长期应用可致水钠潴留而引起高血压和水肿等。因其促进钾、钙、磷排泄，长期应用还可致低血钾和骨质疏松。

（8）**允许作用** 糖皮质激素可增强心脏、血管和支气管等对儿茶酚胺类物质的敏感性，称为允许作用。

（9）**其他** 提高中枢神经系统兴奋性，引起欣快、激动、失眠、焦虑等；可增加胃酸和胃蛋白酶的分泌，增强食欲，促进消化等。

【临床应用】

（1）**治疗严重感染** 主要用于如中毒性菌痢、中毒性肺炎、流行性脑脊髓膜炎、重症伤寒、败血症等中毒症状严重的感染，最好及早采用大剂量突击疗法。因糖皮质激素无抗菌和抗病毒作用，并降低机体防御能力，因此必须合用足量抗菌药物，一般不用于病毒感染。症状控制后，先停激素后停抗菌药。

（2）防止某些炎症后遗症　早期使用糖皮质激素，可促进炎症消退，并防止炎症后期粘连及瘢痕形成，临床一般用于结核性脑膜炎、胸膜炎、心包炎等早期治疗；此外，糖皮质激素对虹膜炎、角膜炎、视网膜炎和视神经炎等非特异性眼炎还有消炎止痛，防止角膜混浊、瘢痕粘连的作用。

（3）治疗各种休克　早期大剂量使用糖皮质激素有利于患者度过危险期，一般用于感染中毒性休克，使用方法同治疗严重感染相同；也可与肾上腺素合用治疗过敏性休克时；还可以辅助治疗心源性休克和低血容量性休克。

（4）治疗自身免疫性疾病和变态反应性疾病

① 治疗自身免疫性疾病：糖皮质激素可缓解自身免疫性疾病的症状，如风湿热、风湿性及类风湿性关节炎、系统性红斑狼疮、肾病综合征和结节性多动脉炎等，常作为综合治疗措施之一。

② 治疗过敏性疾病：荨麻疹、花粉症、血管神经性水肿、过敏性鼻炎、支气管哮喘和过敏性休克等患者，若使用肾上腺素受体激动药和抗组胺药治疗无效，或病情特别严重时，也可应用糖皮质激素作辅助治疗。

此外，还用于器官移植时抑制排异反应，常与环孢素 A 等免疫抑制剂合用。

（5）治疗某些血液病　用于治疗儿童急性淋巴细胞性白血病、粒细胞减少症、血小板减少症和过敏性紫癜等，但停药后易复发。

（6）替代疗法　用于急、慢性肾上腺皮质功能减退症、腺垂体功能减退症及肾上腺次全切除术后等疾病。

（7）局部外用　氟氢可的松、氟轻松等软膏、霜剂或洗剂局部用药，可用于治疗接触性皮炎、湿疹、银屑病等皮肤病；全身用药用于治疗天疱疮及剥脱性皮炎等严重皮肤病；醋酸氢化可的松或醋酸氢化泼尼松混悬液加入 1% 普鲁卡因注射液，肌内注射或注入韧带压痛点或注入关节腔内，可用于缓解肌肉韧带或关节劳损。

【用法及疗程】

（1）大剂量突击疗法　适用于急性或危重患者，以度过危险期，如严重中毒性感染和中毒性休克等，使用剂量一般较大，不可长期应用，疗程一般不超过 3d，常选用氢化可的松、地塞米松。

（2）一般剂量长程疗法　适用于反复发作、累及多种器官的慢性病，如肾病综合征、顽固性支气管哮喘、淋巴细胞性白血病等。常选用泼尼松口服。

（3）小剂量替代疗法（补充疗法）　适用于慢性肾上腺皮质功能减退症、腺垂体功能减退症及肾上腺次全切除术后。常选用可的松或氢化可的松。

（4）隔日疗法　肾上腺皮质激素的分泌具有每日上午 8 时为分泌高峰，随后逐渐下降，至午夜时最低的昼夜节律。在长程疗法中对某些慢性病可将 2 日的总量在隔日早晨一次给予，如此可减少停药反应。常用泼尼松、泼尼松龙等中效制剂。

> **知识链接**
>
> **应激反应中糖皮质激素大量分泌的意义**
>
> 应激反应时糖皮质激素的大量分泌，可显著提高机体对伤害性刺激的耐受力，是保证机体在恶劣条件下生存的至关重要的因素：① 通过促进蛋白质分解和糖异生作用，维持血糖在较高水平，有利于向组织细胞提供能量；② 通过允许作用改善心血管系统功能；③ 稳定溶酶体膜，减少溶酶体内各种溶酶酶的释放，防止或减轻组织损伤；④ 通

过抑制 LTs、PGs、5-HT 等合成与释放，减轻炎症反应，减少组织损伤。但是大量分泌的糖皮质激素也会引起诸如蛋白质大量分解，导致机体出现负氮平衡；糖皮质激素对免疫功能的抑制作用，可以削弱机体对病原体的抵抗力等消极作用。

【不良反应和注意事项】

(1) 药源性肾上腺皮质功能亢进　常表现为满月脸、悬垂腹、水牛背、向心性肥胖、皮肤变薄、水肿、高血压、高血糖、低血钾、痤疮、多毛、肌无力和肌萎缩等（图 27-1），与物质代谢和水盐代谢紊乱有关，停药后可自行消退，必要时采取低盐、低糖、高蛋白饮食，并注意补充氯化钾、钙和维生素 D。

(2) 医源性肾上腺皮质功能不全　由于受负反馈作用的影响，长期连续应用糖皮质激素，可引起 ACTH 分泌减少，致肾上腺皮质萎缩，分泌内源性糖皮质激素减少，此时，若是骤然停药或减量过快，可引发肾上腺皮质功能减退的症状，临床表现为乏力、恶心、呕吐、低血压、低血糖等症状。故长期使用糖皮质激素时应注意：①宜采用隔日疗法；②停药时应逐渐减量停药；③停药前后给予 ACTH 以促进皮质功能的恢复；④停药过程中出现上述症状或遇应激情况时，应立即予以足量的糖皮质激素，待症状控制后再逐渐减量停药。

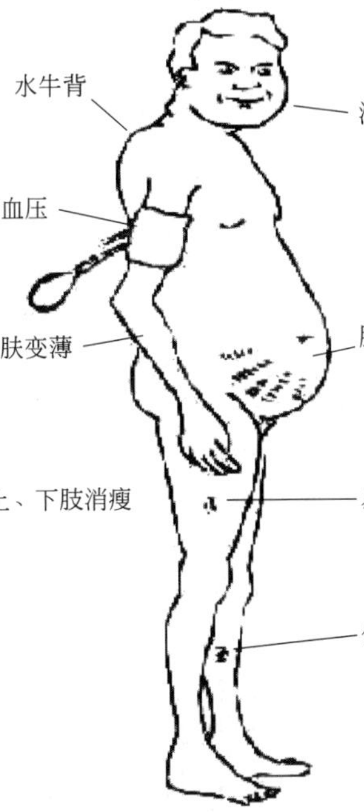

(3) 反跳现象　指减量过快或突然停药时原病复发或加重的现象。是患者对激素产生依赖性或病情尚未完全控制所致。应加大剂量继续治疗，待症状缓解后再缓慢减量停药。

(4) 诱发或加重感染　因糖皮质激素无抗菌、抗病毒作用，且能降低机体防御机能，故可诱发或加重感染，尤其使体内潜在病灶扩散（如结核、真菌等），故宜合用足量有效抗菌药物。

(5) 消化系统反应　糖皮质激素使胃酸、胃蛋白酶分泌增多，胃黏液分泌减少，严重者可诱发或加重胃、十二指肠溃疡。尤其在合用非甾体类抗炎药（如吲哚美辛等）时尤易发生，少数患者甚至出现溃疡出血、穿孔等现象。偶尔发生胰腺炎或脂肪肝等不良反应。

(6) 心血管系统反应　糖皮质激素有保钠排钾作用，可使高血压、慢性心功能不全加重；引发的低血钾还可致心律失常，或加重强心苷对心脏的毒性；促进脂肪分解，可引发或加重动脉粥样硬化。

(7) 中枢神经系统反应　兴奋中枢，引发激动、失眠、欣快等症状，甚至诱发精神失常和癫痫。大剂量偶可引起儿童惊厥。

(8) 对骨骼、肌肉的影响　糖皮质激素使蛋白质分解增加，抑制肉芽组织生成，也可促进排钙，故可致骨质疏松、肌肉萎缩、自发性骨折及伤口不易愈合，并可抑制儿童生长发育。

【禁忌证】

抗菌药物不能控制的感染（如水痘、真菌感染等）、活动性消化性溃疡、角膜溃疡、严重高血压、糖尿病、新近胃肠吻合术、骨折或创伤修复期、活动性肺结核、肾上腺皮质功能

图 27-1　向心性肥胖患者

亢进症、严重的精神病和癫痫患者、妊娠早期妇女等禁用。

第二节　盐皮质激素类药

以醛固酮为主的盐皮质激素是调节机体水盐平衡的重要激素，可促进肾远曲小管和集合管对水、钠的重吸收，促进钾的排出，产生保钠排钾作用，但对糖代谢影响较小。其分泌受肾素-血管紧张素系统及血 K^+、血 Na^+ 水平的调节。

去氧皮质酮具有类似醛固酮的作用，可用于原发性肾上腺皮质功能减退症的替代治疗，补充机体盐皮质激素分泌的不足，恢复水和电解质平衡。

第三节　促皮质激素与皮质激素抑制药

一、促肾上腺皮质激素

促皮质素（ACTH）由垂体前叶在下丘脑促皮质素释放激素（CRH）的作用下合成和分泌的一种激素，主要负责维持机体肾上腺正常形态和功能。目前药用品大都由动物垂体提取，口服易被消化酶破坏，只能注射给药。ACTH 能促进肾上腺皮质合成和分泌糖皮质激素，但对肾上腺皮质功能完全丧失者无效。目前临床用于 ACTH 兴奋试验以及长期应用糖皮质激素者在停药前兴奋肾上腺皮质功能。

二、皮质激素抑制药

美替拉酮是 11β-羟化酶的特异性拮抗剂，能抑制皮质醇的生物合成，致使体内天然糖皮质激素减少，从而反馈性促进 ACTH 分泌。常用于用于库欣综合征的鉴别诊断（美替拉酮试验）以及治疗。

米托坦主要选择性使肾上腺皮质束状带及网状带细胞萎缩、坏死，进而使血中氢化可的松和代谢产物迅速减少而发挥作用，但对球状带细胞没有影响，故醛固酮分泌无明显变化。临床用于不可切除的肾上腺皮质癌、复发癌及皮质癌术后辅助治疗。

📵 用药指导

一、处方分析

案例：张某，女，60 岁，近日来经常游走性关节疼痛，医生诊断为风湿性关节炎，处方如下：

Rp：甲基泼尼松龙　1.0g　5%葡萄糖注射液　500mL　i.v. q.d.　3d
　　阿司匹林　0.1g×100 片　p.o.　0.2 g　b.i.d.

请问：以上处方是否合理？为什么？

分析：不合理。风湿性关节炎属于反复发作的、累及多器官的自身免疫性疾病，应采用口服泼尼松，并采用隔日疗法（中等剂量长期疗法）；甲基泼尼松龙和阿司匹林均可损伤胃黏膜，两个同时使用易引起消化性溃疡，甚至出血，故不宜合用。

二、模拟练习

案例：李某，男，20 岁，近半个月来发现全身水肿、无力、尿液呈红色。检查发现血压 160/105mmHg，尿蛋白（＋＋＋），尿红细胞（＋＋＋）。诊断为肾病综合征。

请问：该患者可用何药治疗？用药时应注意什么问题？

分析：患者可给予依那普利和泼尼松联合治疗。治疗期间注意休息和保持适当的运动，注意低盐低脂饮食，每周随访。长期应用糖皮质激素的患者可出现感染、药物性糖尿病、骨质疏松等副作用，少数病例还可能发生股骨头无菌性缺血性坏死，需加强监测，及时处理。

❓ 巩固提高

一、真题分析

糖皮质激素治疗急性严重感染时应采用（　　　）。

A. 大剂量肌内注射　　　　　　　　B. 大剂量突击疗法，静脉给药

C. 小剂量多次给药　　　　　　　　D. 一次负荷量，然后给予维持量

E. 较长时间大剂量给药

二、选择题

1. 糖皮质激素可引起下列病症，但哪一种除外？（　　　）。

A. 精神病　　　　　　　　　　　　B. 降低癫痫阈值

C. 高血糖　　　　　　　　　　　　D. 骨质疏松

E. 低血钾

2. 抗炎作用最强的糖皮质激素是（　　　）。

A. 可的松　　　B. 氢化可的松　　　C. 氟轻可的松

D. 倍他米松　　　E. 泼尼松（强的松）

3. 糖皮质激素用于严重感染的目的是（　　　）。

A. 加强抗菌药物的抗菌作用　　　　B. 提高机体抗病能力

C. 抗炎、抗毒、抗过敏、抗休克　　D. 加强心肌收缩力，改善微循环

E. 提高机体免疫力

4. 糖皮质激素不具有以下哪一效应？（　　　）。

A. 促进糖原异生　　　　　　　　　B. 可增高血浆胆固醇

C. 长期用药造成骨质脱钙　　　　　D. 加速蛋白质分解代谢

E. 能够排钠保钾

三、简答题

1. 简述肾上腺皮质激素的药理作用和临床应用法。

2. 说出长期使用肾上腺皮质激素类药时产生的不良反应及应对措施。

第二十八章　甲状腺激素和抗甲状腺药

学习目标

1. 掌握甲状腺激素类药的药理作用、临床应用、不良反应和注意事项。
2. 能说出抗甲状腺药硫脲类的药理作用、临床应用、不良反应和注意事项。
3. 熟知碘及碘化物、放射性碘、β受体阻断药的药理作用、临床应用、不良反应和注意事项。

甲状腺激素是维持机体正常代谢、促进机体生长发育所必需的重要激素，分泌过多或过少均可引起疾病。甲状腺激素在甲状腺腺泡细胞内合成然后分泌，包括甲状腺素（又名四碘甲状腺原氨酸，T_4）和碘甲腺氨酸（又名三碘甲状腺原氨酸，T_3）。正常人 T_4 每日分泌量为 $75\mu g$，T_3 每日分泌量为 $25\mu g$，但是只有 T_3 具有生理活性，T_4 需要转变为 T_3 才有生理活性。T_3、T_4 分泌不足，可引起甲状腺功能低下症，需用甲状腺激素类药治疗。T_3、T_4 分泌过多，可引起甲状腺功能亢进症，需用抗甲状腺药治疗。

> 知识链接
>
> **甲状腺激素的形成**
>
> 甲状腺激素的形成需经过合成、贮存、碘化、重吸收、分解和释放等过程：①甲状腺滤泡上皮细胞从血液中摄取氨基酸，在内质网合成甲状腺球蛋白的前体，继而在高尔基复合体加糖并浓缩形成分泌颗粒，再以胞吐方式排放到滤泡腔内贮存。②滤泡上皮细胞从血液中摄取 I^-，I^- 经过过氧化物酶的作用而活化。③活化后的 I^- 进入滤泡腔与甲状腺球蛋白结合，形成碘化的甲状腺球蛋白。④滤泡上皮细胞在腺垂体分泌的促甲状腺激素的作用下，胞吞滤泡腔内的碘化甲状腺球蛋白，成为胶质小泡。⑤胶质小泡与溶酶体融合，碘化甲状腺球蛋白被水解酶分解形成大量 T_4 和少量 T_3，即甲状腺激素。⑥T_3 和 T_4 于细胞基底部释放入血。

第一节　甲状腺激素类药

甲状腺激素类药主要有由猪、牛、羊等食用动物的甲状腺体制成的甲状腺片和人工合成的左甲状腺素钠片。口服 T_3 吸收速率高于 T_4，甲状腺激素主要与甲状腺素结合球蛋白（TBG）结合，与蛋白的结合率可达99％以上。部分经脱碘代谢，可通过胎盘，部分经乳汁排泄。

【药理作用】

（1）促进机体正常的生长发育　甲状腺激素调控机体的生长发育，能够促进体内蛋白质的合成、维持神经系统的正常发育。胎儿甲状腺功能低下可引起呆小症（表现为智力低下和身材矮小），新生儿甲状腺功能低下可引起呼吸窘迫。

（2）维持机体正常代谢　甲状腺激素能促进糖、脂肪、蛋白质、水、电解质的代谢，提高基础代谢率（BMR）。甲亢患者多数有怕热、多汗等症状。

（3）提高机体交感神经系统的兴奋性 甲状腺激素能提高机体组织对儿茶酚胺类物质的敏感性。因此甲状腺功能亢进患者往往表现为情绪激动、神经过敏、急躁、手震颤、失眠、心率加快、心输出量增加、血压上升等症状。

【临床应用】

主要用于甲状腺功能减退的替代治疗。

（1）呆小症 尽早诊治，用药从小剂量开始，需要终生用药。及时用药，机体的发育仍可正常。若治疗过晚，即使躯体能发育正常，但是智力仍然低下。

（2）黏液性水肿 用药从小剂量开始，逐渐增加至足量。对于黏液性水肿昏迷者，则应静脉注射大剂量 T_3，待患者清醒后可改用口服。

（3）单纯性甲状腺肿 单纯性甲状腺肿若由缺碘所致者应补碘；对于原因不明者，应用适量甲状腺激素；对于肿大明显、有压迫症状者，除应用适量甲状腺激素治疗外尚需进行手术。

（4）T_3 抑制试验 患者应用 T_3 后甲状腺组织的摄碘率若高于 50%，则可诊断为单纯性甲状腺肿，摄碘率若低于 50%，则可诊断为甲亢。

【不良反应和注意事项】

过量可表现为甲亢症状，如心悸、手震颤、多汗、失眠、多食等，严重者甚至出现呕吐、腹泻、体重减轻、心绞痛、心力衰竭、肌震颤或痉挛等。老人、心脏病患者可引发心衰、心律失常，一旦出现需立即停药，并给予 β 受体阻断剂对抗。禁用于冠心病、快速型心律失常、糖尿病患者。妊娠、哺乳期应慎用。

第二节　抗甲状腺药

抗甲状腺药主要有四类：硫脲类、碘及碘化物、放射性碘^{131}I、β 受体阻断药。

> **知识链接**
>
> **甲状腺功能亢进**
>
> 甲状腺功能亢进症简称"甲亢"，是由于甲状腺合成释放过多的甲状腺激素，造成机体代谢亢进和交感神经兴奋，引起心悸、心房颤动、血压升高、怕热多汗、进食和便次增多及体重减少的病症。甲亢患者易怒、易激动、多动多言、失眠，甚至焦虑。多数患者常常伴有突眼、眼睑水肿、视力减退等症状。甲亢患者如果长期得不到合适治疗，可引起甲亢性心脏病。

一、硫脲类

硫脲类是目前最常用的抗甲状腺药。根据化学结构的不同可分为硫氧嘧啶类和咪唑类。其中硫氧嘧啶类药物有甲基硫氧嘧啶和丙基硫氧嘧啶。甲基硫氧嘧啶不良反应较多，现已少用。咪唑类药物有甲巯咪唑和卡比马唑。

【体内过程】

硫脲类药物口服吸收迅速，生物利用度约为 80%，与蛋白结合率可达 75%。药物可随血液循环分布至全身，其中甲状腺组织最多；也可通过胎盘、经乳汁排泄。丙基硫氧嘧啶

$t_{1/2}$ 约为 2h，甲巯咪唑 $t_{1/2}$ 为 4～9h。丙基硫氧嘧啶作用快而强，甲巯咪唑作用慢而持久，卡比马唑在体内需要转为甲巯咪唑后起作用，故作用更慢。

【药理作用】

(1) 抑制甲状腺激素的合成　硫脲类药物抑制甲状腺过氧化物酶，从而阻止酪氨酸的碘化、缩合，因而能阻碍甲状腺激素的合成，但不能抑制甲状腺激素的释放，故需要等到体内已经合成释放的甲状腺激素消耗到一定程度才能起效。一般在用药 2～3 周以后甲亢症状才得到改善，基础代谢率需 1～2 月恢复正常。

(2) 抑制外周组织 T_4 转化为 T_3　硫脲类药物能够抑制 T_4 在外周组织转化为具有生理活性的 T_3，从而起到抗甲状腺的作用。

(3) 免疫抑制作用　甲状腺功能亢进与自身免疫异常有关，患者的淋巴细胞产生了刺激甲状腺的免疫球蛋白-TSI，硫脲类药物能够轻度抑制甲状腺免疫球蛋白的合成，故此类药物还能对抗甲亢发病的病因，对甲亢起到一定的预防作用。

【临床应用】

(1) 甲亢的内科治疗　硫脲类药物可以用于轻症甲状腺功能亢进者，也可以辅助用于不宜手术或者放射性碘治疗的甲亢患者。

(2) 甲亢术前准备　在甲亢术前应该预先使用硫脲类药物，使患者的甲状腺功能控制在正常范围内，这样可以减少麻醉手术后合并症，从而防止甲状腺危象的发生。此外，尚需要在术前两周开始联合应用大剂量的碘剂。碘剂可以使甲状腺体缩小、变硬，从而减少手术出血有利于手术的进行。

(3) 甲状腺危象的辅助治疗　甲状腺危象的患者可因高热、心衰、肺水肿、电解质紊乱等症状而死亡。当甲状腺危象发生时，既要积极消除诱因，同时给予大剂量的碘剂阻止甲状腺激素释放外，还可以联合应用硫脲类药物作为辅助治疗，从而抑制甲状腺激素的合成。可以选用丙基硫氧嘧啶，但一般用药不超过一周。

【不良反应和注意事项】

硫脲类药物的不良反应发生率为 3%～12%。其中丙基硫氧嘧啶、甲巯咪唑的不良反应较少。

(1) 过敏反应　常出现皮疹，瘙痒等症状，少数伴有发热，少见剥脱性皮炎。

(2) 消化道反应　常见恶心、呕吐、腹泻等症状。

(3) 粒细胞缺乏症　是最严重的不良反应。老年人易发生，咽痛、发热一般为先驱症状，应警惕。用药期间应定期检查血常规。

(4) 甲状腺肿大及甲状腺功能减退症　一般为此类药物长期应用过量所引起，停药可自愈。

禁用于甲状腺癌、结节性甲状腺肿。孕妇慎用或不用，哺乳期妇女禁用。

二、碘及碘化物

此类药物有碘化钾（KI）、碘化钠（NaI）、复方碘溶液（卢戈氏液）。其中复方碘溶液含 I_2 量为 5%、含 KI 量为 10%。

【药理作用】

(1) 小剂量碘促进甲状腺激素的合成　小剂量碘是合成甲状腺激素的原料，可促进甲状腺激素的合成。

(2) 大剂量碘有抗甲状腺作用　大剂量碘抑制碘化甲状腺球蛋白水解酶，使碘化甲状腺球蛋白对蛋白水解酶不敏感，从而减少甲状腺激素 T_3、T_4 的生成，抑制 T_3、T_4 的释放。还能拮抗促甲状腺激素（TSH）的作用，抑制甲状腺腺体增生、使腺体缩小变硬、血管增生减少。但反复应用可失效。

【临床应用】

(1) 防治单纯性甲状腺肿　小剂量碘用于防治单纯性甲状腺肿。

(2) 甲亢的术前准备　大剂量碘用于甲状腺切除术前准备，可在术前 2 周开始选用复方碘溶液，5 滴/次，3 次/d。可以使甲状腺体缩小、变硬、血管增生减少，从而减少手术出血，有利于手术的进行。

(3) 甲状腺危象的治疗　处理甲状腺危象时可以选用 KI，用 10% 葡萄糖溶液来配制，然后静脉注射给药即可。尚需要和硫脲类药物联合使用。

【不良反应和注意事项】

(1) 一般反应　口内出现金属味、唾液腺肿大、咽部不适，呼吸道刺激症状等，停药可恢复。

(2) 过敏反应　可引起皮疹、发热、血管神经性水肿，甚至喉头水肿而导致窒息。

(3) 诱发甲状腺功能紊乱　长期使用可以诱发甲亢。此外，碘能通过胎盘屏障、也可经乳汁排泄，可使新生儿出现甲状腺肿大。

(4) 禁用与慎用　过敏者应禁用，胎儿、孕妇、哺乳妇女应慎用。

三、放射性碘

常用的放射性碘为 ^{131}I，$t_{1/2}$ 约为 8.1d，^{131}I 在使用一个月后可消除 90%，56d 后可消除达到 99%。

【药理作用】

^{131}I 在被甲状腺组织摄取后，可以释放出两种射线。一是 β 射线（占 99%），射程为 0.5~2mm，可破坏甲状腺滤泡上皮细胞，从而减少甲状腺激素的分泌。该作用类似于手术切除部分甲状腺的作用，较手术而言，应用此类药物简便、安全，并且疗效明显。二是 γ 射线（占 1%），可在体外测得，用于摄碘功能的测定。

【临床应用】

(1) 甲状腺功能检查　应用小剂量的 ^{131}I 后，对摄碘率进行测定。甲亢时摄碘率高，甲低时摄碘率低。

(2) 用于甲亢治疗　适用于不宜手术、术后复发或使用其他抗甲状腺药无效及对其他药物过敏的甲状腺功能亢进者。医生根据患者甲状腺对放射性碘的摄取率计算每个患者需要的放射剂量。

【不良反应和注意事项】

使用剂量过大可致甲状腺功能低下，应该严格限制其适应证。

禁用于孕妇和哺乳期妇女。

四、β 受体阻断药

常用的 β 受体阻断药有普萘洛尔、美托洛尔等。是甲亢及甲状腺危象的辅助治疗药物。

【药理作用】

β 受体阻断药通过阻断 β 受体，可改善甲亢所致的交感神经激活症状，控制激动不安情绪、抑制心脏使心率减慢、血压下降等。其次是抑制糖原及脂肪的分解代谢，可以降低甲亢的基础代谢率，改善多汗等症状。此外，此类药物还可以抑制甲状腺激素的分泌，并且能阻止 T_4 脱碘转化为具有活性的 T_3。

【临床应用】

（1）控制甲亢症状　可对抗甲亢引起的心动过速、震颤、多汗等症状。可与硫脲类联合使用。

（2）甲亢术前准备及甲危的辅助治疗　需要联合应用硫脲类及大剂量的碘剂。

【不良反应和注意事项】

① 一般反应　恶心、呕吐、轻度腹泻等消化道症状。还可引起皮疹、血小板减少等反应。

② 诱发或加重支气管哮喘等。哮喘患者禁用，精神疾病患者、糖尿病等患者慎用此类药物。

用药指导

一、处方分析

案例：患者，女，45 岁，激动、怕热、间断心悸 1 月，大便次数增多。体重下降 5kg，无颈部疼痛，无胸闷、腹痛。症状逐渐加重。查体发现伸手纤颤，甲状腺不大，心率每分钟为 90 次。甲状腺 ECT 发现甲状腺轻度增大，放射性摄取重度增强。就诊后医生给予以下处方。

Rp：丙硫氧嘧啶片　　100mg×100 片　　100mg　t. i. d. p. o.

　　酒石酸美托洛尔片　25mg×60 片　　25 mg　b. i. d. p. o.

　　利可君片　　40mg×100 片　　40 mg　t. i. d. p. o.

请问：以上处方是否合理？为什么？

分析：该处方合理。根据患者情况可以确诊为甲状腺功能亢进症。故需要给予抗甲状腺药物，可以选用丙硫氧嘧啶片。联合应用 β 受体阻断药酒石酸美托洛尔片可以控制甲亢的症状。由于丙硫氧嘧啶片可以引起粒细胞减少症，故还需要联合应用利可君片以预防或治疗粒细胞减少症。

二、模拟练习

案例：患者，男，40 岁，近两月来情绪易激动、多汗，偶尔出现手震颤现象，心悸症状也间断出现，并且食欲增强，大便次数增多，体重下降近 10kg，近日来症状逐加严重。甲状腺 ECT 发现甲状腺中度增大，放射性摄取重度增强。入院后医生诊断为甲状腺功能亢进症。

请问：患者应选择使用哪些药物？用药注意事项有哪些？

分析：该患者为甲状腺功能亢进症，应给予抗甲状腺的药物治疗。可以选择硫脲类丙硫氧嘧啶和 β 受体阻断药普萘洛尔联合治疗。

？ 巩固提高

一、真题分析

1. 先用丙硫氧嘧啶后加用大剂量碘用于治疗（　　）。

A. 单纯甲状腺肿　　　　　　　　　B. 甲状腺危象

C. 甲亢术前　　　　　　　　　　　D. 黏液性水肿昏迷者

E. 甲亢术后复发及硫脲类药物无效者

2. 甲状腺功能亢进内科治疗的首选药是（　　　）。

A. 大剂量碘剂　　　B. 普萘洛尔　　　　　C. 放射性碘^{131}I　　D. 小剂量碘剂

E. 丙硫氧嘧啶

二、选择题

1. 治疗黏液性水肿应选用（　　　）。

A. 甲状腺激素　　B. 甲硫氧嘧啶　　C. 丙硫氧嘧啶　　D. 碘化钾　　　　E. 卡比马唑

2. 甲状腺素过量时，下列现象除哪一种外都可能出现?（　　　）。

A. 心绞痛　　　　　　　　　　　B. 手抖、多汗

C. 情绪激动　　　　　　　　　　D. 心脏代偿失调

E. 便秘

3. 硫脲类抗甲状腺药物的严重不良反应主要是（　　　）。

A. 高血压　　　　B. 粒细胞缺乏症　　C. 肝功能损害　　　D. 过敏反应　　　E. 骨质疏松

4. 宜选用大剂量碘制剂治疗的疾病是（　　　）。

A. 黏液性水肿　　　　　　　　　B. 甲状腺危象

C. 轻症甲亢内科治疗　　　　　　D. 结节性甲状腺肿

E. 弥漫性甲状腺肿

5. 甲亢术前准备的大剂量碘应该在术前何时应用?（　　　）。

A. 2周　　　　　　B. 3周　　　　　　C. 2天　　　　　D. 3天　　　　　E. 7天

6. 重症甲亢病情未控制者宜选用（　　　）。

A. 甲状腺激素　　B. 小剂量碘　　C. 大剂量碘　　　D. 放射性碘　　　E. 普萘洛尔

7. 硫脲类药物的用途不包括（　　　）。

A. 轻症甲亢　　　　　　　　　　B. 呆小病

C. 儿童甲亢　　　　　　　　　　D. 青少年甲亢

E. 甲亢术后复发

8. 禁用甲状腺激素的疾病是（　　　）。

A. 甲状腺癌术后　　　　　　　　B. 呆小病

C. 甲状腺危象　　　　　　　　　D. 黏液性水肿

E. 单纯性甲状腺肿

三、简答题

1. 简述抗甲状腺药的分类及代表药物。

2. 简述甲状腺激素的生理功能及调节机制。

第二十九章　降血糖药

🎯 **学习目标**

1. 掌握胰岛素常用制剂的分类和选用注意（给药途径和时间）。
2. 阐述胰岛素的药理作用、临床应用、不良反应和注意事项。
3. 掌握口服降血糖药的分类、代表药物、药理作用、临床应用。
4. 关爱患者，指导患者合理健康饮食。

糖尿病是一类以高血糖为特征的代谢性疾病。糖尿病的发病率在全球范围内均呈上升趋势，已成为全世界发病率和死亡率较高的疾病之一。糖尿病通常采用饮食治疗、运动治疗、药物治疗相结合的综合方法进行治疗。当糖尿病患者经过饮食和运动治疗后，血糖控制仍不能达到治疗目标时，则需采用药物治疗。降血糖药物有注射型胰岛素、口服型降血糖药及其他类降血糖药。

第一节　胰岛素

胰岛素是由胰岛 B 细胞分泌的一种蛋白质激素，可以降低血糖同时促进糖原、脂肪、蛋白质的合成。药用胰岛素多从猪、牛胰腺提取，目前也可通过 DNA 重组技术人工合成胰岛素。

胰岛素易被肠道消化酶破坏，故口服无效，须注射给药（皮下、静脉注射）。皮下注射是比较常用的给药途径。主要在肝肾被水解灭活。根据起效快慢和作用时间的长短将常用的胰岛素制剂分为短效、中效、长效三类。

（1）短效（速效）制剂　如正规胰岛素，静注立即起效，用于急救，0.5h 达高峰浓度，作用持续 2h。皮下注射后 0.5h 起效，2～4h 达高峰浓度，作用持续 5～8h，餐前 0.5h 给药，每日 3～4 次。

（2）中效制剂　如低精蛋白锌胰岛素，皮下注射后 2～4h 起效，6～12h 达高峰浓度，作用持续 24～28h。早餐或晚餐前 1h 给药，每日 1～2 次。

（3）长效制剂　如精蛋白锌胰岛素，皮下注射后 4～6h 起效，4～20h 达高峰浓度，作用持续 24～36h。早餐或晚餐前 1h 给药，每日 1 次。

【药理作用】

（1）对糖代谢的影响　使血糖去路增加、来源减少，从而降低血糖。胰岛素能促进全身组织细胞对葡萄糖的摄取和利用、加速葡萄糖的氧化和酵解，并能促进糖原的合成和贮存、抑制糖原的分解和糖原异生，因此胰岛素有降低血糖的作用。胰岛素分泌过多时，血糖下降迅速，脑组织受影响最大，可出现惊厥、昏迷，甚至引起胰岛素休克。相反，胰岛素分泌不足或胰岛素受体缺乏常导致血糖升高，若超过肾糖阈，则糖从尿中排出，引起糖尿；同时由于血液含有过高的葡萄糖，亦可导致高血压、冠心病和视网膜血管病等病变。

（2）对脂肪代谢的影响　胰岛素能增加脂肪酸的转运进入细胞，促进脂肪的合成与贮存，同时抑制脂肪的氧化分解，减少血中游离脂肪酸和酮体的生成。胰岛素缺乏可造成脂肪代谢紊乱，脂肪贮存减少，分解加强，血脂升高，久之可引起动脉硬化，进而导致心脑血管的严重疾病。与此同时，胰岛素缺乏可导致机体脂肪分解加强，生成大量酮体，出现酮症酸中毒。

（3）对蛋白质代谢的影响　胰岛素促进氨基酸转运进入细胞，促进蛋白质的合成，同时抑制蛋白质的分解和肝脏的氨基酸氧化，因而有利于细胞生长。胰岛素尚能促进腺垂体生长激素的合成，调节机体的生长发育。

（4）促进钾离子转运　胰岛素可激活细胞膜 Na^+-K^+-ATP 酶，促进 K^+ 向细胞内转运进入细胞，提高细胞内 K^+ 浓度，故有降血 K^+ 作用，有利于纠正细胞缺钾症状。

（5）其他　胰岛素可促进镁离子穿过细胞膜进入细胞内，还可促进脱氧核糖核酸（DNA）、核糖核酸（RNA）及三磷酸腺苷（ATP）的合成。

【临床应用】

（1）糖尿病　胰岛素对各型糖尿病均有效。①1 型糖尿病。②经饮食控制或用口服降血糖药未能控制者，以及口服降血糖药不能耐受的 2 型糖尿病。③合并创伤、严重感染以及围手术期的各型糖尿病。④新发病伴消瘦的各型糖尿病。⑤辅助 2 型糖尿病合并消耗性疾病如肺结核、肿瘤、肝硬化、冠心病、心衰、脑血管病、血液病等治疗，以增加食欲、恢复体力。⑥妊娠糖尿病，用胰岛素治疗，禁用口服降血糖药。⑦合并急慢性并发症糖尿病患者，如糖尿病足、重症糖尿病肾病、糖尿病酮症酸中毒等。

（2）高钾血症　将胰岛素加入葡萄糖注射液内静脉滴注。

（3）纠正细胞内缺钾　合用葡萄糖、胰岛素和氯化钾，配成极化液（GIK），静脉滴注。用于心肌梗死早期，可防治心肌病变时的心律失常，减少死亡率。

知识链接

糖尿病

糖尿病是胰岛素分泌障碍或是胰高血糖素过多所致的代谢紊乱性疾病。由遗传和环境等因素引起胰岛素绝对或相对减少，导致糖、脂肪、蛋白质代谢异常，以慢性高血糖为主要表现的一组临床综合征。严重高血糖时可出现典型的"三多一少"症状，即多饮、多食、多尿、体重减少。糖尿病可分为四个类型。①1 型糖尿病（IDDM），胰岛素依赖性糖尿病，胰岛 B 细胞破坏，胰岛功能丧失，胰岛素分泌绝对缺乏。②2 型糖尿病（NIDDM），胰岛 B 细胞功能低下，胰岛功能尚存，胰岛素分泌相对缺乏。③妊娠型糖尿病，女性在妊娠期间引起的暂时性血糖升高。④其他类型糖尿病，通常是由于使用激素类等药物所致。2 型糖尿病患者占患者总数的 95% 以上。

【不良反应和注意事项】

（1）低血糖反应　最常见的不良反应，一般为胰岛素过量所致，多见于消瘦或病情严重者。患者未按时按量进餐或运动过多，会出现饥饿感、脉频、出汗、心悸、烦躁等先兆症状；严重时可出现共济失调、震颤、昏迷或惊厥、休克、甚至脑损伤及死亡。注意及早发现并饮用糖水等，严重者应立即静脉注射 50% 葡萄糖。

（2）过敏反应　胰岛素制剂有抗原性，可能使机体产生相应抗体引发过敏反应。轻者在注射部位出现瘙痒、肿胀、红斑症状，重者可出现荨麻疹、血管神经性水肿甚至过敏性休克。必要时用 H_1 受体阻断剂或糖皮质激素处理。

（3）胰岛素耐受性（胰岛素抵抗）　胰岛素抵抗是指患者血中胰岛素含量正常或高于正常，但胰岛素的生物效应明显降低的现象。胰岛素抵抗可分急性和慢性两型，急性型指患者在并发感染、创伤、手术、情绪激动等应激状态时，由于血中拮抗胰岛素作用的物质增多引起的。慢性型指每日需用胰岛素 200U 以上，且无并发症的糖尿病患者。

（4）**反应性高血糖**　用量略超，由于机体的代偿性反应所致。机体内的生长激素、AD、胰高血糖素和糖皮质激素分泌增加而形成高血糖，也可出现糖尿至酮尿，易被误认为胰岛素用量不足而得不到正确处理。

（5）**局部反应**　见于注射部位，皮下注射时会引起皮肤表面发红，久用皮下脂肪萎缩、出现硬结。女性多于男性。

第二节　口服降血糖药

口服降血糖药主要有磺酰脲类药、双胍类药、α-葡萄糖苷酶抑制药、餐时血糖调节药及胰岛素增敏药五类。口服降血糖药口服易吸收，作用慢而弱，只适用于轻、中度糖尿病患者，不能完全代替胰岛素。

一、磺酰脲类药

此类药物第一代有甲苯磺丁脲、氯磺丙脲，第二代有格列本脲、格列吡嗪、格列喹酮、格列齐特等，第三代有格列美脲。第二代和第三代较第一代作用强，不良反应少。

【**药理作用**】

（1）**降血糖作用**　直接作用于胰岛 B 细胞，与胰岛 B 细胞膜上磺酰脲受体结合，抑制 ATP 依赖性钾通道，使 K^+ 外流，B 细胞去极化，进而促进 Ca^{2+} 内流，胞内游离 Ca^{2+} 浓度增加后，触发胞吐作用，使内源性胰岛素的释放增加。此外，还可加强胰岛素与其受体结合，增强靶细胞对胰岛素的敏感性，解除胰岛素抵抗作用，使胰岛素作用加强，同时减少胰高血糖素的分泌。

（2）**对水排泄的影响**　氯磺丙脲和格列本脲都可促进抗利尿激素的分泌，减少水的排泄有抗利尿作用，甲苯磺丁脲无此作用。

（3）**对凝血功能的影响**　格列齐特可使血小板数目减少，黏附力减弱，纤溶酶原活性增加。对预防或减轻糖尿病微血管并发症有一定作用。

【**临床应用**】

（1）**糖尿病**　降低正常人的血糖，对胰岛功能尚存的患者有效，对胰岛功能完全丧失者或切除胰腺的 1 型糖尿病无效。用于单用饮食控制无效的 2 型糖尿病患者，也可与胰岛素联合用于对胰岛素耐受的患者。

（2）**尿崩症**　氯磺丙脲可用于尿崩症，与氢氯噻嗪合用可提高疗效。

【**不良反应和注意事项**】

（1）**低血糖反应**　较胰岛素少见。严重的低血糖反应则需给予葡萄糖治疗，并密切监护血糖24h 以上。氯磺丙脲与格列本脲尤甚，可引起难以纠正的持久低血糖导致不可逆的脑损伤，因此需要反复注射葡萄糖解救，监护时间应延长到72h 以上。老年人和肝肾功能不全者易发生。

（2）**胃肠道反应**　常见有食欲减退、恶心呕吐、上腹部不适、腹胀腹痛、腹泻等，发生率可达 30%。偶可引起胆汁淤积性黄疸、肝功能损害，需要定期检查肝功能。

（3）**其他**　可出现皮肤瘙痒、荨麻疹、红斑、皮炎等过敏反应；少数可出现白细胞、血小板或全血细胞减少、溶血性贫血等；大剂量氯磺丙脲可引起头痛、头晕、精神错乱、嗜睡、耳鸣、视力减退、震颤、共济失调等症状。

【药物相互作用】

保泰松、水杨酸钠、吲哚美辛、青霉素、双香豆素等可与磺酰脲类药竞争血浆蛋白，升高血中游离磺酰脲类药浓度而引发低血糖反应。磺胺类、保泰松、双香豆素、氯霉素等可抑制磺酰脲类药在肝脏代谢，水杨酸盐、丙磺舒、别嘌呤醇、保泰松、磺胺类药物等可减慢磺酰脲类药从肾脏排泄。因此磺酰脲类药在与上述药物联合应用时要适当调整剂量。此外，糖皮质激素、胰高血糖素、普萘洛尔、甲状腺激素、氢氯噻嗪、口服避孕药等可拮抗磺酰脲类药的降糖作用。

二、双胍类

此类药物有甲福明（二甲双胍）与苯乙福明（苯乙双胍）。

【药理作用】

对正常人无降血糖作用，对糖尿病患者使血糖明显降低。其降血糖作用不依赖胰岛 B 细胞的功能，通过抑制食物中葡萄糖在肠道的吸收、增加周围组织对葡萄糖的摄取和利用、增强胰岛素与其受体的结合能力和抑制胰高血糖素的释放等而降低血糖。

【临床应用】

主要用于 2 型糖尿病患者，对单用饮食控制无效，尤其是肥胖病例的患者。还常与磺酰脲类合用治疗单用磺酰脲类无效的患者。

【不良反应和注意事项】

（1）**胃肠道反应**　食欲减退、厌食、口苦、口腔金属味、胃肠刺激症状如恶心、呕吐、腹泻等，减量或停药后消失。

（2）**低血糖反应**　用药初期可出现，因此宜从小剂量开始逐渐加大剂量。

（3）**乳酸血症及酮症**　发现酮尿立即检查血糖，以区别是病情加重还是双胍类的毒性。苯乙福明易引起乳酸性酸中毒，尤其在肝功能不良者。

（4）**禁用与慎用**　由于本类药物毒性大，现已少用。肝肾功能不全者及孕妇禁用。

三、α-葡萄糖苷酶抑制药

此类药物有阿卡波糖、伏格列波糖。阿卡波糖可从放线菌培养液中分离得到。

【药理作用】

α-葡萄糖苷酶是位于小肠黏膜细胞刷状缘内的一组水解酶（麦芽糖酶、蔗糖酶、淀粉酶），α-葡萄糖苷酶抑制药在小肠竞争性抑制 α-葡萄糖苷酶，阻断碳水化合物的 1,4-糖苷键水解，从而抑制淀粉、蔗糖及麦芽糖在小肠分解为葡萄糖，进而延缓小肠对葡萄糖的吸收，降低餐后高血糖。

【临床应用】

单独或联合磺酰脲类、双胍类或胰岛素治疗通过饮食和运动治疗血糖控制不佳糖尿病患者，尤其适用于无明显空腹高血糖和以餐后血糖升高为主的 2 型糖尿病患者。

【不良反应】

以胃肠症状为主，如胃胀、腹胀、排气增加、腹痛等。

四、餐时血糖调节药

此类药物为苯甲酸类衍生物，是非磺酰脲类胰岛素促分泌药。常用药物有瑞格列奈、那格列奈。

瑞格列奈口服吸收迅速，起效快而持续时间短，主要刺激餐时胰岛素的分泌，因此可以餐时服用，可允许多次餐前用药。

【药理作用】

瑞格列奈是第一个用于治疗糖尿病的苯甲酸衍生物，它通过与胰岛 B 细胞膜上的一种蛋白质结合，关闭 ATP 敏感性钾通道，抑制钾离子外流，造成细胞膜去极化，导致细胞外钙离子通过电压依赖性钙通道内流入细胞，细胞内钙离子浓度升高，从而刺激胰岛素的分泌。主要刺激餐时胰岛素的分泌，可使胰岛素分泌恢复至正常水平，并在一定程度上改善胰岛素抵抗，对降低餐后血糖有着独特的优势，故有"第一个餐时血糖调节药"之称。

【临床应用】

主要用于 2 型糖尿病患者和产生胰岛素抵抗者。用于通过饮食、运动及其他药物控制不佳的 2 型糖尿病患者，可以单独使用，也可与二甲双胍联合应用。其用药原则为"进餐服药，不进餐不服药"，适用于餐后血糖的控制。

【不良反应和注意事项】

低血糖反应较磺酰脲类少见，主要不良反应有嗜睡、头痛、胃肠刺激症状等。药物相互作用较少。

五、胰岛素增敏药

此类药物为噻唑烷酮类化合物，临床上常用的药物是噻唑烷二酮类的罗格列酮、吡格列酮、环格列酮、曲格列酮等，是一类新型的胰岛素增敏剂。

【药理作用】

胰岛素增敏药通过提高靶组织对胰岛素的敏感性，提高利用胰岛素的能力，改善糖代谢及脂质代谢。具体机制如下：

胰岛素增敏药可以选择性激活过氧化物酶体增殖因子受体 γ，增加葡萄糖转运蛋白质和脂蛋白脂酶的合成，提高骨骼肌及肝脏脂肪组织对胰岛素的敏感性，有利于葡萄糖转运进入肌肉组织利用从而有效地降低血糖，还能显著改善胰岛素抵抗及脂肪代谢紊乱，改善胰岛 B 细胞功能，对 2 型糖尿病心血管并发症也有明显防治作用。

【临床应用】

主要用于 2 型糖尿病，尤其是胰岛素抵抗患者，可有助于延缓疾病的进展和 B 细胞功能的衰竭。可单用，也可与磺酰脲类或胰岛素联合应用。

【不良反应】

低血糖反应发生率低。主要有嗜睡、肌肉和骨骼痛、头痛、消化道症状等。该类药物中的曲格列酮对极少数高敏人群具有明显的肝毒性，可引起肝功能衰竭甚至死亡。

第三节　其他降血糖药

一、胰高血糖素样肽-1（GLP-1)受体激动药

注射降血糖药物除了胰岛素制剂，还有 GLP-1 受体激动药。GLP-1 受体激动药主要有艾塞那肽、利拉鲁肽。口服无效，须皮下注射给药。

胰高血糖素样肽-1（GLP-1）是回肠内分泌细胞分泌的一种脑肠肽，属肠促胰岛激素的一种，该类药物通过激动 GLP-1 受体，从而增强胰岛素分泌、抑制胰高血糖素分泌，还能延缓胃排空、减少肠蠕动，通过中枢性的食欲抑制来减少进食量，具有减轻体重的作用。适用于二甲双胍、磺酰脲类等联合应用不能充分控制血糖的 2 型糖尿病患者。胰腺炎病史患者禁用本类药物。

二、 DPP-4 抑制药

可供口服的降血糖药物还有二肽基肽酶-4（DPP-4）抑制药。DPP-4 抑制药自 2006 年 10 月以来在全球 80 多个国家获得批准，2010 年在中国上市。此类药物已有多个产品上市，如西格列汀、沙格列汀、维格列汀等。

肠促胰岛激素包括胰高血糖素样肽-1（GLP-1）和葡萄糖依赖性促胰岛素分泌多肽（GIP），DPP-4 是一种细胞表面的丝氨酸蛋白酶，DPP-4 可以灭活多种生物活性肽包括 GLP-1 和 GIP。DPP-4 抑制药可以使 DPP-4 失活，从而抑制 GLP-1 和 GIP 的灭活，提高内源性 GLP-1 和 GIP 的水平，促进胰岛 B 细胞释放胰岛素，同时抑制胰岛 A 细胞分泌胰高血糖素，从而提高胰岛素水平，降低血糖，且不易诱发低血糖和增加体重。

三、中成药

降糖中药按照药物组成可分为单方制剂和复方制剂。现代药理研究证明，很多中药具有降糖作用。主要用于治疗 2 型糖尿病轻型患者，病情严重者仍需配合其他治疗措施。中医药治疗糖尿病不仅在于降低血糖，更重要的是注重防治糖尿病并发症，起到提高生活质量和延长寿命的作用。单味降糖中药主要如下：

(1) 黄芪 黄芪多糖具有双向调节血糖作用。临床常用黄芪配合滋阴药如生地、玄参、麦冬等治疗糖尿病。

(2) 黄连 煎剂有降低血糖作用。从黄连整药中提炼的小檗碱（黄连素）可减少体重，显著改善葡萄糖耐量，还可增加脂肪燃烧，减少脂肪合成。

(3) 黄精 有明显的降血糖作用。

(4) 地黄（包括生地、熟地） 具有降血糖作用，且可改善血脂异常。临床应用于糖尿病时，多以生地配天冬、枸杞子等。

(5) 人参 人参多糖有降血糖作用。人参还能增强胰岛素对糖代谢的影响，对轻症糖尿病，人参可与生地合用。

(6) 山药 可显著降低血糖，明显对抗血糖升高。

(7) 鬼箭羽 有降血糖及增加体重的作用，并促使胰岛细胞增殖，胰岛 B 细胞增生。

(8) 麦冬 可降低血糖，并促使胰岛细胞恢复，肝糖原增加。

单药有降糖作用的还有葛根、枸杞子、山萸肉、茯苓、玉竹、桑叶、桑白皮、桑椹、菟丝子、玄参等。

💬 用药指导

一、处方分析

案例：张某，女，58 岁，身高 159cm，体重 82kg。发现血糖升高已有一年。既往在饮食控制的基础上一直服用格列吡嗪缓释片降糖治疗，餐后血糖控制在 8～10mmol/L。最近半年发现体重较服药前增加近 15kg。就诊后医生给予以下处方：

Rp：吡格列酮片　15mg×100片　15mg　q. d. p. o.

　　阿卡波糖片　50mg×300片　50mg　t. i. d. p. o.

　　二甲双胍肠溶片　500mg×300片　500mg　t. i. d. p. o.

请问：以上处方是否合理？为什么？

分析：该处方合理。从患者情况来看可以确诊为2型糖尿病。吡格列酮片可以增强胰岛素对血糖的敏感性，二甲双胍片可以促进葡萄糖的利用，两药合用可增强疗效且可减轻患者体重。此外服用阿卡波糖片可以有效地降低餐后血糖。

二、模拟练习

案例：王某，男，11岁，因恶心、呕吐入院。查尿酮体（＋＋＋），血糖22.4mmol/L。行纠正尿酮体治疗。患者体型偏瘦，无糖尿病家族史。门诊化验结果显示GAD抗体（＋）、ICA抗体（＋）。入院后医生诊断为1型糖尿病。

请问：患者应使用哪种降血糖药？用药注意事项有哪些？

分析：1型糖尿病是胰岛素依赖型糖尿病，应该选用胰岛素进行治疗。用药期间要注意相关不良反应的观察和预防；患者需要终身用药，可以联合应用口服降血糖药作为辅助治疗。

？ 巩固提高

一、真题分析

1. 下列配伍用药不合理的是（　　　　）。

A. 吡格列酮＋阿卡波糖　　　　　B. 阿卡波糖＋二甲双胍

C. 格列本脲＋格列吡嗪　　　　　D. 格列吡嗪＋二甲双胍

E. 吡格列酮＋格列本脲

2. 胰岛素的主要用途中不包括（　　　　）。

A. 重症糖尿病　　　　　　　　　B. 非胰岛素依赖性糖尿病

C. 糖尿病合并妊娠　　　　　　　D. 糖尿病酮症酸中毒

E. 糖尿病合并重度感染

二、选择题

1. 使用胰岛素的常用给药途径是（　　　　）。

A. 口服　　　　B. 静脉注射　　　　C. 肌内注射　　　　D. 皮下注射　　　　E. B和D

2. 重症糖尿病宜选用（　　　　）。

A. 精蛋白锌胰岛素　　　　　　　B. 珠蛋白锌胰岛素

C. 低精蛋白锌胰岛素　　　　　　D. 普通胰岛素

E. 苯乙双胍

3. 糖尿病酮症酸中毒患者宜选用大剂量胰岛素的原因是（　　　　）。

A. 慢性耐受性　　　　　　　　　B. 产生抗胰岛素受体抗体

C. 靶细胞膜上葡萄糖转运系统失常　　D. 胰岛素受体数量减少

E. 抑制血中大量游离脂肪酸和酮体

4. 可用于治疗尿崩症的降血糖药物是（　　　　）。

A. 甲苯磺丁脲　　B. 氯磺丙脲　　C. 格列本脲　　D. 甲福明　　E. 胰岛素

5. 对切除胰腺的糖尿病患者无效的是（　　　　）。

A. 阿卡波糖　　B. 氯磺丙脲　　C. 二甲双胍　　D. 罗格列酮　　E. 胰岛素

6. 促进组织对葡萄糖的利用并用于2型糖尿病的药物是（　　　　）。

A. 丙硫氧嘧啶　　B. 氯磺丙脲　　C. 胰岛素　　D. 二甲双胍

E. 阿卡波糖

7. 当胰岛功能丧失，仍有降血糖作用的药物是（　　）。

A. 甲苯磺丁脲　　　B. 格列美脲　　　C. 格列本脲　　　D. 格列齐特　　　E. 胰岛素

8. 促进胰岛素分泌的降血糖药物是（　　）。

A. 苯乙双胍　　　　　　　　　B. 二甲双胍

C. 甲苯磺丁脲　　　　　　　　D. 阿卡波糖

E. 丙硫氧嘧啶

三、简答题

1. 简述降血糖药的分类及代表药物。

2. 简述胰岛素常见不良反应及预防措施。

第三十章　作用于子宫药

学习目标

1. 掌握缩宫素的药理作用、临床应用、不良反应，以及剂量、雌激素对其药理作用的影响。

2. 熟悉麦角生物碱类药物的作用、用途和不良反应。

3. 了解子宫平滑肌松弛药沙丁胺醇、硫酸镁、利托君的作用和用途。

子宫平滑肌兴奋药是指可选择性地兴奋子宫平滑肌的药物，主要用于催产、引产、产后止血等。子宫平滑肌抑制药则可抑制子宫平滑肌收缩，主要用于痛经和防治早产等。

第一节　子宫平滑肌兴奋药

当用于催产或引产时，可以利用其能够引起近似分娩的节律性的收缩作用；当用于产后止血或子宫复原时，则可以利用其强直性收缩的药理作用。此类药物如果使用不当可造成子宫破裂、胎儿窒息等严重后果，故临床应用必须严格掌握其适应证。

缩宫素

缩宫素又称催产素，目前临床应用的缩宫素多为人工合成品或者从牛、猪的神经垂体提取分离的药物制剂。从动物神经垂体提取的药物制剂中含有缩宫素和少量的加压素，人工合成品内不含加压素。

【体内过程】

缩宫素口服无效，易经鼻腔和口腔黏膜吸收；肌内注射吸收良好，3～5min 生效，作用可维持 20～30min；静脉注射起效更快，但维持时间更短，故通常都以静脉滴注维持疗效。缩宫素可透过胎盘，大部分经肝脏及肾脏破坏，少部分以结合形式经肾脏排泄。

【药理作用及机制】

(1) 兴奋子宫平滑肌　缩宫素能够直接兴奋子宫平滑肌，加强子宫平滑肌的收缩力和收缩频率。子宫平滑肌的收缩强度取决于缩宫素的剂量及子宫的生理状态。小剂量的缩宫素（2～5U）可加强子宫（特别是妊娠末期子宫）的节律性收缩作用，其收缩性质与正常分娩近似，使子宫底部产生节律性的收缩，对子宫颈则可产生松弛作用，这样便可促使胎儿顺利娩出；大剂量的缩宫素（5～10U）则可使子宫平滑肌发生持续性的强直性收缩，这样不利于胎儿的娩出。子宫平滑肌对缩宫素的敏感性受性激素的影响，雌激素能够提高子宫平滑肌对缩宫素的敏感性，孕激素则可降低其对缩宫素的敏感性。在妊娠早期，孕激素的水平较高，子宫对缩宫素的敏感性低，可以保证胎儿的正常发育；在妊娠后期，雌激素的水平较高，特别是在临产时子宫对缩宫素的反应更加敏感，这样有利于胎儿的娩出，故此时只需小剂量的缩宫素即可达到引产和催产的目的。

人体子宫平滑肌胞质膜存在特异性的缩宫素受体，并且在妊娠期的不同阶段，缩宫素受体表达的密度会有所不同。缩宫素发挥宫缩作用的基础是由于其与缩宫素受体结合所致。缩宫素作用于其 G 蛋白偶联受体，可激活磷脂酶 C（PLC），使三磷酸肌醇（IP_3）生成增多，随后 Ca^{2+} 向子宫平滑肌细胞内大量转移，从而增强子宫平滑肌的收缩力，增加子宫平滑肌的收缩频率。此外，动物实验还证明，缩宫素可促使子宫内膜和蜕膜产生并释放前列腺素，这也可能影响其对子宫的收缩效应。

（2）乳腺分泌　乳腺小叶分支被具有收缩性的肌上皮细胞所包绕，缩宫素能使乳腺腺泡周围的肌上皮细胞（属平滑肌）收缩，从而促进乳汁分泌。

（3）降压作用　大剂量缩宫素还能短暂地松弛血管平滑肌，从而引起血压下降，但催产剂量的缩宫素不引起血压下降。

【临床应用】

（1）催产、引产　小剂量缩宫素对无产道障碍、胎位正常、头盆相称、宫缩乏力难产者具有促进分娩作用。对于死胎、过期妊娠或其他原因需提前终止妊娠者，可用缩宫素引产。

（2）产后出血　产后出血时，立即于皮下或肌内注射较大剂量的缩宫素，可迅速引起子宫平滑肌发生强直性收缩，压迫子宫肌层内的血管而起到止血作用。因其作用时间短，常需加用麦角制剂。

【不良反应及注意事项】

① 缩宫素过量可引起子宫高频率甚至持续性强直收缩，从而可能导致胎儿宫内窒息或子宫破裂等严重后果，因此在缩宫素被用作催产或引产时，必须注意以下两点：a. 需严格掌握剂量，避免子宫强直性收缩的发生；b. 严格掌握用药禁忌证，凡产道异常、胎位不正、头盆不称、前置胎盘以及 3 次妊娠以上的产妇或有剖宫产史者禁用，以防止引起子宫破裂或胎儿宫内窒息。

② 缩宫素的人工合成品不良反应较少，应用缩宫素的生物制剂偶见过敏反应。在大剂量使用缩宫素时，可导致抗利尿作用的发生。如果患者输液过多或过快，可出现水潴留和低钠血症。

垂体后叶素

垂体后叶素是从牛、猪的垂体后叶中提取的粗制品，内含缩宫素和加压素两种成分，两者的化学结构基本相似。加压素具有抗利尿、收缩血管、升高血压和兴奋子宫的作用。临床上可以用于治疗尿崩症及肺出血。垂体后叶素中因加压素含量较多，现在产科多已不用。不良反应主要有面色苍白、心悸、胸闷、恶心、腹痛及过敏反应等。垂体后叶素与缩宫素的药理作用比较，见表 30-1。

表 30-1　垂体后叶素与缩宫素的药理作用比较

作用		垂体后叶素	缩宫素
对子宫的作用	未孕	＋＋	±
	妊娠初期	±	±
	妊娠末期	＋＋＋＋	＋＋＋＋
排乳作用		＋＋＋＋	＋＋＋＋
抗利尿作用		＋＋＋	±
血压（人）		＋＋	－
冠状血管收缩作用		＋	－
肠环状肌收缩作用		＋＋＋	±

注：＋增加；±基本无作用；－减少。

麦角生物碱

麦角是寄生在黑麦及其他禾本科植物上的一种麦角菌干燥菌核，麦角中含有多种生物碱，均为麦角酸的衍生物，按化学结构可分两类：①胺生物碱类，代表药有麦角新碱和甲基麦角新碱，均易溶于水，对子宫的兴奋作用强而快，但药效维持时间较短；②肽生物碱类，代表药有麦角胺和麦角毒，均难溶于水，对血管作用显著，起效缓慢，但药效维持时间较久。麦角生物碱除了可激动或阻断 5-HT 受体外，还可作用于 α 肾上腺素受体和 DA 受体。

【药理作用】

（1）**兴奋子宫作用**　麦角新碱和甲基麦角新碱均可以选择性地兴奋子宫平滑肌，且起效快，作用强。与缩宫素比较，麦角生物碱类用药剂量稍大时即可引起包括子宫体和子宫颈在内的子宫平滑肌发生强直性收缩，妊娠后期子宫对麦角生物碱类的敏感性会增强，因此，此类药物只可用于产后止血和子宫复原，不宜用于催产和引产。

（2）**收缩血管**　麦角胺可直接作用于动、静脉血管使其收缩，大剂量使用麦角生物碱类药物还会损伤血管内皮细胞，长期使用可以导致肢端干性坏疽和血栓。也能使脑血管收缩，减少脑动脉搏动幅度，减轻偏头痛。

（3）**阻断肾上腺素受体**　氨基酸麦角碱类可阻断 α 肾上腺素受体，翻转肾上腺素的升压作用，使升压作用变为降压，同时抑制中枢，使血压下降。

【临床应用】

（1）**子宫出血**　麦角新碱和甲基麦角新碱主要用于预防和治疗产后由于子宫收缩乏力造成的子宫出血，通过强直收缩子宫平滑肌而机械压迫血管止血。

（2）**子宫复原**　可应用于产后子宫复原缓慢，通过收缩子宫而加速子宫复原。

（3）**偏头痛**　麦角胺能使脑血管收缩，可用于偏头痛的诊断及其发作时的治疗。咖啡因与麦角胺联合应用可以在收缩脑血管方面产生协同作用。麦角胺可引起手、趾、脸部麻木和刺痛感，下肢水肿，偶见焦虑或精神错乱、幻觉、胸痛、胃痛，应用时应当给予充分注意。

（4）**人工冬眠**　二氢麦角碱对中枢神经系统有抑制作用，可以与异丙嗪、哌替啶组成冬眠合剂，用于人工冬眠。

【不良反应与用药注意事项】

注射麦角新碱可引起恶心、呕吐及血压升高等症状，伴有妊娠毒血症的产妇应谨慎使用此药。用药过程中偶见过敏反应，严重者可出现呼吸困难、血压下降。麦角流浸膏中含有麦角毒和毒角胺，长期应用可损害血管内皮细胞。麦角制剂禁用于催产和引产。血管硬化及冠心病患者忌用麦角生物碱类药品。

前列腺素（prostaglandins，PGs）

前列腺素是一类广泛存在于体内的不饱和脂肪酸，对心血管、呼吸及消化等系统有广泛的生理作用和药理作用。作为子宫兴奋药应用的 PGs 类药物有：地诺前列素（dinoprost，PGF2a，前列腺素 F2a）、硫前列酮和地诺前列酮（dinoprostone，PGE2，前列腺素 E2）等。

PGs 有收缩子宫的作用，其中以 PGE2 和 PGF2 的活性最强，尤其在分娩中具有重要意义。PGs 对妊娠各期子宫都有兴奋作用，对分娩前的子宫更为敏感。PGs 引起子宫收缩的特性与生理性的阵痛相似，在增强子宫平滑肌节律性收缩作用的同时，尚能使子宫颈松弛。可以用于终止早期或中期妊娠，还可以用于足月或过期妊娠引产，发生良性葡萄胎时可用于排除宫腔内的异物。

不良反应主要为恶心、呕吐、腹痛等消化道平滑肌兴奋的现象。不宜用于支气管哮喘患者和青光眼患者。引产时的禁忌证和注意事项与缩宫素相同。

第二节 子宫平滑肌抑制药

子宫平滑肌抑制药又称为抗分娩药，可以抑制子宫平滑肌的收缩，使子宫平滑肌的收缩力减弱，收缩节律减慢，临床上主要用于防治早产和痛经，常用的子宫平滑肌抑制药物主要有 β_2 肾上腺素受体激动药、硫酸镁、钙通道阻滞药、环氧化酶抑制药吲哚美辛等。

利托君

利托君通过激动子宫平滑肌细胞膜上的 β_2 受体，增加细胞内的 cAMP 水平，继而降低细胞内钙的水平，最终引起子宫平滑肌松弛，进而抑制子宫收缩，可用于治疗先兆早产。

因激动 β_1 受体，孕妇和胎儿使用后，均能引起心率加快，心肌耗氧量增加、血压上升、血糖升高、水钠潴留、血容量增加等作用，对于合并心脏病、重度高血压、未经控制的糖尿病、支气管哮喘、肺动脉高压等疾病的患者，此类药物均属于禁忌。

同类药物还有特布他林、沙丁胺醇、海索那林等，本类药物禁忌证较多，使用时严格掌握适应证，在具有抢救条件的医院并在医生的密切观察下使用。

硫酸镁

硫酸镁可显著抑制子宫平滑肌的收缩，可用于防治早产。硫酸镁还可以抑制中枢神经系统，抑制运动神经-肌肉接头乙酰胆碱的释放，降低血管平滑肌的收缩作用，缓解外周血管痉挛发作，因而对妊娠期高血压、子痫前期和子痫均具有预防和治疗作用。硫酸镁静脉注射后常可以引起潮热、出汗、口干，注射速度如果过快可以引起头晕、恶心、呕吐、眼球震颤等，极少数病例还会发生血钙降低，肺水肿。用药剂量过大甚至可能引起肾功能不全、心脏抑制和呼吸抑制等严重不良反应。

钙通道阻滞药主要作用于子宫平滑肌细胞动作电位的复极阶段，能选择性抑制钙离子内流，从而抑制子宫收缩，松弛子宫平滑肌。如硝苯地平可拮抗缩宫素所引起的子宫兴奋作用，故可以用于早产的治疗。

环氧酶抑制药，如吲哚美辛对子宫收缩呈现非特异性抑制作用，可用于早产的治疗。但因其能引起胎儿动脉导管提前关闭，导致肺动脉高压继而损害肾脏，减少羊水等作用，故本药在临床使用时应十分慎重，仅在 β_2 肾上腺素受体激动药、硫酸镁等药物使用无效或使用受限时应用，且限用于妊娠 34 周之内的妇女。

💬 用药指导

一、处方分析

案例：患者，女，28 岁。妊娠足月自然分娩，产一女婴，但因胎盘残留，出现阴道大量出血。

Rp：缩宫素 10U　10U×1 支，i. m. st！
　　马来酸麦角新碱 0.5mg×6　0.5mg　t. i. d.

请问：以上处方是否合理？为什么？

分析：该处方合理。因为大剂量缩宫素及麦角新碱均可使子宫平滑肌产生强直收缩，压迫肌间血管止血。缩宫素起效快，用药后能迅速发挥止血作用。但由于缩期短，另给予作用强而持久的麦角新碱口服可弥补这一不足。

二、模拟练习

案例：王某，女，33岁，孕27＋3周，有糖尿病史，后下腹痛3小时入院。经诊断有先兆流产迹象。

请问：患者可使用何药保胎？用药注意事项有哪些？

分析：因患者有糖尿病史，不可使用利托君等β₂受体激动药，可选用硫酸镁进行治疗。硫酸镁静脉注射速度如果过快可以引起头晕、恶心、呕吐、眼球震颤等，用药剂量过大甚至可能引起肾功能不全、心脏抑制和呼吸抑制等严重不良反应。

? 巩固提高

一、真题分析

缩宫素对子宫平滑肌作用的特点是（　　）。

A. 小剂量即可引起强直性收缩　　　　B. 子宫肌对药物敏感性与体内激素水平有关

C. 引起子宫底节律性收缩，宫颈松弛　　D. 妊娠早期对药物敏感性增高

E. 收缩血管

二、选择题

1. 能使子宫产生节律性收缩，用于催产引产的药物是（　　）。

A. 缩宫素　　　　B. 垂体后叶素　　　　C. 麦角新碱　　　　D. 麦角毒

E. 麦角胺

2. 缩宫素适用于（　　）。

A. 产道、胎位均正常，但宫缩乏力　　　　B. 产道障碍

C. 有头盆不称　　　　　　　　　　　　　　D. 有前置胎盘

E. 有剖宫产史

3. 缩宫素用于催产时宜采用（　　）。

A. 皮下注射　　　　B. 肌内注射　　　　C. 静脉注射

D. 静脉滴注　　　　E. 宫腔内注射

4. 能降低子宫平滑肌对缩宫素的敏感性的药物是（　　）。

A. 雌激素　　　　B. 孕激素　　　　C. 糖皮质激素　　　　D. 维生素

E. 抗生素

5. 不能用于引产的药物是（　　）。

A. 缩宫素　　　　B. 麦角新碱　　　　C. 地诺前列酮　　　　D. 米索前列醇

E. 卡前列甲酯

6. 产后出血宜选用（　　）。

A. 缩宫素　　　　B. 麦角新碱　　　　C. 维生素K　　　　D. 米索前列醇

E. 地诺前列素

7. 下列药物中除哪种药物外均可用于产后出血？（　　）。

A. 麦角新碱　　　　B. 大剂量缩宫素　　　C. 小剂量缩宫素　　　D. 氨甲苯酸

E. 氨甲环酸

8. 产后子宫复原宜选用（　　）。

A. 麦角新碱　　　　　　　　　　　B. 麦角毒　　　　　　C. 麦角胺

D. 二氢麦角碱（氢化麦角碱）　　　E. 缩宫素

9. 小剂量缩宫素对子宫的作用特点是（　　）。

A. 对子宫体兴奋作用强而对子宫颈作用弱

B. 引起强直性收缩

C. 作用强度不受雌激素的影响

D. 作用强度不受孕激素的影响

E. 引起非节律性收缩

10. 下列药物中除哪种药物外均能松弛子宫平滑肌，用于防治早产？（　　）。

A. 沙丁胺醇　　　　B. 特布他林　　　　C. 米索前列醇　　　D. 利托君

E. 硫酸镁

三、简答题

1. 简述缩宫素的作用特点。

2. 试述麦角生物碱类药物的作用与用途。

第三十一章　性激素和避孕药

1. 掌握雌激素、孕激素、雄激素的临床应用、不良反应和注意事项。
2. 能进行口服避孕药的合理用药指导。

性激素类药包括天然性激素（雌激素、雄激素和孕激素）和具有类似性激素生物活性的化合物，本类药物能促进和维持第二性征的发育和成熟，维持正常生殖系统功能。性激素除用于某些疾病治疗外，目前主要用于避孕，避孕药有女性口服避孕药和男性口服避孕药。

第一节　性激素类药

一、雌激素类药和抗雌激素药

1. 雌激素

卵巢分泌的天然雌激素主要是雌二醇，从孕妇尿中提取的雌酮、雌三醇多为雌二醇肝脏代谢的产物。临床常用品多为雌二醇的衍生物，主要有炔雌醇，炔雌醚和戊酸雌二醇等。此外，还有人工合成的己烯雌酚。

【生理和药理作用】

（1）生殖系统　雌激素对子宫内膜和平滑肌的代谢有明显促进作用，与孕激素共同调节月经周期的形成；促进输卵管肌层发育及收缩，加速卵子在输卵管的运行速度；刺激阴道上皮细胞的增生，使黏膜增厚及成熟、浅表层细胞角化。小剂量促进排卵，大剂量抑制排卵。

（2）发育　促进女性性器官的发育和成熟，维持女性第二性征。

（3）心血管系统　舒张血管，可减轻心肌缺血、抗心律失常等；促进肾小管对水、钠的重吸收，故可致轻度的水钠潴留和血压升高。

（4）其他　促进神经细胞的生长、分化存活与再生；可显著增加儿童骨骼的钙盐沉积，促进长骨骨骺愈合，能增加成人骨量，改善骨质疏松；保持皮肤弹性及改善血液供应。

【临床应用】

适用于围绝经期综合征、卵巢功能低下及闭经、功能性子宫出血、乳房胀痛及回乳、乳腺癌、前列腺癌、避孕、痤疮、与雄性激素合用治疗老年性骨质疏松、放射线引起的白细胞降低。

【不良反应】

偶见乳房触痛或增大、白带增多、不规则阴道出血、点滴出血，突破性出血、长期出血不止或闭经、性欲改变；胆汁淤积型黄疸、肝脏转氨酶 AST 及 ALT 升高，除突破性出血需停药外，一般不需停药；也会出现子宫内膜过度增生；绝经后患阴道炎者，在局部使用雌激素治疗时常出现白带增多，下腹胀或阴道灼热等症状。此外，应用雌激素可引起高钙血症、水钠潴留、体重增加、三酰甘油升高、糖耐量下降等，并增加血栓性静脉炎和（或）静脉血栓栓塞性疾病的风险。

【禁忌证】

禁用于肿瘤患者（前列腺癌及绝经期后乳腺癌除外）；肝功能不良者慎用；妊娠早期不宜使用。

2. 抗雌激素药

本类药物根据作用机制的不同，主要包括雌激素受体拮抗药、选择性雌激素受体调节药和芳香化酶抑制药。雌激素受体拮抗药竞争性拮抗雌激素受体，从而抑制雄激素的作用。常用药物有他莫昔芬、氯米芬，临床主要用于治疗功能性不孕症、功能性子宫出血、绝经后晚期乳腺癌及长期应用避孕药后发生的闭经等。主要不良反应有多胎及视觉异常等。长期大剂量应用可引起卵巢肥大，卵巢囊肿患者禁用。选择性雌激素受体调节药与不同组织的雌激素受体亲和力不同，发挥部分激动药或部分拮抗药作用，如雷洛昔芬，临床多用于骨质疏松症的治疗。芳香化酶抑制药可减少雌激素的生成，常用药物为来曲唑，临床多用于雌激素依赖性肿瘤的治疗。

二、孕激素类药和抗孕激素药

1. 孕激素

天然孕激素主要由卵巢黄体分泌，妊娠 $3\sim4$ 个月后，黄体逐渐萎缩而由胎盘分泌，直至分娩。在近排卵期的卵巢及肾上腺皮质中也有一定量的孕激素产生。

临床应用的孕激素均为人工合成品及其衍生物，常用的有黄体酮、17α-羟孕酮类如甲地孕酮、氯地孕酮。19-去甲睾丸酮类，如炔诺酮、炔诺孕酮、双炔失碳酯等。

【生理和药理作用】

促进子宫内膜由增殖期转为分泌期；抑制子宫收缩；抑制排卵；促使乳腺腺泡发育；利尿；升温。

【临床应用】

（1）**先兆性流产和习惯性流产**　对于黄体功能不足所导致的流产，可以使用大剂量孕激素类药物来安胎。可使女性胎儿男性化，需注意。

（2）**功能性子宫出血**　用于对黄体功能不足所导致的子宫内膜不规则的成熟与脱落而引起的子宫出血。

（3）**痛经及子宫内膜异位症**　常使用雌、孕激素复合避孕药抑制子宫痉挛性收缩，治疗痛经；长周期大剂量孕激素可使异位的子宫内膜萎缩退化，治疗子宫内膜异位症。

（4）**癌症**　用于子宫内膜腺癌，前列腺肥大或癌症辅助治疗。

【不良反应】

较少，偶见头晕恶心，乳房胀痛，长期应用可引起子宫内膜萎缩，月经量减少，并易发阴道真菌感染。19-去甲睾丸酮，大剂量时可致肝功能障碍。

2. 抗孕激素药

抗孕激素药系指与孕激素竞争受体并拮抗其活性的化合物。抗孕激素作用的靶部位是孕激素受体。目前主要用于抗早孕，也有些抗孕激素药物用于乳腺癌的治疗。常用药物有米非司酮、曲洛司坦。

三、雄激素类药、同化激素类药和抗雄激素药

1. 雄激素类药

天然雄激素主要由睾丸间质细胞分泌，睾酮是其主要成分，临床应用均系人工合成品及其衍生物，如丙酸睾酮、甲睾酮、苯乙酸睾酮等。

【生理和药理作用】

促进男性性征和性器官发育；雄激素能明显地促进蛋白质的合成，减少氨基酸分解。使肌肉增长，体重增加，降低氮质血症（同化作用）。雄激素还能促进免疫球蛋白的合成，增强机体的免疫功能和抗感染能力。增强骨髓造血功能；雄激素尚有类似糖皮质激素的抗炎作用，还有增加肾脏、远曲小管重吸收水、钠和保钙作用，故易出现水、钠、钙、磷潴留现象。

【临床应用】

用于睾丸功能不全；功能性子宫出血；晚期乳腺癌；再生障碍性贫血及其他贫血。

【不良反应】

女性患者长期应用本类药物可引起男性化体征，男性患者可发生性欲亢进，长期用药后睾丸萎缩，精子生成抑制。本类药物可引起胆汁淤积性黄疸，若发现黄疸和肝功能障碍时，应停药。

【注意事项】

孕妇及前列腺癌患者禁用。因有水钠潴留作用，对肾炎、肾病综合征、肝功能不良、高血压及心力衰竭患者也应慎用。

2. 同化激素

虽然雄性激素有同化作用，但用于女性和非性腺功能不全的男性常可出现男性化现象。因此就合成了以同化作用为主，男性化作用较弱的睾酮衍生物即同化激素，如苯丙酸诺龙，司坦唑醇等。临床上主要用于蛋白质合成不足和分解增多的病例。长期使用可引起水钠潴留、血钙过高；女性患者可发生月经紊乱及轻度男性化；有时引起肝内毛细胆管胆汁淤积而发生黄疸。肾炎、心率衰竭和肝功能不良者慎用，孕妇高血压患者及前列腺癌患者禁用。

四、抗雄激素药

与雄激素竞争雄激素受体，并与雄激素受体结合成复合物，拮抗雄激素对前列腺的促增生作用，代表药物有氟他胺和普适泰，本类药物主要用于抗前列腺增生，但选择性不高，故不良反应多。现在正在开发选择性更高的雄激素受体拮抗药。

> **知识链接**
>
> **孕激素药用药监护**
>
> 1. 有一定雄激素或抗雄激素作用的孕激素禁用于妊娠期妇女，因此在选择孕激素保胎时要高度警惕。
>
> 2. 孕激素类药多需肝脏代谢，因此肝功能不全患者应避免使用。
>
> 3. 大量孕激素长期使用可能导致或加重抑郁症的发生，临床应慎用于有抑郁症病史者，包括产后忧郁症者。

第二节　避孕药

避孕药主要通过抑制排卵，改变子宫颈黏液，使精子不易穿透，或使子宫腺体减少肝糖原的制造，让囊胚不易存活，或是改变子宫和输卵管的活动方式，阻碍受精卵的运送。如雌激素和孕激素组成的复方制剂以抑制排卵为主，小剂量孕激素以阻碍受精为主，大剂量孕激素以抗着床为主。

一、主要抑制排卵的避孕药

雌激素和孕激素通过负反馈作用抑制促性腺激素分泌减少，抑制卵泡的生长和成熟排卵。本类药物中多数药物为不同类型的雌激素和孕激素配伍组成的复方制剂。目前常用的甾体避孕药多属于此类药物。此类药物具有高度有效、使用方便、停药后恢复生育能力快、调节月经周期降低某些癌症发病率等优点。

本类避孕药主要通过抑制排卵和抗着床、抗受精途径发挥作用，在排卵前、排卵期及排卵后服用，均可影响孕卵着床。常用的抑制排卵的避孕药见表31-1。

表 31-1　常用的抑制排卵的避孕药

制剂名称	孕激素	雌激素
短效口服避孕药		
复方炔诺酮片（口服避孕药片Ⅰ号）	炔诺酮 0.625mg	炔雌醇 35μg
复方甲地孕酮片（口服避孕药片Ⅱ号）	甲地孕酮 1mg	炔雌醇 35μg
复方炔诺孕酮甲片	炔诺孕酮 0.3mg	炔雌醇 30μg
长效口服避孕药		
复方炔诺孕酮乙片（长效避孕药）	炔诺孕酶 12mg	炔雌醚 3mg
复方氯地孕酮片	氧地孕酮 12mg	炔雌醚 3mg
复方次甲氯地孕酮片	16-次甲氯地孕酮 12mg	炔雌醚 3mg
长效注射避孕药		
复方己酸孕酮注射液（避孕针1号）	己酸孕酮 250mg	戊酸雌二醇 5mg
复方甲地孕酮注射液	甲地孕酮 25mg	雌二醇 3.5mg
探亲避孕药		
甲地孕酮片（探亲避孕1号片）	甲地孕酮 2mg	
炔诺酮片（探亲避孕片）	炔诺酮 5m	
双炔失碳酯片（53号避孕针）	双炔失碳酯 7.5mg	

二、主要干扰孕卵着床的避孕药

该类药物可使子宫内膜发生各种功能与形态变化，阻碍孕卵着床。多用大剂量炔诺酮、甲地孕酮及双炔失碳酯。

三、主要阻碍受精的避孕药

小剂量孕激素口服后，能抑制宫颈黏膜的分泌，使黏膜量减少但黏稠度增高，不利于精子穿透和通过，达到阻碍受精的效果；在孕激素处于优势情况下，精子受到抑制，失去受精能力，因而影响受精。在整个月经周期连续服用小剂量孕激素，可阻碍受精，其优点是不含雌激素，副作用较少，但避孕效果较雌激素和孕激素的复方制剂差，且不规则出血的发生率较高。

四、主要影响精子的避孕药

1. 激素类避孕药

雄激素类：如睾酮类雄激素药物，通过增加血中雄激素水平，反馈性地抑制垂体促性腺激素促卵泡生长激素（FSH）和促黄体生成素（LH）的分泌，进而抑制精子的发生，达到避孕效果。

（1）孕激素-雄激素复合剂　孕激素和雄激素在较大剂量时可反馈性地抑制腺垂体促性腺激素的分泌，从而抑制精子的发生。二者合用的优点在于具有协同作用，并可减少各药剂量。

（2）孕激素类　如环丙孕酮，为抗雄激素药，可在雄激素的靶器官竞争性对抗雄性激素。大剂量时可抑制促性腺激素的分泌，减少睾丸内雄激素结合蛋白的产生，抑制精子生成，干扰精子的成熟过程。

2. 外用避孕药

常用的外用避孕药多是具有较强杀精功能的药物，如壬苯醇醚、苯扎氯铵等，可制成胶浆剂或者栓剂等剂型。将以上制剂纳入阴道后，可自行溶解并分散在子宫颈表面和阴道内壁，发挥杀精作用。

⚙ 用药指导

一、处方分析

案例：程某，女，30岁，近期避孕。

Rp：复方炔诺酮膜×22片　女性外用

请问：以上处方是否合理？为什么？

分析：本品每颗含炔诺酮0.6mmg，炔雌醇0.035mg，炔诺酮能阻止孕卵着床，并使宫颈黏液黏稠度增加，阻止精子穿透，炔雌醇能抑制促性腺激素分泌，从而抑制卵巢排卵，两种成分能配伍可增加避孕作用，又减少不良反应。

二、模拟练习

案例：王某，女，33岁，有糖尿病家族史，体检一切正常，近期避孕。

请问：该患者可使用何药避孕？为什么？

分析：由于口服避孕药片中含有炔诺酮和炔诺孕酮，二者均可使血糖升高。王某有糖尿病家族史，所以在使用口服避孕药时不能选择含有炔诺酮和炔诺孕酮的制剂。

❓ 巩固提高

一、真题分析

不属于口服避孕药所致的不良反应是（　　）。

A. 突破性出血　　B. 低钙血症　　　C. 增加血栓栓塞性疾病风险

D. 月经失调　　E. 体重增加

二、选择题

1. 不是避孕药作用机制的是（　　）。

A. 抑制排卵

B. 改变子宫颈黏液，使精子不易穿透

C. 改变子宫和输卵管的活动方式，阻碍受精卵的运送

D. 使子宫腺体减少肝糖原的制造，让囊胚不易存活

E. 促进卵泡发育

2. 天然雌激素有（　　）。

A. 雌二醇　　　　B. 炔雌醇　　　　C. 炔雌醚　　　　D. 司坦唑醇　　　　E. 炔雌醚

3. 关于雌激素描述错误的是（　　）。

A. 促进性器官发育成熟　　　　　　　　B. 参与形成月经周期

C. 抑制促性腺激素释放激素（GnRH）的分泌　　D. 促进乳汁分泌

E. 轻度水钠潴留作用

4. 孕激素避孕的主要机制是（　　）。

A. 抑制排卵　　　　　　　　B. 影响胎盘功能

C. 影响子宫收缩　　　　　　D. 抗着床

E. 改变宫颈黏液

5. 短效避孕药一般要连续服药多少天？（　　）天。

A. 7　　　　　B. 14　　　　　C. 21　　　　　D. 28　　　　　E. 20

三、简答题

1. 简述雌激素的生理作用和临床应用。

2. 简述避孕药的作用机制和代表药物。

第三十二章　维生素类药物

学习目标

1. 熟悉常用维生素的作用、临床应用及不良反应。
2. 能根据临床需要掌握维生素类缺乏症的预防和正确指导患者合理用药。
3. 能运用所学知识开展健康教育。

维生素是一类维持机体正常代谢和生理功能所必需的低分子有机化合物，同时也是机体主要营养素之一。维生素在体内直接或以某些醇（或辅基）的组成成分方式参与代谢过程，维持人体器官的正常功能。人体对维生素的需要量虽然不大，但又不能缺乏，否则会出现一系列因维生素缺乏导致的症状或疾病。人体需要的维生素除少数可在体内合成外，绝大多数需从肉类、禽蛋、蔬菜、水果以及粮食制品中获取。因此，只要是科学搭配、合理膳食，多数人从食物中就能获得人体每天需要的各种维生素，只有当需要增加、补充不足或吸收障碍（如婴幼儿生长发育期、妇女妊娠期、哺乳期及患某些疾病）时，才需要以药物方式补充。

迄今为止，已发现的维生素超过 60 种，其中大多数已能人工合成。临床常用的维生素有十几种，按其溶解性能分为水溶性维生素和脂溶性维生素两类。

第一节　水溶性维生素

常用的水溶性维生素有维生素 B_1、维生素 B_2、烟酸及烟酰胺、维生素 B_6、维生素 C、叶酸和维生素 B_{12}。

维生素 B_1

维生素 B_1 又称硫胺，广泛存在于谷类、麦麸、豆类、瘦肉、干果以及酵母中，烹饪过程可丧失约 50%。药用者为人工合成，在酸性环境中较稳定。

【药理作用】

维生素 B_1 作为辅酶，参与糖代谢中丙酮酸与 α-酮戊二酸的氧化脱羧反应，该反应是三羧酸循环所必需的过程；同时能激活胆碱乙酰化酶和抑制胆碱酯酶的活性。维生素 B_1 缺乏时，出现体内丙酮酸、乳酸堆积，能量代谢障碍，以及因胆碱酯酶活性增强，乙酰胆碱水解加速，产生神经系统、心血管系统、消化系统症状，如脚气病、多发性神经炎、心功能不全、肺水肿及全身水肿，严重者可出现心包、胸腔、腹腔积液等。

【临床应用】

主要用于防治维生素 B_1 缺乏症，如脚气病、心功能不全、多发性神经炎等，也用于全身感染、高热、甲状腺功能亢进、心肌炎、消化道疾病以及妊娠期妇女的辅助治疗。

【不良反应】

本药毒性低，但注射给药偶见过敏反应甚至过敏性休克，故除特殊情况需紧急补充外，应尽量避免采用注射方法。与碱性药物配伍可变质，应避免。

> 知识链接
>
> **脚气病**
>
> 脚气病常发生在以精白米为主食的地区，常由于对维生素B_1摄入不足、需要量增高或吸收利用障碍等原因引起。临床上以消化系统、神经系统及心血管系统的症状为主，其症状表现为多发性神经炎，食欲缺乏、恶心、呕吐，严重时可出现心力衰竭，称脚气性心脏病；还可出现水肿及浆液渗出，常见于足踝部，其后发展至膝、大腿至全身，严重者可有心包、胸腔及腹腔积液。

维生素 B_2

维生素B_2又称核黄素，来源于动物的肝、肾、肉类、鱼类、蛋黄、乳类、酵母、绿叶蔬菜及谷类，药用多为人工合成。

【药理作用】

维生素B_2在体内转化为黄素单核苷酸（FMN）及黄素腺嘌呤二核苷酸（FAD），两者均为黄素酶类的辅酶，在生物氧化还原中发挥递氢作用；参与三大营养物质代谢；激活维生素B_6，促进色氨酸转化为烟酸；参与血红蛋白的合成、维持红细胞的完整性。维生素B_2缺乏时可引起口、舌、眼及外生殖器部位的炎症。

【临床应用】

用于口角炎、舌炎、结膜炎、视网膜炎、角膜血管化、阴囊炎、脂溢性皮炎等维生素B_2缺乏症，因常伴有其他B族维生素的缺乏，故主张应用复合维生素B；也可用于长期慢性感染、发热、甲状腺功能亢进、肠道疾病、恶性肿瘤以及妊娠、哺乳期妇女等的辅助治疗。

【不良反应】

服药后尿液呈黄绿色，可能干扰尿胆原的测定。饭后服药吸收完全，但乙醇可影响本药吸收。应用吩噻嗪类、三环类抗抑郁药、丙磺舒时，应适当补充维生素B_2。

维生素 B_6

维生素B_6又称吡多辛，广泛存在于动物肝脏、肉类、蛋黄、酵母、豆类、谷类及绿叶蔬菜中，通常以吡哆醇、吡哆醛、吡哆胺形式存在，三者可相互转化。

【药理作用】

维生素B_6在红细胞内转化为具有生理活性的磷酸吡哆醛和磷酸吡哆胺，作为体内上百种酶的辅酶，广泛参与谷氨酸、色氨酸、亚油酸分别转化为γ-氨基丁酸、5-羟色胺、烟酸及花生四烯酸的过程。维生素B_6缺乏时，可出现皮炎、舌炎、唇炎、腹泻、周围神经病变以及抑郁、贫血、癫痫发作等。

【临床应用】

临床常用于治疗婴儿惊厥以及异烟肼、肼屈嗪所致的周围神经炎、失眠、中枢兴奋等；也可用于服用口服避孕药或接受化疗、放疗期间引起的剧烈恶心、呕吐；还可用于动脉粥样硬化、脂溢性皮炎、白细胞减少症、慢性肝炎的辅助治疗。

【不良反应】

长期大剂量使用可引起严重神经感觉异常，出现头痛、进行性步态不稳、手足麻木等；偶见过敏反应。与左旋多巴合用，可影响其抗震颤作用；肾上腺皮质激素类药、环磷酰胺、氯霉素、青霉胺等药物可增加维生素 B_6 的排泄或拮抗其作用，合用时应注意补充。

叶酸

叶酸在植物绿叶中含量最多，故命名为叶酸，它广泛存在于动植物中，尤以酵母、肝及绿叶蔬菜含量较多，又名蝶酰谷氨酸。叶酸是由蝶啶、对氨苯甲酸和谷氨酸组成，属水溶性B族维生素。人体对叶酸的每日最低需要量约为 $50\mu g$，全部从食物中摄取。由于体内贮量少，当肠道疾患导致吸收量减少，或需要量增加（孕妇、婴幼儿），或长期应用叶酸对抗药（如甲氨蝶呤、乙胺嘧啶等）时，易致叶酸缺乏。临床上用于各种巨幼红细胞性贫血，如营养性、妊娠期及婴儿期巨幼红细胞性贫血。具体内容见抗贫血药。

维生素 B_{12}

维生素 B_{12} 是唯一需要内源因子帮助才能被吸收的维生素。维生素 B_{12} 一般来源于动物性食品，如动物内脏、蛋以及乳类食物。成人每日需 $2.4\mu g$，而每日由食物中获得的维生素 B_{12} 已能满足需要，产生维生素 B_{12} 不足的主要原因是肠道吸收不良或机体需要量增加所致。药用维生素 B_{12} 又称氰钴胺、羟钴胺。临床上用于恶性贫血及巨幼红细胞贫血。具体内容见抗贫血药。

维生素 C

维生素 C 又称抗坏血酸，广泛存在于新鲜蔬菜水果中，如西红柿、菠菜、青椒、橘子、橙子、柠檬、山楂及枣等。久放或遇光颜色变微黄或加深，在酸性溶液中较稳定，具有强还原性。

【药理作用】

（1）参与体内物质代谢及生化反应 参与氨基酸中苯丙氨酸、酪氨酸代谢及蛋白质（含胶原蛋白）、脂肪和多种神经递质的合成；作为药物代谢酶系成分参与多种药物的代谢；促进铁、碳水化合物的利用；刺激凝血功能，加速凝血反应。

（2）参与氧化还原反应 如参与 Fe^{3+} 还原为 Fe^{2+}，促使叶酸在体内还原为四氢叶酸，并防止甲基四氢叶酸变为不可逆的氧化产物甲酰叶酸，是治疗贫血的重要辅助药物；促使胱氨酸还原为半胱氨酸，以利于免疫球蛋白的合成。

（3）其他作用 促使胆固醇转化为胆汁酸，从而降低血中胆固醇含量；提高细胞内第二信使，如 cAMP 与 cGMP 的含量；抑制亚硝酸转化为具有致癌作用的亚硝胺。

【临床应用】

常用于防治坏血病（维生素 C 缺乏症），也用于急慢性传染病、久病卧床、骨伤口愈合不良、各类贫血、高胆固醇血症以及动脉粥样硬化等的辅助治疗；对药物、毒物及重金属如砷、汞、铅中毒以及急慢性肝炎、中毒性肝损害，应用本药有促进药物、毒物排泄，保护肝脏的作用。

【不良反应】

过量使用可出现胃肠道症状，并明显增加尿中草酸排泄量，甚至引起尿路草酸盐结石，故肾结石、痛风患者慎用。

第二节 脂溶性维生素

常用的脂溶性维生素有维生素 A、维生素 D、维生素 E、维生素 K 等。

维生素 A

维生素又称视黄醇，主要存在于动物肝脏、肉类、蛋类及乳制品中，尤以鱼肝油中含量丰富。胡萝卜、西红柿中含 β-胡萝卜素，为维生素 A 原，在体内可转化为维生素 A。维生素 A 是一种较复杂的不饱和一元醇，包括维生素 A_1（视黄醇）和维生素 A_2（3-脱氢视黄醇），因后者效力较弱，故维生素 A 一般指维生素 A_1。

【药理作用】

（1）**参与构成感光物质** 参与视网膜中视紫红质的合成，增强视网膜感光能力，缺乏时引起夜盲症。

（2）**促进生长发育** 维生素 A 参与细胞中 RNA、DNA 的合成，促进细胞分化与组织更新，参与软骨内成骨；缺乏时，儿童生长发育延迟、长骨及牙齿发育障碍、皮肤粗糙、干燥，眼角膜软化，出现眼干燥症。

（3）**其他作用** 如促进 T 淋巴细胞产生淋巴因子，增强机体细胞免疫功能；提高生殖能力，缺乏时可致男性睾丸萎缩，精子数量减少，活力下降，女性胎盘发育受阻；促进肝内贮存铁在血液中的转运，缺乏时出现贫血表现。

【临床应用】

维生素 A 主要用于各种原因引起的维生素 A 缺乏症，如夜盲症、眼干燥症、角膜软化症及皮肤粗糙等；还可用于儿童生长发育期、妊娠期、哺乳期的补充治疗。

【不良反应】

过量应用可引起中毒，急性中毒者表现为嗜睡或过度兴奋、头痛、呕吐等颅内高压症状，婴儿囟门未闭合者可出现前囟隆起。慢性中毒者则表现为食欲缺乏、体重减轻、皮肤干燥、皲裂、毛发枯黄、脱发，严重者出现肝功能异常甚至肝硬化症状。

维生素 D

维生素 D 广泛存在于鱼肝油、沙丁鱼、蛋黄、猪肝、奶油、乳汁中，包括维生素 D_2 和维生素 D_3，两者作用相同。动物组织及人体皮肤内含有维生素 D_3 的前体 7-脱氢胆固醇；酵母、蘑菇及菌类含有丰富的麦角固醇，经日光或紫外线照射后，可分别转变成维生素 D_3 和维生素 D_2。

> **知识链接**
>
> ### "阳光维生素"——维生素 D
>
> 维生素 D 的来源主要有两个途径：一是通过摄取富含维生素 D 的食物，二是通过紫外线的照射体外合成。前者摄取的维生素 D 在小肠内吸收，为内源性维生素 D 的来源，但真正被内源性吸收的维生素 D 微乎其微，完全不能满足机体对于维生素 D 的需求。后者所说的体外合成，是通过肌肤表层的胆固醇转化成 7-脱氢胆固醇，在阳光（紫外线）的作用下转化为有活性的维生素 D_3 来发挥作用的，因维生素 D 的合成与阳

光有关，故又被称为"阳光维生素"。婴幼儿、孕妇、哺乳期妇女、老人及其他钙需求量增多的人要多晒太阳。

【药理作用】

维生素 D 本身无生理活性，须分别在肝脏和肾脏转化为 25-羟维生素 D_2 及 1,25-二羟维生素 D_3 才具有活性，其作用如下。

(1) 促进肠道对钙、磷的吸收 能促进小肠黏膜刷状缘对钙、磷的吸收和转运，从而增加血中钙、磷的含量。

(2) 对骨骼的影响 在甲状旁腺激素和降钙素的协同作用下，使未成熟的破骨细胞前体细胞转变为成熟的破骨细胞，促进骨质吸收；同时溶解骨质中的骨盐，使其中的钙、磷释放并转运到血中，以提高血钙和血磷浓度；还能刺激成骨细胞，促进骨样组织成熟及骨盐沉着。

(3) 促进肾脏对钙、磷的重吸收 能提高近曲小管对钙、磷的重吸收，从而使血钙、血磷浓度增加。

维生素 D 的作用最终是增加血钙和血磷浓度，促进骨钙化及骨样组织的成熟。维生素 D 严重缺乏时，在婴幼儿可引起佝偻病，而成人则表现为骨软化症。

【临床应用】

主要用于防治佝偻病和骨软化症，一般采用口服，但口服吸收不良或不能坚持口服者，如婴幼儿可采取注射给药方法，在补充维生素 D 的同时应适当给予钙剂。维生素 D 还用于防治因低钙所致的手足搐搦症。

【不良反应】

短期内超量服用或长期大量服用可出现中毒症状，表现为厌食、恶心、呕吐、腹痛、持续性腹泻、全身乏力、嗜睡、头痛、多尿、口渴、心悸、血压升高、尿钙阳性等。此时结合 X 线检查基本可确诊，应立即停药，给予口服泼尼松、辅以降钙素等措施后大多能恢复。

维生素 E

维生素 E 又称生育酚，广泛存在于各种食物中，尤以植物油如大豆油、玉米油、棉籽油等为主，故人类因维生素 E 摄入不足所导致的缺乏极为罕见。

【药理作用】

(1) 维持和促进生殖功能 通过增加垂体促性腺激素的释放，促进卵泡的生长发育和排卵，加速黄体的生成；促进精子生成并提高其活力。动物实验证明，缺乏维生素 E 时，精子生成障碍，受精卵不能置入子宫内。

(2) 维持神经、骨骼肌、平滑肌和心肌的正常结构和功能 降低组织中氧消耗，提高氧的利用率。

(3) 参与酶系统的活动 作为酶系统的辅助因子，维生素 E 参与多种酶的活动，在促进血红素等的合成中发挥重要作用。

(4) 抗氧化作用 与本药降低血脂、提高免疫功能、延缓衰老过程及抗癌有关。

【临床应用】

常用于先兆流产、习惯性流产、不育症、月经失调、绝经期综合征、进行性肌营养不良、骨骼肌痉挛及间歇性跛行、神经痛、运动神经元疾病和抗衰老等。

过量可致恶心、眩晕、视物模糊、腹泻、胃肠功能紊乱、低血糖及肌无力等。

维生素 K

维生素 K 的基本结构为甲萘醌。植物中所含的是维生素 K_1，由肠道细菌产生的代谢产物或由腐败鱼粉制得的是维生素 K_2，以上二者均为脂溶性维生素，需胆汁协助吸收；维生素 K_3（亚硫酸氢钠甲萘醌）、维生素 K_4（二乙酰甲萘醌）系人工合成品，为水溶性维生素。维生素 K 属于促进凝血因子活性的药物。临床上用于治疗维生素 K 缺乏引起的出血。具体内容见促凝血药。

💬 用药指导

一、处方分析

案例：患者，男，25 岁。因发现口腔溃疡 4 天就诊。初步诊断为复发性口腔溃疡。

Rp：维生素 C   0.1g×100 片   2 片   p.o. t.i.d.

　　维生素 B_2 10mg×100 片   1 片   p.o. t.i.d.

请问：以上处方是否合理？为什么？

分析：不合理。维生素 C 具有强烈的还原性，最适宜的 pH 为 5～6，在水溶液中尤其当溶液呈碱性时易被氧化。维生素 B_2 为两性物质，其氧化性大于还原性，还具有生物碱样物质。当维生素 C 与维生素 B_2 配伍混合口服时，会发生氧化还原反应而失去应有疗效。两药不宜同时内服。可视治疗需要先服维生素 B_2，待维生素 B_2 服用结束后再服维生素 C。

二、模拟练习

案例：患者，男，7 月龄。近 2 个月来烦躁，夜间啼哭不易哄、易惊醒，汗多，食欲缺乏，大便稀，一天 2～3 次。生后一直未添加过辅食。

请问：该患儿的初步诊断是什么？如何治疗？

分析：考虑是由于缺乏维生素 D 引起的夜惊等。维生素 D 缺乏是导致佝偻病的直接原因，而佝偻病的最早期的表现主要就是夜惊、烦躁、睡觉不踏实，包括出虚汗等，可以服用维生素 AD 滴剂进行治疗。

❓ 巩固提高

一、真题分析

1. 患者，女，7 岁，被诊断为佝偻病，应选用下列何药配合钙剂治疗？（　　　）

A. 维生素 A　　　B. 维生素 B_1　　　C. 维生素 E　　　D. 维生素 K　　　E. 维生素 D

2. 患者，男，38 岁，患脚气病，很可能是以下哪种维生素缺乏？（　　　）

A. 维生素 A　　　B. 维生素 B_1　　　C. 维生素 E　　　D. 维生素 K　　　E. 维生素 PP

二、选择题

1. 与人体视力有关，缺乏容易得夜盲症的脂溶性维生素是（　　　）。

A. 维生素 A　　　B. 维生素 B_1　　　C. 维生素 D　　　D. 维生素 K　　　E. 维生素 B_2

2. 缺乏下列何种维生素可导致皮肤性疾病？（　　　）

A. 维生素 A　　　B. 维生素 B_1　　　C. 维生素 B_2　　　D. 维生素 C　　　E. 维生素 PP

3. 与人体骨骼有关，缺乏容易得骨质疏松的维生素是（　　　）。

A. 维生素 A　　　B. 维生素 B_1　　　C. 维生素 D　　　D. 维生素 K　　　E. 维生素 B_2

4. 以下哪种抗生素具有抗衰老作用？（　　　）

A. 堆生素 A　　　B. 维生素 B_1　　　C. 维生素 E　　　D. 维生素 K　　　E. 维生素 PP

5. 机体维生素 C 缺乏的体征为（　　　）。

A. 毕托氏斑　　　B. 出血　　　C. 水肿　　　D. 消瘦　　　E. 骨质疏松

三、简述题

1. 常用维生素药物分类及代表药物。

2. "服用维生素类药物有益无害，多多益善。"这句话对吗？请举例说明。

第三十三章　抗菌药物

学习目标

1. 掌握抗生素、抗菌谱、化疗指数、耐药性等常用术语。
2. 熟悉抗菌药物的作用机制及耐药性产生机制。
3. 学会抗菌药物的合理应用和注意事项，能够正确指导患者安全用药。

　　抗菌药物是指对病原菌具有抑制或杀灭作用的一类药物，包括抗生素和人工合成的抗菌药，是抗病原微生物药物中发展最快、上市品种最多的一类药物。

　　病原微生物包括细菌、真菌、病毒、衣原体、支原体、立克次体、螺旋体等。由病原微生物所致的感染性疾病遍布临床各科，其中细菌性感染最为常见，因此抗菌药物也就成为临床应用最广泛的药物之一。

第一节　抗菌药物的常用术语

　　化学治疗是指对病原微生物、寄生虫、恶性肿瘤所致疾病的药物治疗，简称"化疗"，包括抗微生物药、抗寄生虫药、抗癌药。应用化疗药物治疗感染性疾病过程中，要注意机体、药物与病原体三个方面的关系（图33-1），药物的作用是阻止疾病的发展，为机体彻底消灭或清除病原体创造条件，但若使用不当可导致不良反应的产生，损害机体健康；而病原微生物在与药物的接触中也会产生耐药性，使药物治疗失败，因此合理使用抗病原微生物药物具有非常重要的意义。所以，有效掌握此类药物知识，对指导临床合理用药具有重要意义。

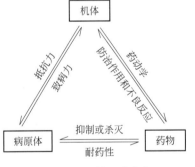

图33-1　机体、药物与病原体的相互作用关系

　　(1) 抗病原微生物药　是一类能够抑制或杀灭病原微生物（细菌、真菌、病毒、立克次体、支原体、衣原体、螺旋体和放线菌），用于防治感染性疾病的药物。

　　(2) 抗菌药　是一类能抑制或杀灭细菌，用于防治细菌感染性疾病的药物，包括抗生素和人工合成抗菌药。

　　(3) 抑菌药　是指仅有抑制微生物生长繁殖而无杀灭作用的药物，如四环素等。

　　(4) 杀菌药　这类药不仅能抑制微生物生长繁殖，而且能杀灭之，如青霉素类、氨基糖苷类等。

　　(5) 抗生素　主要是由细菌、霉菌或其他微生物产生的次级代谢产物或人工合成的类似物。20世纪90年代以后，科学家们将抗生素的范围扩大，统称为"生物药物素"。主要用于治疗各种细菌感染或致病微生物感染类疾病。一般情况下其对宿主不会产生严重的副作用。

　　(6) 抗菌谱　每种抗菌药物都有一定的抗菌范围，称为抗菌谱。某些抗菌药物仅作用于单一菌种或局限于一属细菌，称为窄谱抗菌药，如异烟肼只对抗酸分枝杆菌有效；另一些药物抗菌范围广泛，称为广谱抗菌药，如四环素和氯霉素，它们不仅对革兰氏阳性菌和革兰氏阴性菌有抗菌作用，且对衣原体、肺炎支原体、立克次体及某些原虫等也有抑制作用。

（7）抗菌活性　抗菌活性是指药物抑制或杀灭微生物的能力。一般可用体外与体内（化学实验治疗）两种方法来测定。体外抗菌试验对临床用药具有重要意义。

（8）最低抑菌浓度（MIC）　是指在体外实验中能抑制培养基内细菌（培养 18～24h 后）生长的最低药物浓度。

（9）最低杀菌浓度（MBC）　是指在体外实验中能杀灭培养基内细菌的最低药物浓度。

（10）抗生素的后效应（PAE）　是指细菌在接触抗生素后，虽然抗生素血清浓度降至最低抑菌浓度以下或已消失后，对微生物的抑制作用依然维持一段时间的效应。它可被看作为病原体接触抗生素后复苏所需要的时间。

（11）化疗指数　一般用动物实验的 LD_{50}/ED_{50} 或 LD_5/ED_{95} 的比值表示，是衡量化疗药物临床应用价值和安全性评价的重要参数。化疗指数愈大，表明药物的毒性愈小。疗效愈好，临床应用的价值也可能愈高。但化疗指数高者并不是绝对安全，如几乎无毒性的青霉素仍可引起过敏性休克。

（12）二重感染　正常人的口腔、鼻腔、咽喉、肠道等有微生物寄生，种群间可维持平衡的共生状态。当广谱抗生素被长期、大剂量应用后，体内敏感菌受到抑制，种群间平衡的共生状态被破坏，不敏感菌株乘机生长繁殖，形成了新的感染，称为二重感染。

第二节　抗菌药作用机制

1. 阻碍细菌细胞壁的合成

细菌细胞膜外是一层坚韧的细胞壁，能抵御菌体内外强大的渗透压，具有保护和维持细菌正常形态的功能。细菌细胞壁主要结构成分是细胞壁黏肽，由 N-乙酰葡萄糖胺和与五肽相连的 N-乙酰胞壁酸重复交替联结而成。青霉素与头孢菌素类均能抑制细胞壁黏肽合成酶（如转肽酶、内肽酶），从而阻碍细胞壁黏肽的合成，使细胞壁缺损、水分内渗、肿胀、溶菌，菌体破裂死亡。

2. 增加胞浆膜的通透性

细菌胞浆膜主要是由类脂质和蛋白质分子构成的一种半透膜，具有渗透屏障和运输物质的功能。多黏菌素类抗生素具有表面活性物质，能选择性地与细菌胞质膜中的磷脂结合，损伤细菌的细胞膜，造成其屏障的破坏，使蛋白质、核苷酸等重要营养物质外漏造成细菌死亡。

3. 抑制细菌蛋白质的合成

细菌为原核细胞，其核蛋白体为 70S，由 30S 和 50S 亚基组成；哺乳动物是真核细胞，其核蛋白体为 80S，由 40S 与 60S 亚基构成，因而生理、生化与功能不同。抗菌药物对细菌的核蛋白体有高度的选择性而不影响哺乳动物的核蛋白体和蛋白质合成。多种抗生素能抑制细菌的蛋白质合成，但它们的作用点有所不同：氯霉素、大环内酯类、林可霉素类 与细菌 50S 亚基结合，四环素类、氨基糖苷类与细菌 30S 亚基结合而呈现抑菌或杀菌作用。

4. 干扰核酸的代谢，阻碍遗传信息的复制

这类药物如利福平、硝基咪唑、硝基呋喃类。

5. 抗叶酸代谢

磺胺类与甲氧苄啶（TMP）可分别抑制二氢叶酸合成酶与二氢叶酸还原酶，妨碍叶酸代谢，最终影响核酸合成，从而抑制细菌的生长和繁殖。

细菌结构与抗菌药物作用部位的示意图见图 33-2。

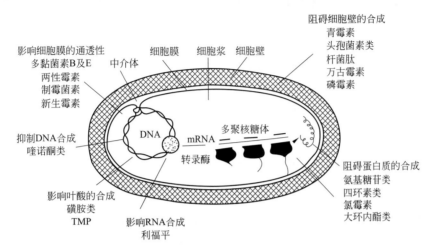

图 33-2　细菌结构与抗菌药物作用部位的示意图

第三节　细菌耐药性

1. 基本概念

细菌耐药性又称抗药性，是指病原体对抗菌药物的敏感性降低甚至消失，需要增加剂量才能达到原来的药效，根据其发生原因可分为获得耐药性和天然耐药性。天然耐药性，是由细菌染色体基因决定而代代相传的耐药性，其与抗菌药物的使用与否无关，如肠道杆菌对青霉素类的耐药。获得耐药性是细菌与药物反复接触后对药物的敏感性降低或消失。目前认为获得耐药性是产生耐药菌的主要原因。

2. 耐药性产生的机制

（1）产生灭活酶　细菌可通过耐药因子产生破坏抗菌药物的灭活酶或纯化酶而产生耐药性。如细菌对 β-内酰胺类抗生素耐药性的产生，主要是通过产生 β-内酰胺酶，使其 β-内酰胺环的酰胺键断裂而实现的。氨基糖苷类纯化酶乙酰化酶的产生，是临床上细菌对氨基糖苷类产生耐药性的最重要原因。

（2）改变药物作用靶位　由于改变了细胞内膜上与抗生素结合部位的靶蛋白，降低与抗生素的亲和力，使抗生素不能与其结合，从而导致耐药性产生。如肺炎链球菌对青霉素的高度耐药就是通过此机制产生的。

（3）改变细胞膜通透性　正常情况下细菌外膜的通道蛋白允许抗生素等药物分子进入菌体，当细菌多次接触抗生素后，菌株发生突变，产生新的蛋白结构，使原有的通道蛋白丢失，导致药物进入菌体内减少，如 β-内酰胺类、喹诺酮类等。

（4）主动外排作用　某些细菌能将进入菌体的药物泵出体外。由于这种主动流出系统的存在及其对抗菌药物选择性的特点，使大肠埃希菌、金黄色葡萄球菌、表皮葡萄球菌、铜绿假单胞菌、空肠弯曲杆菌，对四环素、氟喹诺酮类、大环内酯类、氯霉素、β-内酰胺类产生多重耐药。

（5）细菌代谢途径的改变　代谢拮抗物增加，如对磺胺类耐药的细菌产生大量的对氨基苯甲酸（PABA）。

（6）细菌生物被膜的形成　指细菌黏附于固体或有机腔道表面形成微菌落，并分泌细胞外多糖蛋白复合物，将自身包裹其中而形成的膜状物。细菌生物被膜除产生耐药性以外还会引发大量的医源性感染。

3. 产生耐药性的主要原因

产生耐药性的主要原因是滥用抗生素、局部用药、剂量不足、单独应用和长期应用导致的。由于抗药性的产生往往与用药剂量不足、长期盲目使用抗生素等用药不当的做法有密切关系，故使用抗菌药时要足量用药、疗程要适当。

合理用药是防止和减少抗药菌产生的重要一环。比如严格按照抗生素的抗菌谱选用药物，必要时应先进行药物敏感试验；按时按量服用抗生素，必要时进行治疗药物监测检查；不滥用抗生素，尤其是广谱抗生素；治疗慢性病要联合用药；尽量减少局部用药。

> **知识链接**
>
> **超级细菌**
>
> 　　超级细菌是一种耐药性细菌，这种超级细菌能在人身上造成脓疮和毒疱，甚至逐渐让人的肌肉坏死。更可怕的是，抗菌药物对它不起作用，患者会因为感染而引起可怕的炎症，高热、痉挛、昏迷直到最后死亡。"超级细菌"更为科学的称谓应该是"产NDM-1耐药细菌"，即携带有 NDM-1 基因、能够编码 I 型新德里金属 β-内酰胺酶、对绝大多数生素（替加环素、多钻黄赤除外）不再敏感的细菌。临床上多为使用碳青霉烯类抗生素治疗无效的大肠埃希菌和肺炎克雷伯菌等革兰氏阴性菌造成的感染。

第四节　抗菌药物的合理使用

自从 20 世纪 40 年代青霉素问世以来，抗菌药物的品种不断更新、数量不断增加，在临床预防和治疗各种细菌感染性疾病中发挥了非常重要的作用。但随着抗菌药物的大量应用，滥用现象也不断发生，抗菌药物的不合理使用，不仅增加了药品不良反应和药源性疾病的发生率，同时也造成了细菌耐药性的增强，严重威胁着广大人民群众的身体健康和生命安全。

1. 抗菌药物的应用原则

抗菌药物临床使用是否正确、合理，主要基于有无应用指征及所用药物和给药方案是否正确两个方面。①病毒性感染和发热原因不明者，除并发细菌感染或病情危急外，不轻易使用抗菌药物。②按照药物的抗菌作用特点及其体内过程特点选择用药。③进行药敏试验，根据结果选用药物。④应综合患者病情、病原菌种类及抗菌药物特点制订治疗方案。

2. 抗菌药物的联合应用

（1）联合应用目的　①发挥协同作用，提高疗效；②减少或延缓耐药性的产生；③扩大抗菌范围；④减少单一药物剂量，降低毒性。

一般情况下，感染只用一种抗菌药物即可获得控制，只有在以下少数情况下可联合应用：①病因未明的严重感染；②单一抗菌药物不能控制的严重感染或混合感染；③较长期用药，细菌有产生耐药性可能者；④感染部位为一般抗菌药物不易透入者；⑤联合用药使毒性较大药物的剂量得以减少。

（2）**联合用药的结果**　抗菌药物联合用药可产生协同、相加、拮抗、无关四种结果。联合用药的目的是获得协同或相加作用，避免拮抗作用。根据抗菌药物的作用机制与性质，一般将其分为四大类。

① Ⅰ类（繁殖期杀菌剂）　如青霉素类和头孢菌素类等。

② Ⅱ类（静止期杀菌剂）　如氨基糖苷类和多黏菌素类等。

③ Ⅲ类（速效抑菌剂）　如大环内酯类、四环素类和氯霉素类等。

④ Ⅳ类（慢效抑菌剂）　如磺胺类。

抗菌药物联合用药结果主要有以下方面。

① Ⅰ类＋Ⅱ类：产生协同作用，如青霉素与庆大霉素合用治疗肠球菌引起的心内膜炎。

② Ⅰ类＋Ⅲ类：产生拮抗作用，如青霉素类与四环素合用时，由于四环素快速抑制细菌细胞内蛋白质的合成，使细菌处于静止期，使青霉素的抗菌作用减弱。

③ Ⅰ类＋Ⅳ类：产生相加或无关作用，因Ⅳ类药对Ⅰ类药的抗菌活性无重要影响，如青霉素与磺胺嘧啶合用于治疗流脑可获得相加作用而提高疗效。

④ Ⅱ类＋Ⅲ类：产生相加或协同作用。

⑤ Ⅱ类＋Ⅳ类：产生相加或无关作用。

⑥ Ⅲ类＋Ⅳ类：产生相加作用，如氯霉素与复方 SMZ-TMP 合用于治疗伤寒。

需要注意的是，作用机制相同的同一类药物合用时，疗效并不增强，反而可能增加毒性，如氨基糖苷类药物彼此间不能合用；大环内酯类、林可霉素类以及氯霉素，因三者作用机制相似，合用时药物相互竞争靶位，可呈现拮抗作用，不宜合用。

3. 肝肾功能减退时抗菌药物的应用

① 肝脏是药物代谢的主要器官，肝功能减退时药物的代谢将受到不同程度的影响，抗菌药物的选用及剂量调整需要考虑肝功能减退对该类药物代谢的影响程度以及肝功能减退时该类药物及其代谢物是否产生毒性反应；肝功能减退时消除明显减少，但并无明显毒性反应发生，可正常应用，但要慎用，如红霉素、林可霉素、克林霉素等；肝功能减退时代谢减少，并可导致毒性反应的发生，不可使用此类药物，如氨霉素、利福平、红霉素酯化物等。

② 抗菌药物在体内主要经肾排出，肾功能减退的感染患者应用抗菌药物应注意：无明显肾毒性或仅有轻度肾毒性，由肾脏排泄的药物可在体内蓄积的药物，剂量需适当调整，如青霉素类和头孢菌素类的大部分产品、氟喹诺酮类中的氧氟沙星等；有明显肾毒性，应尽量避免使用，如必须使用必须加强观察或减量使用少，如四环素类（多西环素除外）、氨基糖苷类、万古霉素、多黏菌素类等。

？ 巩固提高

一、真题分析

1. 对抗菌药作用机制的叙述不正确的是（　　　）。

A. 抗叶酸代谢　　　　　　　　　　B. 影响细菌胞浆膜的通透性

C. 抑制细菌细胞壁的合成　　　　　D. 抑制细菌蛋白质合成

E. 吞噬细胞

2. 联合应用抗菌药物的指征不正确的是（　　　）。

A. 病原菌未明的严重感染

B. 单一抗菌药物不能控制多种需氧菌和厌氧菌混合感染

C. 病毒和细菌混合感染所致的上呼吸道炎症

D. 需长期用药细菌有可能产生耐药者

E. 单一抗菌药物不能有效控制的感染性心内膜炎

二、选择题

1. 抗菌活性是指（　　　）。

A. 药物抑制或杀灭细菌的范围　　　　B. 药物抑制或杀灭细菌的能力

C. 药物穿透细菌细胞膜的能力　　　　D. LD_{50}　　　　E. ED_{50}

2. 耐药性是指（　　　）。

A. 连续用药机体对药物不敏感

B. 连续用药细菌对药物的敏感性降低甚至消失

C. 反复用药患者对药物产生精神依赖性

D. 反复用药患者对药物产生生理依赖性

E. 反复用药患者对药物产生身体免疫性

3. 青霉素对大多数革兰氏阴性杆菌无效，此现象是（　　　）。

A. 天然耐药性　　B. 获得耐药性　　C. 交叉耐药性　　D. 多药耐药性

E. 部分交叉耐药性

4. 抗菌药物的抗菌范围称为（　　　）。

A. 抗菌活性　　B. 抗菌后效应　　C. 抗菌谱　　D. 耐受性　　　　E. 耐药性

5. 抗菌药物与细菌接触一段时间，浓度逐渐降低后细菌生长仍持续抑制的现象称为（　　　）。

A. 抗菌谱　　　　B. 抗菌活性　　　　C. 抗菌后效应　　D. 耐药性　　　　E. 耐受性

三、简答题

1. 简述细菌产生耐药性的机制。

2. 简述抗菌药物的联合应用目的。

第三十四章　抗生素

⊙ **学习目标**

1. 掌握抗生素作用机制、临床应用、不良反应及使用注意事项。
2. 熟悉林可霉素类、多黏菌素类、万古霉素等其他药物作用特点和应用。
3. 能应用各类抗生素典型药物的理化性质解决该类药物的制剂调配。

第一节　β-内酰胺类抗生素

β-内酰胺类抗生素系指化学结构中具有β-内酰胺环（图 34-1）的一大类抗生素，包括青霉素及其衍生物、头孢菌素、单酰胺环类、碳青霉烯类和青霉烯类酶抑制剂等。此类抗生素具有杀菌活性强、毒性低、适应证广、临床疗效好的优点。

β-内酰胺类抗生素抑制胞壁黏肽合成酶，从而阻碍细胞壁黏肽合成，使细菌胞壁缺损，菌体膨胀裂解。哺乳动物因无细胞壁，因而本类药对宿主毒性小。

本类抗生素的基本结构是由母核6-氨基青霉烷酸（6-APA）和侧链组成，母核中的β-内酰胺环对抗菌活性起重要作用。

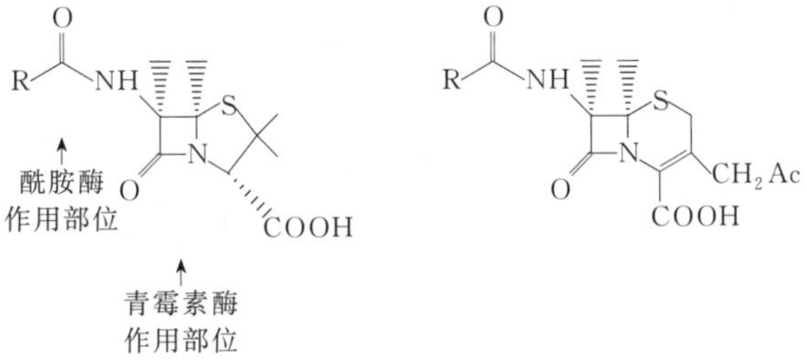

图 34-1　青霉素类和头孢菌素类药物结构

一、青霉素类抗生素

1. 天然青霉素

青霉素 G 是最早应用于临床的抗生素，易溶于水，但水溶液不稳定，在室温中放置可逐渐分解失效，且可生成具抗原性的降解产物，故临床应用时需临时新鲜配制成水溶液。

【体内过程】

不耐酸，口服吸收少，多注射给药。主要分布于细胞外液，并能广泛分布于各种关节腔、浆膜腔、肝、肾等组织中。房水和脑脊液中的含量较低，但炎症时，透入脑脊液和房水的量可提高并达有效浓度。以原形经尿排泄，约90%经肾小管分泌，10%经肾小球滤过。

为延长青霉素 G 的作用时间，可采用溶解度小的普鲁卡因青霉素或苄星青霉素，但仅用于轻症患者或预防感染。本品也可与丙磺舒合用，后者能与青霉素 G 竞争肾小管分泌，从而提高青霉素 G 的血药浓度，延长其作用时间。

【抗菌作用】

（1）G^+ 球菌　对大多数 G^+ 球菌如溶血性链球菌、肺炎球菌、草绿色链球菌、不产生 β-内酰胺酶的金葡菌及多数表葡球菌等作用强，但对肠球菌的作用较差。

（2）G^+ 杆菌　如白喉杆菌、炭疽杆菌及 G^+ 厌氧杆菌如产气荚膜杆菌、破伤风杆菌等均对青霉素 G 敏感。

（3）G^- 菌　脑膜炎球菌和淋球菌对青霉素 G 亦敏感，前者罕见耐药，但对后者敏感的已日益减少。

（4）梅毒、钩端螺旋体　对青霉素 G 高度敏感。

【临床应用】

主要用作敏感的 G^+ 球菌、G^- 球菌、螺旋体感染的首选治疗药，如溶血性链球菌引起的咽炎、扁桃体炎、猩红热等；草绿色链球菌引起的心内膜炎；肺炎球菌所致的大叶肺炎等；脑膜炎球菌引起的流行性脑脊髓膜炎；还可作为放线菌病、钩端螺旋体病、梅毒、回归热等及预防感染性心内膜炎发生的首选药。亦可与抗毒素合用治疗破伤风、白喉患者。

【不良反应】

（1）过敏反应　是最主要的不良反应。常见有过敏性休克、药疹、溶血性贫血及粒细胞减少等。为防止过敏反应的发生，应详细询问过敏史并进行青霉素 G 皮肤过敏试验；避免在饥饿时和局部用药，用药期间注意观察患者反应；做好急救准备，除给予吸氧、人工呼吸等对症治疗外，还应用肾上腺素注射液、氢化可的松等药物进行抢救。

（2）赫氏反应　青霉素 G 在治疗梅毒或钩端螺旋体病时，可有症状加剧现象，一般发生于开始治疗后的 6～8h，于 12～24h 消失，表现为全身不适、寒战、发热、咽痛、胁痛、心跳加快等，同时可有病变加重现象，可危及生命。

（3）其他　肌注局部可发生周围神经炎；鞘内注射和全身大剂量应用可引起青霉素脑部疼痛。

2. 半合成青霉素

（1）**耐酸青霉素类**　包括青霉素 V 和非奈西林，特点：耐酸，可以口服，但不耐酶，抗菌谱与青霉素 G 相同，抗菌活性较青霉素 G 弱，故不宜用于严重感染。

（2）**耐酶青霉素类**　常用的有苯唑西林、氯唑西林、双氯西林与氟氯西林。特点：耐酸，可以口服，耐酶，对 G^+ 细菌的作用不及青霉素 G，对 G^- 肠道杆菌或肠道球菌亦无明显作用，主要用于耐青霉素 G 的金葡球菌感染以及需长期用药的慢性感染。

（3）**广谱青霉素类**　包括氨苄西林、阿莫西林及匹氨西林。特点：耐酸，可口服，不耐酶，对耐药金葡菌感染无效，对 G^+ 和 G^- 细菌均有杀菌作用，但对 G^+ 菌的作用略逊于青霉素 G，对绿脓杆菌无效。用途：氨苄西林主要用于伤寒、副伤寒，也可用于尿路和呼吸道感染。阿莫西林对慢性支气管炎的疗效优于氨苄西林。

（4）**抗绿脓杆菌广谱青霉素类**　包括羧苄西林、磺苄西林、哌拉西林等。特点：不耐酸，不能口服，不耐酶，广谱，且对绿脓杆菌作用较强。用途：主要用于治疗绿脓杆菌、大肠杆菌及其他肠杆菌科细菌所致的感染。

（5）**主要作用 G^- 菌的青霉素类**　包括美西林和替莫西林。特点：对 G^- 菌产生的 β-内酰胺酶稳定但对 G^+ 菌的作用甚微，因此主要用于 G^- 阴性菌感染的治疗。

二、头孢菌素类抗生素

头孢菌素类是一类半合成抗生素，其母核为 7-氨基头孢烷酸（7-ACA），由头孢菌素 C 裂解获得。头孢菌素类抗生素化学结构中含有与青霉素类相同的 β-内酰胺环，作用机制与青霉素类相似，干扰细菌细胞壁合成，为杀菌药。具有抗菌谱广、抗菌作用强、对 β-内酰胺酶较稳定、临床疗效高、过敏反应较青霉素类少见等优点。根据开发年代和作用特点不同，可分为四代。

（1）第一代 有头孢噻吩、头孢唑林、头孢氨苄、头孢拉定等药物。作用特点：①对 G^+ 菌包括耐药金黄色葡萄球菌的抗菌作用强于第二至第四代；②对 G^- 菌作用弱，对铜绿假单胞菌、厌氧菌无效；③对金黄色葡萄球菌产生的 β-内酰胺酶稳定性高，但稳定性比二至四代头孢菌素类药物差；④组织穿透力差，脑脊液浓度低；⑤有肾脏毒性。主要用于耐药金黄色葡萄球菌及敏感菌所致的轻、中度感染，如呼吸道、尿路感染及皮肤、软组织感染等。

（2）第二代 有头孢呋辛、头孢克洛、头孢孟多、头孢替安等药物。作用特点：①对 G^+ 菌作用比第一代稍弱；②对 G^- 菌作用比第一代明显增强，对铜绿假单胞菌无效，对部分厌氧菌有效；③对多种 β-内酰胺酶比较稳定；④肾脏毒性较第一代小。主要用于敏感菌，尤其是产生耐药的 G^- 菌所致的呼吸道感染、胆道感染、骨关节感染及皮肤软组织感染、泌尿道感染、妇产科感染及耐青霉素类淋病奈瑟菌感染等。

（3）第三代 有头孢噻肟、头孢曲松、头孢他啶、头孢哌酮等药物。作用特点：①对 G^+ 菌作用不及一、二代；②对 G^- 杆菌作用明显超过一、二代，对铜绿假单胞菌及厌氧菌均有较强作用；③对各种 β-内酰胺酶稳定；④体内分布广，组织穿透力强，在脑脊液中能达到有效浓度；⑤对肾脏基本无毒性。主要用于耐药 G^- 杆菌引起的严重感染如严重肺炎、败血症、脑膜炎及铜绿假单胞菌感染等。

（4）第四代 有头孢匹罗、头孢吡肟、头孢利定、头孢噻利等药物。作用特点：①对 G^+ 菌的作用比第三代增强；②对 G^- 菌的抗菌作用与第三代相似或略强，对铜绿假单胞菌作用强，对厌氧菌有抗菌活性，抗菌谱更为广泛；③对 β-内酰胺酶高度稳定；④无肾脏毒性。主要用于对第三代头孢菌素类耐药细菌引起的感染，特别是威胁生命的严重 G^- 杆菌感染。

【不良反应】

常见者为过敏反应，偶可见过敏性休克、哮喘及速发型皮疹等，青霉素过敏者约有 $5\%\sim10\%$ 对头孢菌素有交叉过敏反应，静脉给药可发生静脉炎。第一代的头孢噻吩、头孢噻啶和头孢氨苄大剂量时可出现肾脏毒性，这与近曲小管细胞损害有关。头孢孟多、头孢哌酮等可出现双硫仑样反应。第三、四代头孢菌素可产生二重感染或肠球菌、铜绿假单胞菌和念珠菌的增殖现象。头孢孟多、头孢哌酮高剂量可出现低凝血酶原血症。

三、其他 β-内酰胺类抗生素

1. β-内酰胺酶抑制剂

β-内酰胺酶抑制剂是指能抑制 β-内酰胺酶活性，使 β-内酰胺免遭水解的物质，与 β-内酰胺抗生素合并使用，可抑制耐药菌，扩展抗菌谱与增强抗菌活性。有克拉维酸（棒酸），临床使用奥格门汀（氨菌灵）与泰门汀，为克拉维酸分别和阿莫西林与替卡西林配伍的制剂；舒巴坦（青霉烷砜），优立新为舒巴坦和氨苄西林（1：2）的混合物，可供肌内或静脉注射。舒巴哌酮为舒巴坦和头孢哌酮（1：1）的混合物，可供在静脉滴注。

2. 单环 β-内酰胺类

氨曲南是第一个成功用于临床的合成单环 β-内酰胺类抗生素，对需氧 G⁻ 菌具有强大杀菌作用，并具有耐酶、低毒、对青霉素等无交叉过敏等优点，可用于青霉素过敏患者并常作为氨基糖苷类的替代品使用。

3. 碳青霉烯类

碳青霉烯类抗生素抗菌谱最广、抗菌活性强，因其具有对 β-内酰胺酶稳定以及毒性低等特点，已经成为治疗严重细菌感染最主要的抗菌药物之一，有亚胺培南和美罗培南等药物，具有高效、抗菌谱广、耐酶等特点。亚胺培南在体内易被脱氢肽酶水解失活，需与此酶的特异性抑制剂西司他丁合用。临床主要用于多重耐药菌引起的严重感染及严重需氧菌和厌氧菌所致的混合感染。美罗培南为新型碳青霉烯类抗生素。其特点是对肾脱氢肽酶稳定，不被水解，故可单独使用，其抗菌谱比亚胺培南更广，抗菌活性强，对多种酶稳定，耐药菌极少，毒性低，耐受性好。主要用于敏感菌引起的中、重度及难治性感染。

4. 头霉素类

头霉素化学结构与头孢菌素相仿。目前广泛应用者为头孢西丁，抗菌谱与抗菌活性与第二代头孢菌素相同，对 G⁻ 杆菌、厌氧菌有良好作用。用于盆腔感染、妇科感染及腹腔等需氧与厌氧菌混合感染。

5. 氧头孢烯类

有拉氧头孢和氟氧头孢，拉氧头孢抗菌谱与抗菌活性与第三代头孢菌素类相似，对革兰氏阳性和阴性菌及厌氧菌，尤其是脆弱拟杆菌的作用强，由于用药后可致明显的出血（有时可致命的），临床较少使用。

第二节　大环内酯类、林可霉素类和多肽类抗生素

一、大环内酯类抗生素

大环内酯类抗生素是因具有 14～16 元大环内酯环结构而得名，是由链霉菌产生的一类弱碱性抗生素。大环内酯类抗生素能与细菌核糖体的 50S 亚基结合，从而抑制细菌蛋白质的合成，是快速抑菌剂。与林可霉素、克林霉素和氯霉素合用可降低抗菌活性，产生交叉耐药性。

1952 年红霉素问世后，相继发现了麦迪霉素、螺旋霉素、乙酰螺旋霉素、交沙霉素等第一代药物，这些药物可口服，体内分布广，对 G⁺ 菌、某些 G⁻ 杆菌和厌氧菌均有效，但仅能抑菌且抗菌谱窄，不耐酸、胃肠道反应和肝损害多是其致命弱点。阿奇霉素、克拉霉

素、罗红霉素等第二代半合成药物与第一代比较，具有抗菌谱广、口服生物利用度高、给药剂量减少、对酸稳定、不良反应减少、抗菌后效应明显、临床适应证增加等优点。由于耐药菌的不断出现，目前正在研究的不易耐药的酮基大环内酯类第三代药物受到普遍关注。

红霉素

红霉素在酸性（pH＜5）溶液中易分解失活。为避免口服被胃酸破坏，多制成肠溶片及酯化合物的盐类等耐酸制剂，如红霉素肠溶片、硬脂酸红霉素、琥乙红霉素、依托红霉素（无味红霉素）和可供静脉滴注的乳糖酸红霉素等。

【体内过程】

红霉素不耐酸，口服其耐酸制剂后在小肠上部吸收，可维持 6～12h，$t_{1/2}$ 约 2h。红霉素可广泛分布至各种组织和体液中，尤其在胆汁和前列腺组织中浓度高。在胆汁中的浓度是血中浓度的 10～40 倍；在前列腺组织中的浓度是血中浓度的 33%。可透过胎盘进入胎儿，但难以进入脑脊液，主要在肝脏代谢和从胆汁排泄，可形成肝肠循环。

【临床应用】

主要用于治疗军团菌病、弯曲杆菌所致败血症或肠炎、支原体肺炎、沙眼衣原体所致的婴儿肺炎及结肠炎以及白喉带菌者，是上述疾病的首选药之一；治疗耐青霉素的轻、中度金黄色葡萄球菌感染及对青霉素过敏者；治疗其他革兰氏阳性球菌（如肺炎球菌）所致的大叶肺炎、溶血性链球菌引起的扁桃体炎、猩红热、丹毒、急性中耳炎等。

【不良反应】

少见。口服大剂量可出现胃肠道反应，如恶心、呕吐、腹痛和腹泻；静脉注射乳糖酸盐可发生血栓性静脉炎；口服依托红霉素或琥乙红霉素可引起肝损害，出现氨基转移酶升高、肝肿大及胆汁淤积性黄疸等，一般于停药数日后即可恢复；口服红霉素也可引起伪膜性肠炎。

阿奇霉素

阿奇霉素又称阿齐红霉素，是十五元环半合成大环内酯类抗生素。与红霉素比较具有以下特点：①对肺炎支原体的作用是大环内酯类抗生素中最强的，对流感杆菌和淋球菌、弯曲菌的作用也较强；②$t_{1/2}$ 为 35～48h；③不良反应发生率较红霉素低，有胃肠道反应及偶可见肝功能异常与外周白细胞下降等。主要用于呼吸道感染的治疗，也适用于衣原体引起的泌尿道感染和宫颈炎等。

克拉霉素

克拉霉素又称甲红霉素，是十四元环半合成大环内酯类抗生素，对酸稳定、抗菌活性高。与红霉素比较具有以下特点：①抗菌活性高，对 G^+ 菌、军团菌、肺炎衣原体的作用是大环内酯类抗生素中最强的，对沙眼衣原体、肺炎支原体和流感杆菌、厌氧菌的作用也强于红霉素；②抗菌后效应（PAE）明显；③口服吸收较红霉素完全，不受食物影响；④不良反应发生率较低，主要是胃肠反应，偶可发生皮疹、皮肤瘙痒及头痛等。主要用于呼吸道感染、泌尿生殖系统感染及皮肤软组织感染的治疗。

罗红霉素

罗红霉素又称罗得力，是十四元环半合成大环内酯类抗生素。耐酸，口服生物利用度较高，$t_{1/2}$ 较长，为 8.4～15.5h，对肺炎支原体、衣原体有较强的作用，主要用于上、下呼吸道感染及皮肤软组织感染治疗，也可用于非淋球菌性尿道炎的治疗。

乙酰螺旋霉素

乙酰螺旋霉素是十六元环大环内酯类，不良反应较红霉素轻，大剂量可产生胃肠道反应。主要用于防治革兰氏阳性菌所致的呼吸道和软组织感染，也可用于军团菌病、弓形体病的治疗。

二、林可霉素类抗生素

林可霉素类抗生素包括林可霉素（又称洁霉素、林肯霉素）和克林霉素（又称氯林可霉素、氯洁霉素）。两者具有相同的抗菌谱，但后者抗菌作用更强，口服吸收不受食物影响，生物利用度高且毒性较低，所以临床上较常用。在骨组织中的药物浓度高是该类药物的突出特点，在胆汁、乳汁中的浓度也较高，能透过胎盘，但不能透过正常血脑屏障。

林可霉素类抗生素与细菌核糖体50S亚基结合使细菌蛋白质合成受到抑制。林可霉素类抗生素对耐药金黄色葡萄球菌、溶血链球菌、肺炎链球菌及许多厌氧菌均有良好的抗菌作用，对革兰氏阴性杆菌无效。是治疗金黄色葡萄球菌所致急、慢性骨髓炎及关节感染的首选药，也可用于治疗各种厌氧菌感染或厌氧菌与需氧菌的混合感染，如腹膜炎、盆腔感染、吸入性肺炎或肺脓肿等。

林可霉素和克林霉素口服或肌内注射均可产生胃肠反应，以口服较为常见，但较轻微，仅表现为食欲减退、恶心、呕吐、胃部不适和腹泻，也可发生严重的伪膜性肠炎。两药还可能发生中性粒细胞减少、血清氨基转移酶升高、静脉炎及神经肌肉阻滞作用等。

三、多肽类抗生素

多肽抗生素是具有多肽结构特征的一类抗生素，抗菌活性强，细菌对其难以产生耐药性。包括多黏菌素类、万古霉素类和杆菌肽类。

多黏菌素 B 和多黏菌素 E

两药能增加细胞膜通透性，使细胞内重要成分外漏而死亡，属窄谱杀菌剂，对繁殖期和静止期细菌均有杀菌作用；对包括铜绿假单胞菌在内的许多革兰氏阴性需氧杆菌有快速杀灭作用；与利福平、磺胺类和TMP合用具有协同抗菌作用。

由于毒性较大，目前主要用于治疗铜绿假单胞菌引起的败血症、泌尿道和烧伤创面感染。

万古霉素类

包括万古霉素和去甲万古霉素，二者作用相似。该类药物口服吸收很少，肌内注射可引起剧烈疼痛和组织坏死，所以一般采用静脉滴注给药。

该类药物可与细胞壁前体肽聚糖结合，阻断细胞壁合成，造成细胞壁缺陷而杀灭细菌，尤其对生长繁殖期的细菌呈现快速杀菌作用。该类药物抗菌谱窄，古霉素类仅对革兰氏阳性菌产生强大的杀菌作用，与其他抗生素无交叉耐药性。主要用于耐青霉素、耐头孢菌素的革兰氏阳性菌严重感染，特别是敏感葡萄球菌及耐甲氧西林金黄色葡萄球菌（MRSA）和耐甲氧西林表皮葡萄球菌（MRSE）。万古霉素类口服给药用于治疗艰难梭菌性伪膜性结肠炎疗效极好。

不良反应较多且严重，主要表现为耳、肾毒性，及早停药可恢复正常。与氨基糖苷类合用可加重反应。

替考拉宁又名太古霉素，是与万古霉素类似的新糖肽抗生素，抗菌谱、抗菌作用机制、抗菌活性均与万古霉素相似，对厌氧及需氧的革兰氏阳性菌均有抗菌活性，临床主要用于对青霉素、大环内脂类、四环素类、氯霉素、氨基糖苷类和利福平耐药的革兰氏阴性菌所致的严重感染。

第三节　氨基糖苷类抗生素

氨基糖苷类抗生素因其化学结构中含有氨基醇环和氨基糖分子，并由配糖键连接成苷而得名。包括两大类：①天然来源，由链霉菌和小单胞菌产生，如庆大霉素、链霉素、卡那霉素、新霉素等；②半合成品，如卡那霉素B、阿米卡星（丁胺卡那霉素）等。庆大霉素、安布霉素和阿米卡星是目前应用最广泛的氨基糖苷类抗生素。

一、氨基糖苷类抗生素的共性

【体内过程】

氨基糖苷类药物是强极性化合物，口服难吸收，静脉滴注后，血药浓度短时间内较高，约0.5h后则与肌内注射相近。为避免血药浓度过高而导致不良反应，通常不主张静脉注射给药。氨基糖苷类主要分布于细胞外液，在肾皮质、内耳和外周淋巴液分布浓度较高，是产生肾毒性和耳毒性的主要原因。药物还可通过胎盘，应注意对胎儿的毒性。主要以原形由肾小球滤过排泄，尿中药浓度高，可用于泌尿道感染。肾功能不良的患者半衰期显著延长，需调整用药剂量以避免药物的蓄积中毒。

【作用机制】

氨基糖苷类药物的抗菌机制主要是抑制细菌蛋白质合成，并能破坏细菌胞质膜的完整性。氨基糖苷类抗生素对蛋白质合成的始动、延伸、终止三个阶段均有作用，可造成细菌体内核糖体耗竭及蛋白质合成受阻。其抑制细菌蛋白质合成的全过程（起始、延伸、终止），是静止期杀菌药。此外，氨基糖苷类药物还可使细菌细胞膜缺损、膜通透性增加、细胞内重要物质外漏和加快氨基糖苷类药物的转运，更加速了细菌的死亡。

【抗菌谱】

氨基糖苷类药物抗菌谱基本相同，抗菌谱较广，主要对各种需氧革兰氏阴性杆菌有强大的杀菌作用，部分品种对分枝杆菌属等也具有一定抗菌作用。氨基糖苷类药物主要用于敏感革兰氏阴性杆菌所致的全身感染，如脑膜炎与呼吸道、泌尿道、皮肤软组织、胃肠道感染及烧伤、创伤和骨关节感染等；对败血症、肺炎、脑膜炎等严重感染，需联合应用其他抗革兰氏阴性杆菌的抗菌药；链霉素、卡那霉素还可作为结核治疗药物。

细菌对氨基糖苷类药物易产生耐药性，链霉素与庆大霉素、卡那霉素、新霉素之间有单向交叉耐药性。细菌对氨基糖苷类抗生素产生耐药性的机制主要包括产生钝化酶、膜通透性改变、基因突变等。

【不良反应】

（1）**过敏反应**　少见皮疹、发热、血管神经性水肿及剥脱性皮炎等。也可引起过敏性休克，一旦发生，死亡率极高。

（2）**耳毒性**　可引起前庭功能与耳蜗神经的损害，前者表现为眩晕、恶心、呕吐、眼球震颤和平衡障碍，后者表现为听力减退、耳鸣或耳聋。为防止和减少耳毒性的发生，应避免与增加其耳毒性的万古霉素、呋塞米等药物合用，也应避免与能掩盖其耳毒性的苯海拉明、美克洛嗪、布可立嗪等抗组胺药合用。

（3）**肾毒性** 表现为尿浓缩困难、蛋白尿、管型尿，氮质血症及无尿等，老年人、剂量过高以及合用两性霉素 B、杆菌肽、头孢噻吩、环丝氨酸、多黏菌素 B 或万古霉素可增加肾毒性的发生。

（4）**神经肌肉接头阻滞** 氨基糖苷类药物与突触前膜钙结合部位结合，阻止钙离子参与乙酰胆碱的释放引起神经肌肉接头传递障碍，严重的引起肌肉麻痹，严重时可致呼吸停止，可用新斯的明或钙剂治疗。

二、常用氨基糖苷类抗生素

庆大霉素

庆大霉素是本类药物中使用较多的品种之一，对各种需氧革兰氏阴性杆菌，包括铜绿假单胞菌作用强大，对结核杆菌无效。对一般需氧革兰氏阴性杆菌感染，用作首选药物；也可用于铜绿假单胞菌感染，常合用羧苄西林。适用于敏感细菌所致的新生儿脓毒症、败血症、中枢神经系统感染、尿路生殖系统感染、呼吸道感染、胃肠道感染、胆道感染、中耳炎、鼻窦炎、软组织感染、李斯特菌病等。不良反应以耳、肾毒性表现常见。

链霉素

链霉素是第一个用于临床的抗结核药，对结核杆菌、各种需氧革兰氏阴性杆菌作用强大，但对铜绿假单胞菌无效。链霉素最严重的不良反应是耳毒性，甚至可致永久性耳聋。其肾毒性较其他氨基糖苷类抗生素少见且轻。目前临床用于鼠疫与兔热病的首选药；与青霉素合用治疗草绿色链球菌、肠球菌引起的感染性心内膜炎；可与氨苄西林合用作为预防常发的细菌性心内膜炎及呼吸、胃肠及泌尿系统手术后感染；与其他抗结核药联合用于结核病的治疗；与四环素合用治疗布鲁氏菌病。

卡那霉素

卡那霉素对结核杆菌有效，对铜绿假单胞菌无效。耳毒性、肾毒性更大，细菌易耐药。仅作为二线抗结核药。

阿米卡星

阿米卡星又称丁胺卡那霉素，抗菌谱在本类药物中最广，对各种需氧革兰氏阴性杆菌、铜绿假单胞菌、结核杆菌均有效；对钝化酶稳定，不易产生耐药性。可用于对庆大霉素等氨基糖苷类耐药菌所致的感染；在某些医疗单位或某些病区中，细菌对庆大霉素耐药率高时也可作为一线药物使用。

妥布霉素

妥布霉素对铜绿假单胞菌作用最强且无交叉耐药，主要用于治疗铜绿假单胞菌的严重感染，也可用于对庆大霉素等耐药菌所致的感染。

奈替米星

奈替米星对革兰氏阳性球菌作用强于其他氨基糖苷类，不易产生耐药性，且与其他药物无交叉耐药，耳毒性、肾毒性最小。可用于治疗各种敏感细菌引起的感染性疾病。

第四节　四环素类和氯霉素类抗生素

一、四环素类抗生素

四环素类抗生素是由链霉菌产生或经半合成制取的一类碱性抗生素，分天然四环素与半合成四环素两类。天然四环素主要有四环素、土霉素、地美环素（又称去甲金霉素）和金霉素（又称氯四环素）等；半合成四环素有多西环素、米诺环素和美他环素等，其中多西环素和米诺环素最为常用。

四环素类药的抗菌机制主要是与细菌核糖体 30S 亚单位的 A 位特异性结合，阻止 tR-NA 在该位置上的联结，阻止肽链延伸，从而抑制细菌蛋白质合成。四环素类还可引起细胞膜通透性改变，使细胞内的核苷酸和其他重要成分外漏，从而抑制细菌生长繁殖。

由于长期大量使用，四环素耐药菌株已逐渐增多。产生耐药性的主要原因是通过耐药质粒介导在各菌株间传递，使细菌的细胞膜对药物摄取减少或外排增加。天然药之间有交叉耐药性，但天然药与半合成药之间则呈不完全交叉耐药性。

【体内过程】

四环素类既可口服给药，也可静脉给药。口服时，胃肠道吸收不规律也不完全，可与乳制品、抗酸药、食物或药物中的 Ca^{2+}、Mg^{2+}、Al^{3+}、Fe^{2+} 等金属阳离子发生螯合而影响吸收。在体内分布广泛，但脑脊液中浓度较低（血浓度的 $10\%\sim25\%$），其中仅米诺环素和多西环素可渗透到脑脊液、泪液和唾液中。主要在肝中代谢，并经胆道和肾脏排泄，其中胆汁中的药物浓度为血药浓度的 10 倍，存在肝肠循环。另外，除多西环素外，肾功能不全时所有四环素类都可蓄积体内并加重肾损害。多西环素因主要经肠道排泄，可供肾功能不全时使用。四环素类药物的 $t_{1/2}$ 都较长，其中金霉素、四环素和土霉素的 $t_{1/2}$ 为 $6\sim8h$；地美环素和美他环素的 $t_{1/2}$ 为 12h；米诺环素和多西环素的 $t_{1/2}$ 为 $12\sim22h$。

【药理作用】

四环素类药有非常广的抗菌谱，包括革兰氏阳性菌和阴性菌、支原体、衣原体、立克次体、螺旋体和一些原虫（如阿米巴）等。四环素类药临床疗效的不同，主要取决于它们在吸收、分布、排泄等方面的差异，抗菌活性的强弱为：米诺环素＞多西环素＞美他环素＞地美环素＞四环素＞土霉素。

【临床应用】

四环素类是衣原体、支原体、立克次体、布鲁氏病和霍乱弧菌感染的首选用药。

【不良反应】

（1）**胃肠道反应**　是最常见的反应。早期是由于药物的直接刺激，后期是由于对肠道菌群的影响。主要表现有腹泻、恶心和食欲下降。

（2）**二重感染（菌群交替症）**　常见的二重感染包括：①真菌感染。多由白念珠菌引起，表现为鹅口疮，应立即停药并同时进行抗真菌治疗；②对四环素耐药的难辨梭菌引起的假膜性肠炎，即由细菌产生一种毒性较强的外毒素，引起肠壁坏死、体液渗出、剧烈腹泻、脱水或休克等症状，可危及生命，应立即停药并选用万古霉素或甲硝唑治疗。

（3）**影响骨骼和牙齿生长**　对生长期的牙齿和骨骼有影响。四环素类药可沉积牙和骨组织中的钙，使牙釉质发育不良、骨骼发育畸形或生长抑制。因此，孕妇或 6 岁以下儿童不应使用四环素类药。

（4）**过敏反应** 少见，表现有发热和皮疹，也可造成过敏性肺炎。

（5）**肝毒性** 四环素类药可损害肝功能或造成肝坏死，特别是在妊娠或肝功能已受损的情况下。

（6）**肾毒性** 使用过期的四环素类药可导致肾小管酸中毒和其他的肾损害，并引起血尿素氮增加。服用利尿药时，四环素类药可增加血尿素氮含量。除多西环素外，其他四环素类药可在肾功能不全者体内蓄积达中毒水平。

（7）**前庭反应** 与用药剂量有关。超量可引起前庭功能紊乱，出现头晕、眩晕、恶心、呕吐等症状。

多西环素

多西环素脂溶性较高，吸收快而完全，食物对其吸收影响较小，口服和注射给药的血药浓度几乎相同。血浆蛋白结合率为93％。药物在体内分布广泛，脑脊液中浓度也较高，肝肠循环显著，多西环素的$t_{1/2}$为12～22h，一般每日给药1次即可。小部分从肾排泄，大部分药物随胆汁进入肠腔随粪便排出，因此肾功能不全时仍可使用该药。多西环素抗菌谱、作用机制与四环素相似，但作用较后者强。由于该药具有速效、强效、长效的优点，所以目前临床上最为常用，特别适合肾外感染伴肾衰竭者以及胆道系统感染。

米诺环素

四环素类药物中米诺环素的抗菌活性最强，口服吸收率接近100％，不受牛奶和食物的影响，但抗酸药或重金属离子仍可影响吸收。药物的脂溶性高于多西环素，组织穿透力强，分布广泛，在脑脊液的浓度高于其他四环素类药。抗菌谱与四环素相似，但对四环素或青霉素耐药的细菌仍敏感。主要用于治疗对敏感金葡菌、肺炎球菌、溶血性链球菌、草绿色链球菌、淋球菌、流感杆菌等引起的泌尿道、呼吸道、皮肤感染等，因不良反应多且严重，一般不做首选。

二、氯霉素类抗生素

氯霉素类抗生素是一种由委内瑞拉链霉菌中分离提取的广谱抗生素，是第一个人工合成的抗生素。但因发现氯霉素的严重致命性不良反应（抑制骨髓造血功能），这种抗生素在临床应用上受到了极大限制。

氯霉素

氯霉素的右旋体无抗菌活性且毒性大，目前临床使用人工合成的左旋体。氯霉素在弱酸性和中性溶液中较稳定，遇碱易分解失效。

【**体内过程**】

氯霉素脂溶性高，口服吸收快而完全，一次口服1g后，约2h血药浓度达到高峰，$t_{1/2}$为1.5～3.5h。可分布于全身各组织和体液，包括中枢神经系统和脑脊液中。药物在脑脊液中的浓度达血药浓度的45％～99％，对眼组织通透性也好，可获得有效浓度。同时易通过胎盘屏障，也可进入乳汁。仅10％以原形经肾脏排泄，但在泌尿系统中也能达到有效抗菌浓度，部分活性药物还可分泌进入胆汁。

【**抗菌作用**】

氯霉素是广谱抗菌药，主要通过与细菌核蛋白体50S亚基结合，抑制肽酰基转移酶，从而抑制蛋白质合成，对革兰氏阳性、阴性菌均有抑制作用，且对革兰氏阴性菌作用较强。其中对伤寒杆菌、流感杆菌、副流感杆菌和百日咳杆菌的作用强；对立克次体感染如斑疹伤寒也有效；但对革兰氏阳性球菌的作用不及青霉素类和四环素类。

细菌对氯霉素可产生耐药性，尤其以大肠埃希菌、变形杆菌等较常见，伤寒沙门菌少见。

【临床应用】

氯霉素的毒性较大，临床应用受到限制，仅用于某些敏感菌所致的严重感染，如伤寒、副伤寒、流感杆菌性脑膜炎、立克次体感染等；局部也用于治疗沙眼、结膜炎、耳部表浅感染等。

【不良反应和注意事项】

(1) 抑制骨髓造血功能　大剂量氯霉素对骨髓造血细胞线粒体中的核糖体70S亚单位有抑制作用，使血红蛋白合成减少。①可逆性的血细胞减少。这种反应发生率和严重程度与剂量和疗程呈正相关，一经发现，立即停药。②不可逆性再生障碍性贫血，与剂量和疗程无关，虽极罕见，但死亡率高。

(2) 灰婴综合征　是由于新生儿和早产儿肝、肾功能发育不全而引起的氯霉素蓄积中毒。表现为腹胀、呕吐、衰弱、体温过低、休克、虚脱、呼吸抑制乃至皮肤灰白、紫绀，最后出现循环衰竭、休克等症状，死亡率约为40%。

(3) 其他　口服发生胃肠道反应，成人服用后偶见恶心、呕吐和腹泻，儿童罕见；长期应用也会引起二重感染；少数患者可出现神经炎、中毒性精神病或皮疹、药热、血管神经性水肿等过敏反应；还可见溶血性贫血（葡萄糖-6-磷酸脱氢酶缺陷者）。

(4) 使用时应注意　①定期检测血常规，治疗前、后及疗程中应系统监测血常规，发现异常立即停药；②药物相互作用，氯霉素是肝药酶抑制剂，与华法林、甲苯磺丁脲、苯妥英钠和氯磺丙脲等药物合用时，应十分小心；③肝肾功能减退、葡萄糖-6-磷酸脱氢酶缺陷者、婴儿、孕妇、哺乳期妇女应慎用，用药时间不宜过长，并严格掌握适应证。

甲砜霉素

甲砜霉素是氯霉素的衍生物，其抗菌谱及抗菌作用、抗菌机制、主要适应证与氯霉素相同。甲砜霉素在肝内不与葡萄糖醛酸结合，因此体内抗菌活性较高。主要用于敏感菌如流感嗜血杆菌、大肠埃希菌、沙门菌属等所致的呼吸道、尿路、肠道等感染。不良反应与氯霉素相同但稍轻，肾功能减退时尿中排出量明显减小。肾功能不全者、妊娠妇女和新生儿慎用。

用药指导

一、处方分析

案例：曹某，男，76岁，因发热、咳嗽有痰且呈加重趋势前来就诊，诊断为慢性支气管炎。

Rp: 5%葡萄糖注射液　500mL
　　庆大霉素注射液　24万U　i.v.gtt q.d.
　　呋噻米注射液　40mg　i.v.gtt q.d.

请问：以上处方是否合理？为什么？

分析：该处方不合理。庆大霉素和呋噻米均有严重的耳毒性，两药合用可加重不良反应；患者年龄偏大，肾功能可能产生衰退，可使患者产生暂时或永久性耳聋，应注意调整剂量。

二、模拟练习

案例：张某，19岁，发热24h，体温38.7℃，伴头痛，双侧扁桃体红肿，舌苔厚，诊断为化脓性扁桃体炎。

请问：患者可使用哪些药物治疗？用药注意事项有哪些？

分析：化脓性扁桃体炎常见的是革兰氏阳性球菌感染，首选青霉素。对乙酰氨基酚为常用解热镇痛药，用于解除高热引起的头痛症状。有青霉素过敏史者不宜使用，对乙酰氨基酚有肝脏损害，应予以注意。

? 巩固提高

一、真题分析

1. 常用的抗生素中，叙述正确的是（　　　）。

A. 青霉素G是β-内酰胺类抗生素，主要杀灭革兰氏阴性菌

B. 庆大霉素是氨基糖苷类抗生素，主要抑制革兰氏阴性菌

C. 第一代头孢菌素几无肾毒性

D. 氯霉素主要毒性反应是耳聋

E. 青霉素可以局部给药，用于创面感染

2. 吸入性肺脓肿的病原菌绝大多数是（　　　）。

A. 金黄色葡萄球菌　　　　　　　　B. 厌氧菌

C. 克雷伯菌　　　　　　　　　　　D. 大肠杆菌

E. 肺炎链球菌

二、选择题

1. 青霉素所致过敏性休克应立即选用（　　　）。

A. 肾上腺素　　B. 抗组织胺药　　C. 糖皮质激素　　D. 去甲肾上腺素

E. 多巴胺

2. 多西环素的特点是（　　　）。

A. 比四环素弱　　B. $t_{1/2}$ 较长　　　　C. $t_{1/2}$ 短　　　　D. 不良反应多

E. 口服吸收少而不规则

3. 应用氯霉素时要注意定期检查（　　　）。

A. 肝功能　　　　B. 血常规　　　　C. 肾功能　　　　D. 尿常规　　　　E. 心电图

4. 嗜肺军团菌肺炎宜选用（　　　）。

A. 青霉素G　　B. 头孢氨苄　　　C. 红霉素　　　　D. 阿莫西林　　　E. 林可霉素

5. 对金黄色葡萄球菌引起的急慢性骨髓炎，下列最佳治疗药是（　　　）。

A. 青霉素G　　B. 螺旋霉素　　　C. 红霉素　　　　D. 庆大霉素　　　E. 克林霉素

6. 庆大霉素与呋塞米合用可导致（　　　）。

A. 抗菌作用增强　　B. 抗菌谱扩大　　　C. 利尿作用增强

D. 耳毒性加重　　　E. 肾毒性增加

7. 下列对氨基糖苷类抗生素无效的细菌是（　　　）。

A. 厌氧菌　　　　　　　　　　　　B. 铜绿假单胞菌

C. G^+ 菌　　　　　　　　　　　　D. G^- 菌

E. 结核杆菌

8. 下列治疗铜绿假单胞菌感染有效的药物是（　　　）。

A. 氨苄西林　　B. 青霉素G　　　C. 阿莫西林　　　D. 羧苄西林　　　E. 头孢呋辛

9. 治疗立克次体病首选的药物是（　　　）。

A. 庆大霉素　　　　B. 青霉素 G　　　C. 链霉素　　　　　D. 四环素　　　　　E. 阿奇霉素

10. 治疗胆道感染可选用（　　　）。

A. 红霉素　　　　　B. 多黏菌素　　　　C. 青霉素　　　　　D. 氯霉素　　　　　E. 庆大霉素

三、简答题

1. 青霉素常见的不良反应是什么？如何防治？

2. 氨基糖苷类抗生素的共性不良反应有哪些？

3. 什么叫二重感染？如何预防？

第三十五章　人工合成抗菌药

学习目标

1. 掌握喹诺酮类、磺胺类药物的抗菌谱、临床应用、不良反应和注意事项。
2. 能说出喹诺酮类、磺胺类药物的作用机制。
3. 能根据临床症状指导病人正确选药。

第一节　喹诺酮类药

　　喹诺酮类药为人工合成的抗菌药，最早应用的如萘啶酸和吡哌酸，仅用于泌尿道和肠道感染，因疗效差、耐药性发展迅速，应用日趋减少。

一、喹诺酮类药的共性

　　喹诺酮类药物是以 4-喹诺酮（吡酮酸）为母核的人工合成抗菌药。其基本母核如图 35-1。依据其研发的时间及抗菌谱可分为四代。

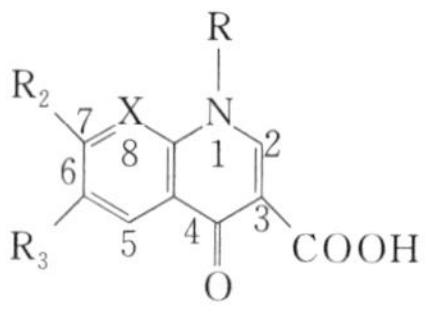

图 35-1　喹诺酮类药物基本母核

　　第一代以 1962 年研制的萘啶酸为代表，因其疗效差，不良反应多，现已被淘汰；第二代以 1973 年合成的吡哌酸为代表，抗菌谱由 G^- 菌扩大到部分 G^+ 菌，并对铜绿假单胞菌有效，抗菌活性也有所提高，但仅用于 G^- 菌导致的泌尿道及消化道的感染，现已少用；第三代是 20 世纪 80 年代相继研发出的氟喹诺酮类药物，具有血药浓度高、分布广泛、半衰期长、抗菌谱广、抗菌活性强等特点，有诺氟沙星、环丙沙星、氧氟沙星、左氧氟沙星等；第四代是 20 世纪 90 年代后期至今研制的新氟喹诺酮类药物，有莫西沙星、吉米沙星、加替沙星和加雷沙星等，与前三代相比，抗菌作用更强，因其对目前耐药性最严重的肺炎链球菌有较为显著的疗效，也被称为呼吸道喹诺酮类药物。

　　【作用机制】

　　喹诺酮类药物抗 G^- 菌的主要机制是抑制细菌的 DNA 回旋酶，从而干扰细菌的 DNA 复制；抑制拓扑异构酶Ⅳ是抗 G^+ 菌的主要机制；另有研究认为，喹诺酮类抗菌作用还可能与抑制细菌的 RNA 和蛋白质合成、诱导菌体的 DNA 错误复制等有关。

　　【抗菌谱】

　　喹诺酮类药物抗菌谱广、抗菌活性强，对繁殖期和静止期的细菌均有较强杀菌作用，最早应用的如萘啶酸和吡哌酸仅用于泌尿道和消化道感染，因疗效差、耐药性发展快，应用日趋减少。第三代对 G⁻ 菌如大肠埃希菌、变形杆菌、伤寒沙门菌、沙门菌属、志贺菌属的部分菌株等作用进一步增强，对铜绿假单胞菌也有效果，并且抗菌谱扩大到金黄色葡萄球菌、肺炎链球菌、溶血性链球菌、肠球菌等 G⁺ 球菌、衣原体、支原体、军团菌及结核分枝杆菌。第四代在第三代的基础上，抗菌谱进一步扩大，对部分厌氧菌、G⁺ 菌和铜绿假单胞菌的抗菌活性明显提高，并且有明显抗生素后效应，细菌对本类抗菌药与其他抗菌药间无交叉耐药性。

【临床应用】

(1) 泌尿生殖系统感染　用于多种细菌，如肠球菌属、铜绿假单胞菌和许多肠道杆菌科的细菌等引起的尿路感染、前列腺炎、尿道炎和宫颈炎等。环丙沙星、氧氟沙星与 β-内酰胺类同为首选药，用于治疗单纯性淋病、奈瑟菌性尿道炎或宫颈炎，环丙沙星是铜绿假单胞菌性尿道炎的首选药。

(2) 呼吸道感染　氟喹诺酮类（诺氟沙星除外）可替代大环内酯类用于支原体肺炎、衣原体肺炎、军团菌引起的军团病等。

(3) 肠道感染　治疗如弯曲菌属、志贺菌属和沙门菌属导致的腹泻、胃肠炎和细菌性痢疾，也可有效治疗耐药菌株伤寒、副伤寒和其他沙门菌属感染及大肠埃希菌引起的旅行者腹泻。

(4) 骨骼系统感染　用于 G⁻ 菌所致的骨髓炎和骨关节感染。

(5) 皮肤软组织感染　用于 G⁻ 菌所致的五官科和外科伤口感染。

(6) 其他　培氟沙星治疗化脓性脑膜炎和由克雷伯菌属、肠杆菌属、沙雷菌属所致的败血症，也可作为 β-内酰胺类治疗全身性感染的替代药。

【不良反应】

(1) 胃肠道反应　最常见味觉异常、食欲减退、恶心、呕吐、腹痛、腹泻及便秘等。

(2) 过敏反应　主要表现为皮疹、荨麻疹、皮炎和剥脱性皮炎等，一般发生在服药后的几天至数周后，严重时可见哮喘、呼吸困难、喉头水肿、血管性水肿和过敏性休克等严重过敏反应神经。

(3) 中枢神经系统损害　喹诺酮类药物可通过血脑屏障，因此该药物的中枢神经系统损害较为突出，主要表现为头痛、头晕、震颤、抽搐、锥体外系反应、幻觉，严重者出现癫痫大发作、精神分裂样反应意识障碍等。

(4) 光敏反应　主要表现为手、颜面及其他暴露于光下的皮肤出现红肿，伴瘙痒或灼热感，严重者出现皮肤脱落。

(5) 软骨损害　影响儿童和胎儿的骨骼发育。孕妇和 18 周岁以下的儿童禁用，乳母服药期间应停止哺乳。

(6) 其他　跟腱炎、横纹肌溶解、影响血糖控制水平及神经肌肉阻断等。

知识链接

喹诺酮类药物的用药监护

1. 关注跟腱炎症和肌腱断裂

氟喹诺酮类药有致跟腱炎和跟腱断裂的风险。在首次出现跟腱疼痛、肿胀或炎症后，即应避免在运动及感染部位使用，与糖皮质激素联合应用者和老年人风险更大。

2. 关注光毒性

避免暴露在阳光或人工紫外光源下，或采用遮光措施（涂护肤霜、穿防护服）。

3. 警惕心脏毒性

氟喹诺酮类药可引起心电图 Q-T 间期延长和尖端扭转性室性心律失常。

4. 注意监测血糖

氟喹诺酮类药可引起血糖紊乱，临床表现以多汗、无力、心悸、震颤、意识模糊等为特征的低血糖患者。停药后立即静脉注射 50% 葡萄糖注射液或静脉滴注 10% 葡萄糖注射液予以治疗；临床表现以口渴、多饮、多尿、疲劳无力等为特征的高血糖患者停药后加注胰岛素予以治疗。给药前应仔细询问病史及既往用药史，尤其注意老年患者、糖尿病、肝肾功能不全者。建议患者用药前先进食避免空腹，可预防低血糖的发生。

二、常用喹诺酮类药物

诺氟沙星

诺氟沙星是第三代中第一个含氟的喹诺酮类抗菌药，口服吸收迅速但不完全，血药浓度较低，对大肠埃希菌、肺炎克雷伯菌、产气荚膜梭菌、奇异变形杆菌、沙门菌属、沙雷菌属、铜绿假单胞菌、淋病奈瑟菌等 G⁻ 菌有较强的杀菌作用。临床上主要用于敏感菌所致的胃肠道和泌尿生殖道感染，也用于治疗呼吸道、皮肤软组织及眼等部位的感染，但其疗效不显著，对结核分枝杆菌、支原体和衣原体基本无效。

环丙沙星

环丙沙星是体外抗菌活性最强的喹诺酮类药物，是广谱抗菌药，杀菌效果好，对大肠埃希菌、铜绿假单胞菌、流感嗜血杆菌、淋病奈瑟菌、链球菌、军团菌、金黄色葡萄球菌具有抗菌作用，主要用于治疗敏感菌引起的泌尿道、胃肠道、呼吸道、骨关节、腹腔及皮肤软组织等的感染。

氧氟沙星

氧氟沙星具有较强的广谱抗菌作用，在痰液、尿液和胆汁中的浓度高。尿中排出量在氟喹诺酮类药物中为第一位，除保留了环丙沙星的抗菌特点和良好的抗耐药菌特性外，还对结核分枝杆菌、沙眼衣原体和部分厌氧菌有效。主要用于敏感菌所致的呼吸道、泌尿生殖道、胆道和皮肤软组织及盆腔感染等，也可作为治疗伤寒及抗结核分枝杆菌的二线药物。

左氧氟沙星

左氧氟沙星是氧氟沙星的左旋光学异构体，其抗菌谱与氧氟沙星相似，体外抗菌活性是氧氟沙星的 2 倍。对 G⁻ 菌具有较强的抗菌活性，对 G⁺ 菌和军团菌、衣原体、支原体也有良好的抗菌作用，对厌氧菌和肠球菌的作用比较差。适用于敏感菌引起的泌尿生殖道、呼吸道和胃肠道感染，此外可治疗伤寒、骨关节感染、皮肤软组织感染和败血症等全身感染。

莫西沙星

莫西沙星于 1999 年用于临床，为第四代喹诺酮类抗菌药对多数 G⁺ 和 G⁻ 菌、厌氧菌、结核分枝杆菌、衣原体和支原体作用强，对肺炎链球菌、金黄色葡萄球菌、支原体和衣原体作用明显强于环丙沙星，对肺炎链球菌和金黄色葡萄球菌的作用超过司帕沙星，用于治疗呼吸道、泌尿道和皮肤软组织感染，不良反应少，至今未见严重过敏反应，几乎没有光敏反应。

> ### 吉米沙星

吉米沙星为具有广谱抗菌活性的第四代氟喹诺酮类抗菌药，同时作用于细菌 DNA 回旋酶和拓扑异构酶Ⅳ，从而提高了抗菌活性，减少耐药性的产生。吉米沙星除了保持对 G⁻菌的强大抗菌活性外，对包括多重耐药性肺炎链球菌在内的 G⁺菌也有良好的抗菌活性。临床主要用于肺炎链球菌、嗜血杆菌、副流感嗜血杆菌、黏膜炎莫拉菌、肺炎支原体、肺炎衣原体、克雷伯菌属等敏感菌引起的慢性支气管炎急性发作、社区获得性肺炎、急性鼻窦炎等，也用于厌氧菌所致的泌尿生殖道、消化道、皮肤和软组织感染。

第二节　磺胺类药

一、磺胺类药物的共性

磺胺类药物是最早用于治疗全身感染广谱抗菌药，现已被抗生素和喹诺酮类药物取代。但其中一些磺胺类药物对流行性脑脊髓膜炎、鼠疫等感染性疾病疗效显著，磺胺类药物分外用、肠道用和全身用三类。

（1）用于全身性感染的药物　有磺胺异噁唑、磺胺嘧啶、磺胺甲噁唑、磺胺甲氧嘧啶、磺胺多辛等，它们口服吸收完全，血药浓度高，分布广（磺胺嘧啶可进入脑脊液），药物在肝内乙酰化灭活，由肾排泄。

（2）用于肠道的磺胺类药物　肠道内不易吸收，如柳氮磺吡啶。

（3）外用磺胺类药物　有磺胺米隆、磺胺嘧啶银、磺胺醋酰钠，用于皮肤黏膜绿脓杆菌、大肠杆菌感染、烧伤感染、眼部感染。

【抗菌谱】

磺胺类药抗菌谱广，对 G⁺球菌和 G⁺杆菌包括链球菌、葡萄球菌、肺炎球菌及破伤风杆菌、炭疽杆菌、白喉杆菌有效，对 G⁻球菌和 G⁻杆菌如脑膜炎球菌、淋球菌及痢疾杆菌、大肠埃希菌、铜绿假单胞菌等也有抗菌作用，另外，对衣原体、原虫、少数真菌也有效果，但对立克次体无效。

【作用机制】

磺胺类药物是对氨基苯磺酰胺衍生物，与 PABA 竞争二氢叶酸合成酶，抑制叶酸合成影响核酸合成而抗菌。

【临床应用】

（1）全身性感染　可选用口服易吸收的磺胺类药物，用于流感嗜血杆菌所致的中耳炎、奈瑟菌所致的脑膜炎、葡萄球菌及大肠埃希菌所致的单纯性泌尿道感染的治疗，可代替青霉素用于治疗青霉素过敏患者的链球菌感染和风湿热复发，可与甲氧苄啶合用，治疗复杂性泌尿道感染、呼吸道感染、肠道感染和伤寒等。

（2）肠道感染　可选用口服难吸收的磺胺类药物如柳氮磺吡啶，其对结缔组织有特殊的亲和力，口服和栓剂给药不吸收，主要用于炎症性肠病，即急、慢性溃疡性结肠炎和克罗恩病，并可预防溃疡性结肠炎的复发。

（3）局部感染　磺胺醋酰钠穿透力强，制成眼药水和眼药膏可以有效治疗细菌性结膜炎和沙眼。磺胺嘧啶银乳膏局部使用，可以预防和治疗小面积轻度烧伤及继发性创面感染。

【不良反应】

（1）肾脏损伤　磺胺类药物在中性或者酸性尿液中易于沉淀而引起结晶尿、血尿或尿路阻塞等，可通过增加饮水和碱化尿液，预防结晶形成。

（2）过敏反应　有皮疹、药热，用药后数天或数周出现。磺胺类药物存在交叉过敏反应，有过敏史者禁用，可用糖皮质激素治疗。

（3）血液系统　长期用药可抑制骨髓造血功能，导致血小板、粒细胞减少，造成再生性障碍性贫血。

（4）神经系统　少数出现头晕、头痛、精神萎靡、步态不稳，用药期间避免高空作业和驾驶。

（5）胃肠道反应　口服可引起恶心、呕吐、上腹不适和食欲减退，餐后或和碳酸氢钠服用可减轻症状。

（6）其他　可导致肝损伤甚至急性肝坏死，肝功能受损者应禁用；新生儿容易发生高胆血红素症和新生儿黄疸，偶发核黄疸。

二、常用磺胺类药

磺胺嘧啶（sulfadiazine，SD）

本品口服液易吸收，但吸收比较缓慢，是磺胺类药物中血浆蛋白结合率最低、血脑屏障透过率最高的药物，因此对预防流行性脑脊髓膜炎有突出疗效，常为首选药物。但该药在尿中溶解度低，易发生结晶尿，故应同时服用等量碳酸氢钠碱化尿液，并多饮水，减少结晶尿对肾脏的损伤，与甲氧苄啶合用产生协同抗菌作用。

磺胺甲噁唑（sulfamethoxazole，SMZ）

磺胺甲噁唑又称新诺明，口服吸收与排泄均较慢。可进入血脑屏障、胎盘屏障、乳汁中。其脑脊液浓度低于磺胺嘧啶，但仍可用于流行性脑脊髓膜炎的预防。尿液中浓度与磺胺嘧啶相似，故也适用于大肠埃希菌等敏感菌所致的泌尿道感染，主要与甲氧苄啶合用，产生协同抗菌作用。

柳氮磺吡啶（sulfasalazine，SAS）

本品口服吸收少。其本身无抗菌活性，在肠道分解释放出有活性的磺胺吡啶和5-氨基水杨酸，磺胺吡啶有较弱的抗菌作用，5-氨基水杨酸具有抗炎、免疫抑制作用，主要用于炎症性肠炎、强直性脊柱炎、溃疡性结肠炎，长期用药不良反应较多，如胃肠道反应、过敏反应、贫血，尚可引起男性精子减少或不育症。

第三节　其他人工合成抗菌药

一、甲氧苄啶

甲氧苄啶（trimethoprim，TMP）抑制二氢叶酸还原酶，使四氢叶酸不能生成而阻止核酸合成。TMP本身有很强的抗菌作用，抗菌谱与磺胺药相似，但单用细菌易耐药，与磺胺药合用双重阻断叶酸代谢，抗菌作用增强几倍至数十倍，甚至可杀菌并减少耐药菌株的发生。也可和其他抗菌药合用。TMP毒性低，但长期用可致四氢叶酸缺乏，需注意补充四氢叶酸。对甲氧苄啶过敏者、小于2个月的婴儿、严重肝肾疾病、白细胞减少、血小板减少和紫癜症等患者禁用甲氧苄啶。

二、硝基咪唑类药

甲硝唑

甲硝唑对破伤风杆菌、滴虫、阿米巴原虫具有很强的杀灭作用，临床主要用于治疗厌氧菌引起的各种感染，如口腔、腹腔、女性生殖道、下呼吸道、骨、关节感染，对幽门螺杆菌所致的消化性溃疡以及耐四环素艰难梭菌感染所致的假膜性肠炎，有特殊疗效，是治疗阴道滴虫和阿米巴病的首选药物。不良反应较轻微，包括胃肠道反应、过敏反应、外周神经炎等。

替硝唑

替硝唑是继甲硝唑后研制而成的疗效高、疗程短、半衰期长、耐受性好的抗滴虫及抗厌氧菌药物。其不良反应少而轻微，偶有消化道症状，个别有眩晕感、口腔金属味、皮疹、头痛和白细胞减少。

三、硝基呋喃类药

硝基呋喃类药物抗菌谱广，抗菌作用强，与其他药物无交叉耐药，但毒性大，可致周围神经炎。

呋喃唑酮

呋喃唑酮曾用名称痢特灵，口服吸收少，对革兰氏阳性及阴性菌均有一定抗菌作用，主要用于肠炎、菌痢的治疗，也用于弯曲杆菌引起的溃疡病。

呋喃妥因

呋喃妥因口服吸收快而完全，在体内半数被破坏，半数由肾排泄，血药浓度低，主要用于敏感菌引起的尿路感染。酸化尿液可增强其抗菌作用。

> **知识链接**
>
> **硝基呋喃类抗菌药用药监护**
>
> 1. 建议与食物同服，以减少其对胃肠道的刺激。
> 2. 肾功能不全者若必须使用时，需依据肾功能情况调整药物剂量。
> 3. 用药期间可出现消化系统、神经系统或血液系统不良反应，一旦出现，应根据实际情况调整用药方案。
> 4. 应用呋喃唑酮期间和停药后5d内，禁止饮酒，以免引起"双硫仑样"反应。

📷 用药指导

一、处方分析

案例：袁某某，男，76岁，正在服用华法林钠治疗，又患细菌感染性疾病，医生开了下列处方。

Rp：复方新诺明片　10片　2片 b.i.d.

请问：以上处方是否合理？为什么？

分析：不合理。华法林与血浆蛋白结合率达98%～99%。复方新诺明中的SMZ血浆蛋白结合率约 70%，二药合用可导致游离型华法林浓度提高。另复方新诺明抑制肠道内细菌生长，使维生素 K 合成减少，可增强华法林的抗凝作用。

二、模拟练习

案例：王某某，男，56 岁，慢性腹泻、腹痛，大便常带有少量黏液及脓血，每日 5～6 次，便后腹痛、腹胀可缓解。体温、血常规异常。诊断为中度广泛性溃疡性结肠炎，口服 SASP、美沙拉秦等，效果不佳。

请问：患者可用何药进行治疗？依据是什么？

分析：可用激素类药如泼尼松、甲硝唑进行治疗。中度广泛性溃疡性结肠炎患者，首选足量的柳氮磺吡啶等进行治疗。但患者使用后症状控制不理想，激素药可缓解临床症状，患者体温、血象均异常，考虑合并有细菌感染。甲硝唑对大多数厌氧菌具有良好抗菌作用，同时具有免疫抑制作用，有助于疾病的治疗。

? 巩固提高

一、真题分析

1. 喹诺酮类药物的抗菌机制是（　　　）。

A. 抑制细胞壁合成 　　　　　　　B. 抑制细菌蛋白质合成起始阶段

C. 抑制细菌 mRNA 的合成 　　　　D. 改变细菌胞浆膜的通透性

E. 抑制细菌 DNA 回旋酶和拓扑异构酶 Ⅳ

2. 服用磺胺嘧啶时，同服碳酸氢钠是为了（　　　）。

A. 减少不良反应 　　　　　　　　B. 增强抗菌活性

C. 扩大抗菌谱 　　　　　　　　　D. 促进磺胺药的吸收

E. 延缓磺胺药的排泄

二、选择题

1. 喹诺酮类药不可治疗下列何种疾病？（　　　）。

A. 伤寒 　　　　B. 复杂性尿路感染 　　　　C. 敏感细菌引起的呼吸道感染

D. 革兰氏阳性菌引起的骨髓和关节炎 　　　　E. 梅毒

2. 易导致血糖异常的药品是（　　　）。

A. 庆大霉素 　　B. 加替沙星 　　C. 多西环素 　　D. 头孢哌酮 　　E. 阿莫西林

3. 喹诺酮类药物不宜应用于（　　　）。

A. 溃疡病患者 　B. 肝病患者 　　C. 婴幼儿 　　D. 老年人 　　E. 妇女

4. 治疗流行性脑膜炎宜选用的药物是（　　　）。

A. 红霉素 　　　B. 舒巴坦 　　　C. 庆大霉素 　　D. 阿米卡星 　　E. 磺胺嘧啶

5. 氟喹诺酮类药物最适用于（　　　）。

A. 骨关节感染 　B. 泌尿感染 　　C. 皮肤疖肿 　　D. 呼吸道感染 　　E. 全身感染

6. 可对抗磺胺药抗菌作用的物质是（　　　）。

A. TMP 　　　　B. 叶酸 　　　　C. PABA 　　　D. GABA 　　　E. 单胺氧化酶

7. 体外抗菌活性最强的药物是（　　　）。

A. 环丙沙星 　　B. 氧氟沙星 　　C. 诺氟沙星 　　D. 洛美沙星 　　E. 氟罗沙星

三、简答题

1. 简述磺胺药物的不良反应。

2. 试述喹诺酮类药物的分类及代表药物。

3. 简述其他人工合成抗菌药的临床用途。

第三十六章　抗真菌药和抗病毒药

学习目标

1. 掌握常用抗真菌药的药理作用、用途。
2. 熟悉常用抗病毒药的不良反应及注意事项。
3. 能根据药物的适应证、患者的病情等，合理选用药物。

第一节　抗真菌药

真菌感染一般分为浅部真菌感染和深部真菌感染。前者常由各种癣菌引起，主要侵犯皮肤、毛发、指（趾）甲等，发病率高；后者多由白念珠菌、新型隐球菌、荚膜组织胞浆菌等引起，侵袭黏膜、内脏、深部组织及全身，发病率低，但病情严重甚至危及生命。近年来，深部真菌感染的发病率呈持续上升趋势，这与长期不合理使用广谱抗菌药、细胞毒性抗恶性肿瘤药、免疫抑制药、糖皮质激素等有关。

抗真菌药是指能抑制真菌生长繁殖或杀死真菌的药物。根据化学结构分为 5 类：抗生素类、唑类、丙烯胺类、棘白菌素类及嘧啶类。

一、抗生素类抗真菌药

两性霉素 B

两性霉素 B 因具有嗜脂性及嗜水性而得名。口服、肌内注射均难以吸收，临床采用静脉滴注给药，不易透过血脑屏障。药物主要在肝代谢，代谢产物及少许原形药经肾缓慢排出。

【抗菌作用】

对多种深部真菌如新型隐球菌、白念珠菌、球孢子菌、荚膜组织胞浆菌、孢子丝菌、芽生菌等有较强的抑菌作用，高浓度时杀菌。两性霉素 B 可选择性地与真菌细胞膜中的麦角固醇结合，改变膜的通透性，导致细胞内重要物质如氨基酸、电解质等外漏而使真菌生长停止或死亡。哺乳动物的红细胞膜及肾小管上皮细胞的细胞膜含有类固醇，故两性霉素 B 可引起红细胞膜及肾损伤。真菌对本药极少产生耐药性。

【临床应用】

静脉滴注治疗深部真菌感染性疾病。真菌性脑膜炎时，需加鞘内注射。口服给药仅用于肠道真菌感染。局部应用治疗皮肤、黏膜等部位的念珠菌病。

【不良反应】

不良反应较多且严重。治疗初期可出现高热、寒战、头痛、呕吐、静脉炎等；静脉滴注过快可致心律失常；鞘内注射可引起惊厥、下肢疼痛甚至瘫痪；用药者在疗程中可出现不同程度的肾损害（氮质血症，低血钾、低血镁等）及贫血。事先给予解热镇痛药、抗组胺药或糖皮质激素，可减少治疗初期高热、寒战等反应的发生。

制霉菌素

制霉菌素的体内过程及抗菌谱与两性霉素 B 相似，但对念珠菌属的抗菌活性较高且不易产生耐药性。毒性大，不注射用药；口服不易吸收，适用于肠道念珠菌感染；局部用药治疗黏膜等部位的念珠菌病，儿科常用 10 万～20 万 U/mL 混悬溶液局部涂抹治疗鹅口疮。

灰黄霉素

灰黄霉素为非多烯类抗生素。对皮肤癣菌属有较强的抑制作用，而对其他细菌及深部真菌无效。本品脂溶性高，口服易吸收，分布广，易沉积于新生皮肤的角质层及毛发、指（趾）甲新生的角质部分，从而抵御真菌继续侵入。临床主要用于治疗浅部真菌引起的头癣、体癣、股癣、甲癣等。外用无效。由于毒性大，不宜用于轻症、局限的浅部真菌感染及局部用抗真菌药已可奏效者。

可导致头痛，发生率约为 10%。此外还可引起嗜睡、眩晕、共济失调、胃肠道反应及过敏反应。偶见白细胞减少症、中性粒细胞减少症等。本品为肝药酶诱导剂，可加速香豆素类药物、口服避孕药的代谢。

二、唑类抗真菌药

唑类抗真菌药包括咪唑类及三唑类。本类药物的特点是：①属于广谱抗真菌药，对浅部真菌和深部真菌皆有效。②抗菌机制为选择性抑制真菌细胞色素 P450 酶系，干扰真菌细胞膜中麦角固醇的合成，造成膜的通透性增加，细胞内重要物质外漏，从而发挥抑菌或杀菌作用。③较少产生耐药性。④在肝中代谢，可不同程度地抑制人细胞色素 P450 酶系。⑤常见不良反应包括胃肠道反应、肝功能异常、内分泌紊乱、致畸等。多数三唑类药物不良反应较咪唑类轻，为目前深部真菌感染的首选药。

咪康唑

咪康唑又称达克宁，系咪唑类广谱抗真菌药。口服吸收差，静脉给药可治疗深部真菌感染性疾病，但不良反应多。目前主要局部应用治疗皮肤、黏膜及指（趾）甲的真菌感染。

克霉唑

克霉唑为咪唑类广谱抗真菌药，毒性大，口服不易吸收，只局部给药治疗体癣、手足癣等浅部真菌病，栓剂用于白念珠菌引起的阴道炎。

酮康唑

酮康唑是咪唑类广谱抗真菌药，对多种癣菌及新型隐球菌、白念珠菌、荚膜组织胞浆菌、球孢子菌等有抗菌作用。口服吸收需要足够的胃酸，血浆蛋白结合率 80% 以上，不易透过血脑屏障。临床用于治疗深部及浅表真菌感染。口服给药不良反应较多，常见胃肠道反应、过敏性皮疹，也可干扰人体内分泌，引起男性乳房发育、女性月经紊乱，动物实验证明有致畸作用，肝毒性是最严重的不良反应，可引起肝衰竭，导致患者死亡。

氟康唑

氟康唑为三唑类广谱抗真菌药。其特点是：①口服吸收迅速，不受食物及胃酸的影响。②穿透力强，脑脊液中浓度高。③在肝内代谢少，约 90％以原形经肾排泄。④抗菌谱与酮康唑相似，体外抗菌活性是酮康唑的 5～20 倍。临床主要治疗隐球菌病、念珠菌病、球孢子菌病、芽生菌病等。治疗隐球菌性脑膜炎时，可在使用两性霉素 B 联合氟胞嘧啶治疗病情好转后，用氟康唑维持。不良反应较咪唑类少，但仍可引起消化道反应、皮疹、肝坏死、胎儿畸形等。儿童、孕妇、哺乳期妇女使用应权衡利弊，肝、肾功能不全患者应慎用，6 个月以下的婴儿不推荐使用。

伊曲康唑

伊曲康唑为三唑类广谱抗真菌药。口服吸收良好，分布广，在肺、肾、皮肤、指（趾）甲等处药物浓度为血药浓度的 10 倍以上，但不易透过血脑屏障。体内、外抗菌活性是酮康唑的 5～100 倍。可有效治疗深部、皮下及浅表部位的真菌感染，已成为治疗组织胞浆菌、芽生菌感染的首选药。不良反应主要为胃肠道反应，也可出现头痛、头晕、低血钾、胚胎毒性等。肝毒性低于酮康唑。6 个月以下的婴儿不推荐使用。

伏立康唑

伏立康唑为广谱抗真菌药，对多种条件性真菌和地方流行性真菌均具有抗菌活性，抗真菌活性为氟康唑的 10～500 倍，抗白色念珠菌和双相型真菌的作用尤为突出。对多种耐氟康唑、两性霉素 B 的真菌深部感染有显著治疗作用。可口服和静脉给药，口服后生物利用度达 90％，血浆蛋白结合率为 60％，能分布到各种组织和体液内，在肝内代谢，主要以代谢产物从尿中排出，仅有 1％以原药形式排出。不良反应主要为胃肠道反应，其发生率较氟康唑低，患者更易耐受。

三、丙烯胺类抗真菌药

特比萘芬

特比萘芬为广谱抗真菌药，口服吸收好，分布广，在皮肤角质层、毛囊、甲板等处长时间维持较高浓度。对各种浅部真菌有杀菌作用，对白念珠菌等深部真菌有较弱的抑菌作用，抗菌机制为阻碍真菌细胞膜麦角固醇的合成。临床主要外用或口服，治疗体癣、股癣、足癣、甲癣等。不良反应少且轻微，主要为胃肠道反应，也可出现皮疹、荨麻疹，偶见肝损害。

四、棘白菌素类抗真菌药物

卡泊芬净

卡泊芬净是葡聚糖合成酶抑制剂，能有效抑制 β-1，3-D-葡聚糖的合成，从而干扰真菌细胞壁的合成。本品有广谱抗真菌活性，对白念珠菌、热带念珠菌、光滑念珠菌、克柔念珠菌等有良好的抗菌活性，对烟曲霉、黄曲霉、土曲霉和黑曲霉及除曲菌以外的几种丝状真菌和双态真菌也有抗菌活性。临床上主要用于治疗念珠菌败血症和念珠菌感染所致的腹腔脓肿、腹膜炎和腹腔感染；食管念珠菌病；难治性或不能耐受其他治疗，如两性霉素 B、两性霉素 B 脂质体制剂和（或）伊曲康唑的侵袭性曲霉病的治疗。

五、嘧啶类抗真菌药

氟胞嘧啶

氟胞嘧啶口服易吸收，穿透力强，分布广，能透过血脑屏障，也可进入关节腔、腹腔、房水中。对白念珠菌、新型隐球菌、芽生菌、着色霉菌等有良好的抑菌作用。氟胞嘧啶进入真菌细胞内，在胞嘧啶脱氨酶的作用下转变成 5-氟尿嘧啶，干扰真菌核酸及蛋白质的合成。临床主要用于治疗念珠菌病和隐球菌病，对隐球菌性脑膜炎疗效较好。单用易产生耐药性，与两性霉素 B 合用有协同作用。不良反应较轻，有恶心、呕吐、皮疹、血清氨基转移酶升高等，偶见骨髓造血功能抑制。

第二节　抗病毒药

病毒（包括 DNA 病毒和 RNA 病毒）属非细胞型微生物，由核心（单链或双链核酸）及外面的蛋白衣壳组成，寄生于活细胞内，利用宿主细胞的代谢系统进行增殖复制。病毒的增殖周期依次包括吸附、穿入、脱壳、生物合成及组装、成熟、释放几个步骤。阻止病毒增殖过程中任一环节的药物，皆起到防治病毒感染性疾病的作用。理想的抗病毒药应选择性作用于病毒而对宿主细胞无损害，但由于病毒具有胞内寄生特性且增殖时需依赖宿主细胞的许多功能，迄今为止安全有效的抗病毒药为数极少。

根据主要用途，将抗病毒药分为广谱抗病毒药、抗人类免疫缺陷病毒药、抗疱疹病毒药、抗流感病毒药和抗肝炎病毒药。

一、广谱抗病毒药

利巴韦林

利巴韦林（病毒唑）为人工合成的广谱抗病毒药。对甲型肝炎病毒、丙型肝炎病毒、甲型流感病毒、呼吸道合胞病毒、腺病毒、流行性出血热病毒、疱疹病等多种 RNA 或 DNA 病毒有抑制作用，临床用于防治流行性感冒、疱疹、麻疹、甲型肝炎、流行性出血热、腺病毒肺炎等。常见不良反应有头痛、皮疹、血清胆红素升高，大剂量可引起白细胞减少、心肌损害等。有较强的致畸作用，孕妇禁用。

干扰素（interferon，IFN）

干扰素是机体细胞在病毒感染或其他诱导剂刺激下产生的具有抗病毒、抗肿瘤、抑制细胞增生和调节免疫作用的糖蛋白，包括 IFN-α、IFN-β、IFN-γ 三种。IFN-α、IFN-β 抗病毒及抗增生作用较强，IFN-γ 调节免疫作用明显。临床常用的是通过基因重组技术获取的 IFN-α。

干扰素作用于细胞表面特异性受体，通过信号转导及转录激活，诱导宿主细胞产生某些酶（即抗病毒蛋白），以降解病毒 mRNA，阻断病毒的合成、翻译、组装及释放。本药为广谱抗病毒药，临床主要用于治疗慢性肝炎（乙、丙、丁型肝炎）、流行性腮腺炎、乙型脑炎及疱疹病毒。常见不良反应有胃肠道反应、倦怠、头痛等，偶有骨髓抑制、肝功能损害，大剂量长期使用可引起共济失调、精神失常。孕妇禁用。

胸腺肽 α₁

胸腺肽 α_1 为一组免疫活性肽，可诱导 T 细胞分化成熟，并调节其功能。临床用于慢性肝炎、艾滋病，其他病毒性感染和肿瘤的治疗或辅助治疗。

二、抗流感病毒药

奥司他韦

奥可他韦又称达菲，在体内能转化为对流感病毒神经氨酸酶具有抑制作用的代谢物，能有效抑制病毒颗粒释放，阻止甲、乙型流感病毒传播，是目前流行性感冒最常用的药物之一，也是公认的抗禽流感、甲型 H1N1 流感最有效的药物之一。临床主要用于成人、1 岁及以上未成年人的甲型和乙型流行性感冒的治疗，也可用于成人、13 岁及以上青少年甲型和乙型流行性感冒的预防。常见不良反应有恶心、呕吐、失眠、头痛、腹痛等，常在首次用药时发生，也可见鼻塞、咽痛、咳嗽等，偶见血尿、嗜酸性粒细胞减少、皮肤多形性红斑、肝损害。孕妇及哺乳期妇女不主张使用。

金刚烷胺

金刚烷胺口服易吸收，分布广，主要以原形经肾排泄。对甲型流感病毒有较强的抑制作用，大剂量也抑制乙型流感病毒、风疹病毒。本药能干扰病毒的吸附、穿入和脱壳过程。临床主要用于防治甲型流感病毒感染。金刚烷胺尚有抗帕金森病的作用。不良反应有恶心、头晕、焦虑、失眠、幻觉及共济失调等。

金刚乙胺

金刚乙胺为金刚烷胺的 α-甲基衍生物，抗甲型流感病毒的作用优于金刚烷胺。因不易透过血脑屏障，中枢神经系统副作用较少。临床用于流行性感冒的预防和早期治疗。

三、抗疱疹病毒药

阿昔洛韦

阿昔洛韦又称无环鸟苷，口服吸收差，但体内分布广，易透过血脑屏障。在体内转化为三磷酸无环鸟苷，抑制 DNA 多聚酶，阻止病毒 DNA 复制。对单纯疱疹病毒作用最强，对水痘带状疱疹病毒、EB 病毒（EBV）的作用稍弱，对巨细胞病毒作用差，对乙型肝炎病毒也有抑制作用。临床为单纯疱疹病毒感染、水痘带状疱疹病毒感染的首选药。常见不良反应为胃肠功能紊乱、药疹，静脉给药可引起静脉炎，严重不良反应为急性肾衰竭。

伐昔洛韦

伐昔洛韦为阿普济韦与 L-缬氨酸所形成的酯，口服吸收迅速并完全转化为阿昔洛韦发挥作用，克服了阿昔洛韦口服生物利用率低的缺点，不良反应较阿昔洛韦轻。

更昔洛韦

更昔洛韦对单纯疱疹病毒及水痘带状疱疹病毒的作用与阿普洛韦相似，但对巨细胞病毒作用强。因骨髓抑制等不良反应发生率高，临床只用于巨细胞病毒引起的严重感染，如肺炎、肠炎、视网膜炎等。

阿糖腺苷

阿糖腺苷为腺嘌呤核苷衍生物。通过抑制 DNA 多聚酶而抑制病毒 DNA 合成。对单纯疱疹病毒、水痘带状疱疹病毒、乙型肝炎病毒等皆有抑制作用，对巨细胞病毒无效。临床静脉滴注治疗单纯疱疹病毒性脑炎，也用于水痘带状疱疹等疾病的治疗。常见不良反应为胃肠道反应，剂量过大可引起骨髓抑制、肝和肾功能损害。有致畸作用，孕妇禁用。

碘 苷

碘苷又称疱疹净，能竞争性抑制胸腺嘧啶核苷合成酶，阻止病毒 DNA 合成，为抗 DNA 病毒药。全身应用毒性大，仅局部用药治疗疱疹性角膜炎、疱疹性口腔炎以及皮肤疱疹病毒感染性疾病。可引起局部刺痛、瘙痒、水肿等，角膜炎患者长期应用可出现角膜混浊。

四、抗肝炎病毒药

肝炎病毒分为甲、乙、丙、丁、戊五型，其中，甲型、戊型肝炎病毒通过消化道传播，可引起急性肝炎；乙型、丙型、丁型肝炎病毒主要通过血液传播，在急性感染后有 80% 以上转为慢性病毒性肝炎，并与肝硬化、肝细胞癌的发生有关。抗肝炎病毒药主要用于慢性病毒性肝炎和急性丙型肝炎的治疗，临床上常用有干扰素、阿德福韦、利巴韦林、拉米夫定等。

阿德福韦

阿德福韦在体内被转化为具有抗病毒活性的二磷酸盐，能抑制乙肝病毒 DNA 复制，改善肝组织炎症。本药联合拉米夫定用于慢性乙肝病毒患者的治疗，特别适用于乙肝表面抗原（HBsAg）和乙肝病毒脱氧核糖核酸（HBV DNA）阳性、丙氨酸转氨酶（ALT）增高的慢性乙肝患者。乙肝病毒对阿德福韦不易产生耐药性。

五、抗人类免疫缺陷病毒药

人类免疫缺陷病毒（HIV）是 1981 年在美国首次被发现，1986 年世界卫生组织将该病毒命名为人类免疫缺陷病毒，属反转录病毒。HIV 能选择性侵犯 $CD4^+T$ 细胞，一旦进入 $CD4^+T$ 细胞，病毒 RNA 即被用作模板，在反转录酶（RNA 依赖性 DNA 多聚酶）的催化下，产生互补双螺旋 DNA，然后在 HIV 整合酶的催化下掺入宿主基因组，最后病毒 DNA 被转录和翻译成大分子非功能多肽，大分子非功能多肽在 HIV 蛋白酶的作用下裂解成小分子功能蛋白。临床使用的抗 HIV 药主要为核苷类反转录酶抑制药、非核苷类反转录酶抑制药和 HIV 蛋白酶抑制药 3 类。

齐多夫定

齐多夫定为核苷类反转录酶抑制药，是第一个用于抗 HIV 的药物。能竞争性抑制 HIV 反转录酶，终止 DNA 链的延长，阻止病毒复制，是治疗艾滋病的首选药。常见不良反应为骨髓抑制、贫血、中性粒细胞减少、胃肠道反应等，剂量过大出现焦虑、精神错乱等神经系统症状。

拉米夫定

拉米夫定为核苷类反转录酶抑制药。作用和齐多夫定相似，与其他核苷类反转录酶抑制药有协同作用。临床主要与齐多夫定等合用治疗艾滋病。也常用于乙肝的治疗，能减轻或阻止肝纤维化。常见不良反应有头痛、失眠、疲劳和腹泻等。

奈韦拉平

奈韦拉平为非核苷类反转录酶抑制药，与 HIV 反转录酶的活性中心结合，阻断反转录酶活性，抑制 HIV 的复制。临床与核苷类反转录酶抑制药联合使用，治疗 HIV 感染。本药可致严重皮肤损害（如中毒型表皮坏死）、过敏反应、肝坏死、抑郁甚至器官衰竭。

利托那韦

利托那韦为 HIV 蛋白酶抑制药，通过抑制蛋白酶活性，使 HIV 在被感染的细胞中产生不成熟的、不具有感染性的蛋白颗粒，阻止 HIV 传播。临床需与其他抗艾滋病药联合应用，即鸡尾酒疗法。可引起过敏，诱发癫痫、支气管痉挛、脂肪重新分布等不良反应。

> **知识拓展**
>
> ### "鸡尾酒"疗法
>
> "鸡尾酒"疗法即"高效联合抗反转录病毒疗法（HAART）"。该疗法由美籍华裔科学家何大一于 1996 年提出，是指像调鸡尾酒一样，根据一定的规律把 3 种或 3 种以上的抗 HIV 病毒药联合使用，通常是把蛋白酶抑制药与其他抗病毒药联合使用。联合使用的药物分别作用于病毒生存周期的不同环节，在 HIV 刚刚侵入人体时给药，迅速阻止病毒破坏人体免疫系统，延缓病程进展，延长患者生命，提高生活质量。这种疗法还可以克服单一用药易产生耐药性的弊端。
>
> 尽管"鸡尾酒"疗法有可能带来血脂异常升高、肝衰竭、糖尿病、心脏毒性等诸多不良反应，但是这些不良反应远远小于这种疗法带来的益处。

💬 用药指导

一、处方分析

案例：患者，男，38 岁，因间断头痛 1 月入院，发作时伴恶心呕吐，视物不清，时有发热，体温最高达 38.9℃，严重时四肢抽搐，意识丧失。经查体及脑脊液常规检查，诊断为新型隐球菌性脑膜炎。

Rp： 注射用两性霉素 B	30mg	q. d. i. v. gtt
0.9%氯化钠注射液	500mL	q. d. i. v. gtt
甘露醇注射液	125mL	q. 6h. i. v. gtt
地塞米松磷酸钠注射液	20mg	q. d. i. v. gtt

请问：该方案是否合理？为什么？

分析：两性霉素 B 用法用量不合理，选用溶媒不合理。两性霉素 B 用于敏感真菌所致的深部真菌感染且病情呈进行性发展者，如败血症、心内膜炎、脑膜炎（隐球菌及其他真菌导致）、腹腔感染（包括与透析相关者）、肺部感染、尿路感染和眼内炎等。两性霉素 B 不能加入含盐的溶媒，因为两者结合将产生沉淀物，先以灭菌注射用水配制本品，然后用葡萄糖注射液稀释，滴注液的药物浓度不超过 100mg/L。避光缓慢静滴。使用两性霉素 B 应适量口服补钾，并定期监测血钾和肾功能。

二、模拟练习

案例：患儿，女，4月龄。近半个月大便稀，有时呈豆渣样，多泡沫，有发酵味，每天 3～7 次，每次量较少，伴低热，入院诊断"念珠菌性肠炎"。

请问：应选用何药治疗？为什么？

分析：应该选用制霉菌素。酮康唑临床用于治疗深部及浅表真菌感染。口服给药不良反应较多，常见胃肠道反应、过敏性皮疹，也可干扰人体内分泌，引起男性乳房发育、女性月经紊乱等。氟康唑不良反应较咪唑类少，但仍可引起消化道反应、皮疹、肝坏死、胎儿畸形等。儿童、孕妇、哺乳期妇女使用应权衡利弊，肝、肾功能不全患者应慎用，6个月以下的婴儿不推荐使用。制霉菌素对念珠菌属的抗菌活性较高且不易产生耐药性。毒性大，不注射用药；口服不易吸收，适用于肠道念珠菌感染；局部用药治疗黏膜等部位的念珠菌病，儿科常用制霉菌素100万 U，口服 1 日 3 次，治疗白色念珠菌性炎。

？ 巩固提高

一、真题分析

1. 对禽流感、甲型 H1N1 病毒最有效的药物是（　　）。

A. 阿昔洛韦　　　B. 奥司他韦　　　C. 阿糖腺苷　　　D. 碘苷　　　E. 齐多夫定

2. 患儿，女，4 月龄。口腔黏膜白色块状物 4 天，诊断为鹅口疮，合理的处理措施是（　　）。

A. 克霉唑局部涂抹　　　　　　　　B. 氟康唑口服

C. 咪康唑口服　　　　　　　　　　D. 制霉菌素局部涂抹

E. 酮康唑局部涂抹

二、选择题

1. 治疗真菌性脑膜炎应选用以下哪种药物？（　　）。

A. 咪康唑　　　B. 氟康唑　　　C. 克霉唑　　　D. 酮康唑　　　E. 制霉菌素

2. 碘苷主要治疗（　　）。

A. 疱疹性角膜炎　　　　　　　　　B. 乙型肝炎　　　　　　　　　C. 甲型肝炎

D. 病毒性脑膜炎　　　　　　　　　E. 甲型流感

3. 金刚烷胺主要作用于以下哪种病毒感染？（　　）。

A. 甲型肝炎病毒　　　　　　　　　B. 巨细胞病毒

C. 乙型脑炎病毒　　　　　　　　　D. 甲型流感病毒

E. 流行性出血热病毒

4. 兼有抗震颤麻痹的抗病毒药是（　　）。

A. 阿昔洛韦　　　B. 金刚烷胺　　　C. 干扰素　　　D. 碘苷　　　E. 齐多夫定

5. 单纯疱疹病毒感染的首选药是（　　）。

A. 阿昔洛韦　　　B. 伐昔洛韦　　　C. 阿糖腺苷　　　D. 齐多夫定　　　E. 干扰素

三、思考题

1. 常用抗真菌药有哪些？

2. 试比较酮康唑、氟康唑、伊曲康唑的抗菌特点及不良反应。

第三十七章　抗结核药和抗麻风病药

学习目标

1. 掌握一线抗结核药的作用、临床应用及不良反应。
2. 熟悉二线抗结核药的作用特点及临床应用。
3. 能根据药物的适应证、患者病史及病情等，合理选用抗结核药。

结核病是由结核分枝杆菌引起的慢性传染病，可累及多个脏器，以肺部感染最多见。

第一节　常用抗结核药

抗结核药分为两类，即一线抗结核药和二线抗结核药。一线抗结核药包括异烟肼、利福平、乙胺丁醇、吡嗪酰胺、链霉素等，特点是疗效高、不良反应少、患者较易接受；二线抗结核药主要有对氨基水杨酸、丙硫异烟胺、阿米卡星、卡那霉素、卷曲霉素、莫西沙星、氧氟沙星、左氧氟沙星等，其毒性较大或疗效较差，多与一线药物联合应用。

一、一线抗结核药

异烟肼（isoniazid，INH）

异烟肼又名雷米封，口服或注射均易吸收，口服生物利用度达90%。穿透力强，吸收后分布广泛，在脑脊液、胸腹水、关节腔、肾、巨噬细胞内、纤维化或干酪样病灶、淋巴结中含量较高。大部分在肝脏乙酰化后失活，代谢产物及少量原形经肾排泄。由于遗传差异，肝对异烟肼乙酰化速率有快、慢之分，快乙酰化者 $t_{1/2}$ 为70min左右，慢乙酰化者 $t_{1/2}$ 约3h。每日服药1次，异烟肼对两种代谢型患者的疗效无明显差异。

【抗菌作用】

异烟肼对结核分枝杆菌有高度的选择性。对生长旺盛的结核分枝杆菌有强大的杀菌作用，48h内能迅速杀菌，对防止细菌耐药性的产生具有重要意义；对静止期结核分枝杆菌有抑菌作用。本药对细胞内、外的结核分枝杆菌均有杀灭作用，被称为全效杀菌药。单用易产生耐药性，与其他抗结核药无交叉耐药现象，联合用药可增强疗效并延缓耐药性的产生。

异烟肼能抑制分枝菌酸的生物合成，使细菌细胞壁合成受阻而发挥杀菌作用；抑制结核分枝杆菌DNA的合成而发挥抗菌作用；与菌体内的酶结合，引起分枝杆菌代谢紊乱而死亡。

【临床应用】

(1) 预防结核病　预防用药可单独使用。预防用药适用于以下人群：①有结核病史的人类免疫缺陷病毒感染者。②与新近诊断为传染性肺结核患者有密切接触的、结核菌素试验（PPD）阳性的幼儿和青少年。③未接种卡介苗的5岁以下儿童PPD阳性者。④PPD阳性的下述人员：糖尿病、硅沉着病、长期使用肾上腺皮质激素或免疫抑制剂的患者。⑤PPD强阳性的可疑结核病患者。

（2）**治疗结核病**　异烟肼是预防和治疗各种类型结核病的首选药。必须联合使用其他抗结核药，以增强疗效，防止或延缓药性的产生。

【**不良反应和注意事项**】

（1）**神经系统**　常用量可出现四肢麻木、肌肉萎缩等周围神经炎的表现；大剂量引起兴奋、失眠、反射亢进等中神经系统症状，严重时导致中毒性脑病、精神异常。异烟肼与维生素 B_6 的结构相似，能竞争同一酶系或增加维生素 B_6 的排泄，导致维生素 B_6 缺乏，产生神经系统不良反应，及时使用维生素 B_6 可以治疗神经系统不良反应（维生素 B_6 预防性使用可削弱异烟肼的抗结核作用，故不主张预防性应用）。嗜酒、癫痫病患者、精神病患者等慎用。

（2）**肝毒性**　可见血清氨基转移酶升高、黄疸，严重时出现肝小叶坏死，可能与异烟肼代谢产生的乙酰化异烟肼有关。35 岁以上及快代谢型患者更易发生。用药期间定期检查肝功能，肝功能不全者慎用。

（3）**其他**　有皮肤过敏、发热、胃肠道反应、粒细胞减少等。

（4）**药物相互作用**　异烟肼为肝药抑制药，可抑制香豆素类、苯妥英钠、三环类抗抑郁药等药物的代谢；合用利福平或饮酒可加重肝毒性；合用肼屈嗪可使异烟肼代谢受阻，毒性增加。

利福平（rifampicin，RFP）

利福平又名甲哌利福霉素，口服易吸收，2～4h 血药浓度达峰值。对氨基水杨酸钠可阻碍其吸收，若两者联合使用应间隔 8～12h。本药穿透力强，分布广泛，能进入脑脊液、胸腹水、结核空洞及巨噬细胞内。主要在肝代谢为去乙酰基利福平，其抗菌活性是利福平的 1/10。代谢产物及原形药大部分经胆汁排泄，可形成肝肠循环。利福平为肝药酶诱导剂，连续用药使肝药活性增强。本药呈橘红色，使用后可将尿液、唾液、痰液、泪液和汗液等染成橘红色。

【**药理作用和临床应用**】

利福平通过抑制依赖 DNA 的 RNA 多聚酶，阻碍细菌 mRNA 的合成，低浓度抑菌、高浓度杀菌，对繁殖期及静止期细菌皆有抗菌作用。广谱抗菌药，对结核分枝杆菌、麻风分枝杆菌、革兰氏阳性或阴性球菌（如金色葡萄球菌、脑膜炎奈瑟菌等）有强大的抗菌活性；对革兰氏阴性杆菌如大肠埃希菌、变形杆菌、流感嗜血杆菌及沙眼衣原体也有抑制作用。常与其他抗结核药联合应用治疗各种类型的结核病。也可治疗沙眼、麻风病、其他敏感菌所致的胆道感染等。

【**不良反应**】

（1）**胃肠道反应**　常见恶心、呕吐、腹痛、腹泻等，一般不严重。

（2）**肝毒性**　长期大剂量使用可出现黄疸、肝大、肝功能减退甚至肝坏死。慢性肝病患者、嗜酒者或与异烟肼合用时发生率明显增加。

（3）**其他**　可有皮疹、药热等过敏反应。偶见嗜睡、头晕和共济失调等神经系统不良反应，动物实验有致畸作用，妊娠早期禁用。单用易产生耐药性，耐药性与细菌 RNA 多聚酶的基因突变有关；与其他抗结核药无交叉耐药现象。

利福喷丁

利福喷丁为利福平的衍生物，抗菌谱与利福平相似，抗结核分枝杆菌的活性是利福平的 7 倍。$t_{1/2}$ 长，每周用药 1～2 次即可，与利福平有交叉耐药。不良反应较利福平少且轻。主要用于结核病、麻风病的治疗。与异烟肼、乙胺丁醇等有协同作用。

乙胺丁醇（ethambutol，EMB）

乙胺丁醇口服吸收良好，2～4h血药浓度达峰值，分布广泛。脑膜炎时脑脊液中可达有效治疗浓度。主要以原形经肾排泄，对肾有一定毒性。

【药理作用和临床应用】

本药对巨噬细胞内、外的结核分枝杆菌均有杀菌作用，主要作用于生长繁殖期的细菌。对耐异烟肼、链霉素的结核分枝杆菌仍有抗菌活性。乙胺丁醇能抑制分枝杆菌菌体内的阿拉伯糖基转移酶，使细菌细胞壁合成障碍，呈现杀菌作用。由于本药破坏了细菌细胞壁的屏障作用，可促进其他抗结核药进入菌体内，增强抗菌效果。单用易产生耐药性，但发生缓慢，一般3～4个月后出现，与其他抗结核药无交叉耐药现象。临床主要与异烟肼或利福平联合使用，治疗各种类型的结核病。

【不良反应】

常用量不良反应少，偶见胃肠道反应、过敏反应、肝及肾损害、诱发痛风等。连续大剂量[＞15mg/(kg·d)]使用可导致严重的球后视神经炎，引起视物模糊、异物感、流泪、弱视、红绿色盲、视野缩小等。若出现视力障碍应及时停药。13岁以下患者不主张使用。

吡嗪酰胺

吡嗪酰胺口服易吸收，2h血药浓度达峰值，细胞内和脑脊液中浓度较高。吡嗪酰胺在酸性环境中作用增强，主要杀灭巨噬细胞内的结核分枝杆菌。单用易产生耐药性，与其他抗结核药无交叉耐药现象，与异烟肼、利福平有协同作用，是结核病联合用药的重要药物。长期大剂量使用可发生严重的肝损害，也可引起胃肠道反应、光敏反应、诱发痛风等，用药期间避免日光照射。

链霉素

链霉素抗结核分枝杆菌的作用弱于异烟肼及利福平。穿透力差，对细胞内的结核分枝杆菌无影响，也不易渗入纤维化、干酪样病灶。单用可迅速耐药，临床主要与其他抗结核药合用，治疗浸润型或粟粒型肺结核。长期使用易产生耐药性和严重的耳毒性，儿童禁用。同类药物阿米卡星及卡那霉素也可用于结核病的治疗。

二、二线抗结核药

对氨基水杨酸钠

对氨基水杨酸钠为二线抗结核药。其特点是：①口服吸收好，分布于全身组织、体液及干酪化病灶（不易进入细胞内）。②仅对细胞外的结核分枝杆菌有抑菌作用。③抗菌机制为抑制二氢叶酸合成酶，干扰结核分枝杆菌的叶酸合成。④耐药性产生缓慢，与其他抗结核药无交叉耐药。常与异烟肼、链霉素等联合使用以增强疗效并延缓耐药性的产生。不良反应发生率高，主要为胃肠道反应、过敏反应，长期使用可出现肝、肾损害，大量使用可影响凝血酶原的生成，偶可引起甲状腺肿大、黏液性水肿。

丙硫异烟胺

丙硫异烟胺化学结构及抗菌机制与异烟肼相似，但疗效较异烟肼差，对结核分枝杆菌仅有抑菌作用。临床与其他抗结核药联合，用于一线药物治疗无效的结核病患者。不良反应发生率高，主要为胃肠道反应、肝损害及神经系统症状。孕妇、儿童禁用。

卷曲霉素

卷曲霉素为多肽类抗生素，通过抑制细菌蛋白质合成产生抗菌作用。单用易产生耐药，与新霉素、卡那霉素存在交叉耐药，临床用于复治结核病患者。

喹诺酮类

喹诺酮类中的氧氟沙星、左氧氟沙星、莫西沙星等对结核分枝杆菌有较强的抗菌作用，与其他抗结核药有协同作用，对耐链霉素、异烟肼的菌株仍有效。

罗红霉素

罗红霉素系新型大环内酯类，有抗结核分枝杆菌作用，与异烟肼、利福平有协同作用。

三、抗结核药的临床用药原则

结核病用药原则要遵守早期用药、联合用药、适量用药、规律用药、全程督导治疗五原则，才能确保治疗有效、彻底。

（1）早期用药 早期活动性病灶内结核分枝杆菌生长旺盛，对抗结核药敏感，细菌易被抑制或杀灭；患病初期机体抵抗力较强，且病灶部位血液供应丰富，药物浓度高，有利于抗菌及促使痰菌阴转，从而获得满意疗效。

（2）联合用药 联合用药必须要联合 2 种或 2 种以上的药物，既要有细胞内杀菌药又有细胞外杀菌药，这不仅使化疗方案取得最佳疗效，还可缩短疗程，避免或延缓耐药性的产生。

（3）适量给药 抗结核药如用量过大，易对消化系统、神经系统以及肝、肾等产生毒副作用。剂量偏小，血液浓度过低，达不到抑菌、杀菌目的，还促使耐药产生，故应在专科医生的指导下适量用药。

（4）规律用药 结核分枝杆菌是一种分裂周期长、杀灭困难大的顽固细菌。治疗过程中患者一定要在专科医生指导下规律用药，按规定疗程完成治疗方案。患者随意改变药物的种类、剂量或过早停药均可使被抑制的细菌再度繁殖或迁延，导致治疗失败。

（5）全程督导 WHO 提出督导治疗（DOTS），是当今控制结核病的首要策略。即患者的病情、用药、复查等都应在医务人员的监视之下，在全程化疗期间（一般为 6～12 个月，耐药结核病疗程更长）均由医务人员指导，确保在不住院的情况下得到规范治疗。

> **知识拓展**
>
> **耐药结核病**
>
> 结核病患者感染的结核分枝杆菌被体外药敏测试（drug sensitivity test，DST）证实对一种或多种抗结核药耐药的现象称为耐药结核病。通常分为四类：①单耐药结核病。②多耐药结核病（对 1 种以上的抗结核药耐药，但不包括同时耐异烟肼、利福平）。③耐多药结核病（MDR-TB，至少同时对异烟肼、利福平耐药）。④广泛耐药结核病（XDR-TB，至少同时对异烟肼、利福平耐药外，还对任何氟喹诺酮类药物产生耐药以及 3 种二线抗结核注射药物卷曲霉素、卡那霉素和阿米卡星中的至少 1 种耐药）。

第二节　抗麻风病药

麻风病是由麻风杆菌引起的慢性传染病,不仅会造成皮肤及周围神经的损伤,严重者还会导致畸形、残废。早期足量足疗程的规则治疗,可以预防畸形、残废及复发。常用的抗麻风病药有砜类化合物、利福平、大环内酯类药物等。

氨苯砜

氨苯砜是治疗麻风的首选药物,口服吸收缓慢而完全,4~8h血药浓度可达峰值。氨苯砜吸收进入体内后广泛分布于全身组织和体液,肝和肾中浓度最高,其次为皮肤和肌肉。此外,病变皮肤中的药物浓度又较正常皮肤高。有肠肝循环,故在血液中存留时间较长,需要制定合理的给药方案,以免发生蓄积中毒。氨苯砜可经胆汁排泄,亦可在肝脏内乙酰化后从尿中排出。

【药理作用和临床应用】

由于氨苯砜抗麻风杆菌作用可被 PABA 拮抗,因此有人认为其抗菌机制可能与磺胺类药物相同。氨苯砜单用易产生耐药性,与利福平合用可延缓耐药性的产生。治疗时以小剂量开始直至最适剂量为止,一般用药3~6个月症状开始改善,细菌完全消失至少需1~3年时间,因此在治疗过程中不应随意减量或过早停药。

【不良反应】

常见的不良反应是溶血性贫血和紫绀,葡萄糖-6-磷酸脱氢酶(G-6-PD)缺乏者较易发生,其次为高铁血红蛋白血症。口服氨苯砜可出现胃肠道反应、头痛及周围神经病变、药热、皮疹、血尿等。对肝脏亦有一定毒性,应定期检查血常规及肝功能。治疗早期或药物增量过快可引起"砜综合征",表现为发热、不适、剥脱性皮炎、黄疸伴肝坏死、淋巴结肿大贫血等。严重贫血、G-6-PD缺乏、肝肾功能不良、过敏者及精神病患者禁用。

氯法齐明

氯法齐明又名氯苯吩嗪,对麻风杆菌有抑制作用,与氨苯砜或利福平合用治疗各型麻风病,治疗瘤型麻风为首选用药。对 MDR-TB 甚至是广泛耐药结核病具有良好的治疗效果。主要不良反应是使皮肤及代谢物呈红棕色。

巯苯咪唑

巯苯咪唑又名麻风宁,是新型抗麻风药,疗效较砜类好。用于治疗各型麻风病,可用于砜类药物过敏者。其优点是疗程短,毒性小,不易蓄积,患者易于接受。可产生耐药性,常见不良反应为局限性皮肤瘙痒和"砜综合征"。

其他药物:利福平杀灭麻风杆菌作用较氨苯砜快,毒性小,一般作为与氨苯砜联合应用的药物使用。大环内酯类药物如罗红霉素、克拉霉素亦具有抗麻风杆菌作用,且不良反应轻,患者容易接受。

🔲 用药指导

一、处方分析

案例:丁某,男,17岁,因反复咳嗽、咳痰伴咯血三周就诊,经胸片等检查后诊断为肺结核。医生开具下列处方。

Rp:异烟肼 0.3g　利福平 0.45g　乙胺丁醇 0.75g　护肝片　0.2g

q.d.p.o. 不低于 6 个月

请问：以上处方是否合理？为什么？

分析：此处方合理。异烟肼可杀灭细胞内、外及繁殖期和静止期的结核菌；利福平除能杀死代谢旺盛、不断生长繁殖的结核菌外，也能杀灭从休眠状态突然苏醒的结核菌，乙胺丁醇为抑菌剂，对细胞内、外繁殖或静止状态结核菌均起作用，与其他抗结核药联用时，可延缓细菌对其他药物耐药性的产生。三药合用疗效增加的同时可加重肝损害，故加用护肝片。

二、模拟练习

案例：谢某，女，2 岁。因发热 7 天，喷射性呕吐 2 天，昏迷伴反复抽搐 1 天入院。入院后呈浅昏迷状，脑膜刺激征（＋）。PPD 阳性，经查体后诊断为"结核性脑膜炎"。

请问：患儿可使用哪些药物治疗？用药注意事项有哪些？

分析：可选用异烟肼、利福平等药物治疗，因有耳毒性，最好不用链霉素。用药时应联合应用易透过血脑屏障的抗结核药，必要时可使用脱水药和利尿药。

❓ 巩固提高

一、真题分析

1. 患者，男，8 岁。原发性肺结核入院，以下药物中不宜选用的是（　　）。

A. 异烟肼　　　　B. 利福平　　　　C. 利福喷丁　　　　D. 乙胺丁醇　　　　E. 吡嗪酰胺

2. 兼有抗结核病及抗麻风病的药物是（　　）。

A. 异烟肼　　　　　　　　　B. 乙胺丁醇　　　　　　　　　C. 利福平

D. 链霉素　　　　　　　　　E. 丙硫异烟胺

二、选择题

1. 有关异烟肼抗结核病的描述，错误的是（　　）。

A. 对结核分枝杆菌有高度的选择性　　　　B. 在脑脊液中可达有效治疗浓度

C. 对繁殖期结核分枝杆菌有杀灭作用　　　　D. 单用不易产生耐药性

E. 无肝毒性

2. 抗麻风病药首选药物是（　　）。

A. 氨苯砜　　　　　　　　　B. 苯丙砜　　　　　　　　　C. 利福平

D. 醋氨苯砜　　　　　　　　E. 丙硫异烟胺

3. 连续大量使用导致球后视神经炎的药物有（　　）。

A. 利福平　　　　　　　　　B. 异烟肼　　　　　　　　　C. 链霉素

D. 乙胺丁醇　　　　　　　　E. 对氨基水杨酸

4. 治疗活动性结核病的首选药是（　　）。

A. 异烟肼　　　　　　　　　B. 乙胺丁醇　　　　　　　　C. 利福平

D. 对氨基水杨酸　　　　　　E. 丙硫异烟胺

5. 能妨碍利福平吸收的药物是（　　）。

A. 链霉素　　　　B. 异烟肼　　　　C. 丙硫异烟胺　　　　D. 乙胺丁醇

E. 对氨基水杨酸

6. 对利福平的描述，错误的是（　　）。

A. 抗菌谱窄，只作用于结核分枝杆菌　　　　B. 为肝药酶酶诱导剂

C. 抗结核病时，可诱发"流感样综合征"　　　　D. 单用易产生耐药

E. 穿透力强

三、简答题

1. 简述抗结核药的用药原则。

2. 应用异烟肼时应注意什么？

第三十八章　抗寄生虫药物

学习目标

1. 掌握氯喹、奎宁、青蒿素、伯氨喹、甲硝唑的临床应用及不良反应。
2. 熟悉驱肠线虫药的分类及作用特点。
3. 能说出驱绦虫药的分类及作用特点。

抗寄生虫药是指用于驱除和杀灭体内、外寄生虫的药物。寄生虫病是目前危害人类和动物最严重的疾病之一，其中很多寄生虫病属于人畜共患疾病。

第一节　抗疟药

疟疾是由疟原虫引起、以雌性按蚊为主要媒介传播的一种寄生虫传染病，临床上表现为周期性定时性发作的寒战、高热、出汗和脾肿大、贫血等。

感染人体的疟原虫主要有三种：恶性疟原虫、间日疟原虫和三日疟原虫，分别引起恶性疟、间日疟和三日疟，后两者又称良性疟。一般情况下，三日疟症状较轻，而恶性疟症状较重且死亡率高。

一、疟原虫生活史及抗疟药的作用环节

1. 疟原虫在人体内的无性生殖阶段

（1）原发性红细胞外期　感染疟原虫的按蚊叮咬人时，子孢子随蚊的唾液进入人体血液，随即侵入肝细胞发育、繁殖，形成大量繁殖体。此期不出现症状，为疟疾的潜伏期。乙胺嘧啶对此期疟原虫有杀灭作用，可发挥病因性预防作用。

（2）继发性红细胞外期　间日疟原虫的子孢子有两种遗传类型：速发型和迟发型。速发型子孢子侵入肝细胞后即开始裂体增殖；迟发型子孢子进入肝细胞后，还需经 4～6 个月的休眠期才缓慢进行增殖，这就是继发性红细胞外期，此期是间日疟复发的根源。伯氨喹能杀灭此期疟原虫而用于根治间日疟。

（3）红细胞内期　肝细胞破裂释放出的裂殖子进入血液后，即侵入红细胞内生长发育成裂殖体，最后红细胞被破坏并释放出大量裂殖子，从而引起疟疾症状发作。从红细胞释出的裂殖子可再侵入其他红细胞，重复其裂殖增殖，周而复始，引起疟疾症状反复发作。对此期疟原虫有杀灭作用的药物有氯喹、奎宁、青蒿素等，用于预防、控制临床症状的发作。

2. 疟原虫在蚊体内的有性生殖阶段

红细胞内的疟原虫经过几期裂殖增殖后，部分裂殖子分化为雌、雄配子体。当按蚊叮咬疟疾患者时，雌、雄配子体随血液进入蚊体内，两者结合发育成合子，进行有性生殖，逐步发育成子孢子，子孢子进入按蚊唾液腺，按蚊叮咬人时子孢子随唾液进入人体引起感染。伯

氨喹能杀灭配子体，控制疟疾的传播。乙胺嘧啶虽在人体内没有杀灭配子体的作用，但其随人体进入蚊体能抑制疟原虫在蚊体内的发育。

疟原虫生活史及抗疟药的作用环节如图 38-1。

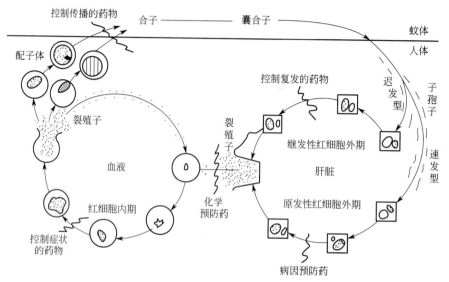

图 38-1　疟原虫生 活史及抗疟药的作用环节

二、常用抗疟药

1. 主要用于控制症状的抗疟药

氯喹

口服后在肠道吸收快而完全，血药浓度达峰时间为 1～2h。在红细胞内浓度比血浆浓度高 10～20 倍，而被疟原虫入侵的红细胞内药物浓度又是正常红细胞的 25 倍。在肝、脾、肺、肾中的浓度是血浆浓度的 200～700 倍。在脑组织中的浓度是血浆浓度的 10～30 倍。氯喹在肝脏代谢，其代谢物仍然具有抗疟作用。

【药理作用和临床应用】

（1）**抗疟作用**　本药能杀灭红细胞内期疟原虫。具有起效快、作用强、疗效持久的特点，是控制疟疾临床症状的首选药。氯喹对红细胞外期疟原虫无效，因此不能作病因性预防。对配子体也无直接作用，也不能阻断疟疾传播。

临床用于良性疟和恶性疟的急性发作，既能控制症状又能预防性抑制症状发作，与伯氨喹合用可根治间日疟、三日疟。

（2）**抗肠外阿米巴作用**　氯喹在肝内浓度较高，对阿米巴滋养体杀灭作用强大，是治疗肠外阿米巴肝炎和肝脓肿的主要药物。对阿米巴痢疾无效。

（3）**免疫抑制作用**　用于治疗自身免疫性疾病，对类风湿性关节炎、系统性红斑狼疮等疾病有一定疗效。

【不良反应和注意事项】

（1）可引起头痛、头晕、胃肠道反应、耳鸣和皮疹等，停药后即可消失。长疗程、大剂量用药可损害角膜和视网膜，表现为视力模糊。偶可引起心律失常、窦房结抑制，严重者可致阿-斯综合征。

（2）有致畸作用，孕妇禁用。肝、肾功能不全及心脏病患者慎用。

（3）用药过程中应定期进行眼科检查，以防视力受损。若给药后病情未控制、则可能对本药有耐药性，可改用奎宁或青蒿素。本药禁止静脉注射。

奎宁

奎宁又称金鸡纳霜或金鸡纳碱，是从茜草科植物金鸡纳树中提取所得的一种生物碱，属喹啉类衍生物。

本药能杀灭红细胞内期疟原虫，控制疟疾症状。但疗效不及氯喹，且毒性较大，主要用于耐氯喹或对多种抗疟药耐药的恶性疟，尤其是严重的脑型疟。

常见的不良反应主要有金鸡纳反应，表现为恶心、呕吐、头痛、听力和视力下降等，停药可恢复；对心肌有抑制作用，用量过大或静滴速度过快，可引起严重低血压和心律失常；少数恶性疟疾患者尤其是红细胞葡萄糖-6-碳酸脱氢酶（G-6-PD）缺乏症患者，应用很小剂量也可能引起急性溶血，出现寒战、高热、血红蛋白尿和急性肾衰竭，甚至死亡。

甲氟奎

甲氟喹与奎宁都属于喹啉甲醇衍生物，通过对奎宁结构改造而获得。特点为高效、安全。单独或与长效磺胺和乙胺嘧啶合用，能杀灭耐药性疟原虫。能有效杀灭红细胞内期滋养体，对成熟的滋养体和裂殖体有效，对肝内疟原虫无效。不良反应为偶见中枢神经系统反应，动物实验发现可致畸、影响发育，孕妇及 2 岁以下儿童禁用。

青蒿素

青蒿素是从菊科植物黄花蒿及其变种大头黄花蒿中提取的一种新型倍半萜内酯过氧化物，是我国科学家根据历史文献记载而发掘出的新型抗疟药。因其对耐氯喹虫株感染有效，青蒿素受到国内外广泛重视，为世界卫生组织所推荐。

青蒿素优点为高效、速效、低毒。对红细胞内期裂殖体有强大而快速的杀灭作用，能迅速控制临床发作及症状，对红细胞外期疟原虫无效。主要用于控制间日疟和恶性疟的症状及耐氯喹虫株的治疗。且易通过血脑屏障，可用于抢救脑型疟和黄疸型疟。本药服用后复发率高，与伯氨喹合用后可降低复发率。

少数患者有轻度恶心、呕吐、腹泻、四肢麻木和心动过速，偶有血清转氨酶轻度升高。

蒿甲醚

蒿甲醚为青蒿素的衍生物，有 α 和 β 型两种。临床应用其混合物，以 β 型为主。本药溶解度比青蒿素大，性质稳定，可制成油注射剂肌内注射。其抗疟作用高于青蒿素，对红细胞内期裂殖体有杀灭作用，对恶性疟、耐氯喹疟及凶险型疟的疗效较好，可迅速控制症状。与伯氨喹合用可降低复发率。

咯萘啶

咯萘啶为苯并萘啶类衍生物，对间日疟和恶性疟的红细胞内期裂殖体均有杀灭作用，抗疟效果显著。对耐氯疟原虫也有较强疗效。临床用于治疗各种疟疾，包括脑型和凶险型疟危重患者。

2. 主要用于控制复发和传播的抗疟药

伯氨喹

伯氨喹又称伯氨喹啉，口服吸收快速而完全，生物利用度高。主要分布在肝脏，大部分代谢为无活性产物。由于代谢、排泄均较快，需反复多次给药。

【临床应用】

对良性疟红细胞外期和各种疟原虫的配子体均有较强的杀灭作用，是根治间日疟和控制疟疾传播的首选药物。对红细胞内期无效，不能用于控制疟疾症状的发作。疟原虫对本药很少产生耐药性。

【不良反应和注意事项】

本药毒性较大，治疗量可引起头晕、恶心、呕吐、腹痛、发绀等不良反应。葡萄糖-6-磷酸脱氢酸缺乏者可发生急性溶血性贫血和高铁血红蛋白血症。用药过程中如发生急性溶血性贫血，应立即停药，给予地塞米松或泼尼松治疗。如发生高铁血红蛋白血症，可静脉注射亚甲蓝。

葡萄糖-6-磷酸脱氢酸缺乏者禁用。孕妇及肝、肾功能不全患者慎用。

3. 主要用于病因性预防的抗疟药

乙胺嘧啶

乙胺嘧啶是目前病因性预防的首选药，口服吸收慢但较为完全。6h 内血药浓度达到高峰。主要分布在肾、肺、肝、脾等器官及红细胞、白细胞内。能够通过胎盘，也可由乳汁排泄。经肾脏缓慢排泄，半衰期为 80～100h。服药后 5～7d 内有 10％～20％的原形物经肾脏排泄，作用可持续 30d 以上。

【药理作用和临床应用】

乙胺嘧啶能杀灭原发性红细胞外期疟原虫，对红细胞内期疟原虫仅能抑制未成熟的裂殖体，对成熟者无效，故不用于疟疾发作期的治疗。不能直接杀灭配子体，但能抑制蚊体内的有性生殖，起阻断传播的作用。

疟原虫不能直接利用环境中的叶酸，只能在二氢叶酸还原酶的作用下将二氢叶酸还原为四氢叶酸，从而合成核酸。乙胺嘧啶能抑制疟原虫的二氢叶酸还原酶，影响疟原虫核酸的合成，从而抑制疟原虫的生长繁殖。与二氢叶酸合成酶抑制剂磺胺类或砜类合用可增强疗效，又能减少耐药性的产生。

【不良反应和注意事项】

治疗量时不良反应较少，偶可见皮疹。长期大剂量应用可干扰人体的叶酸代谢，引起巨幼红细胞性贫血，可用甲酰四氢叶酸对抗。本药略带甜味，易被儿童误服而中毒，应加强管理。肾功能不全者慎用。孕妇、哺乳期妇女禁用。

磺胺类和砜类

二者皆为二氢叶酸合成酶抑制剂，能竞争性抑制疟原虫利用 PABA 合成二氢叶酸和核酸，从而抑制疟原虫的生长繁殖。主要抑制红细胞内期疟原虫，单用效果较差，常与乙胺嘧啶等二氢叶酸还原酶抑制剂合用，增强疗效。

第二节　抗阿米巴病药及抗滴虫病药

一、抗阿米巴病药

阿米巴病是由溶组织内阿米巴原虫感染所引起，以阿米巴包囊为感染体。包囊在肠腔内脱囊分裂成小滋养体，寄生于肠道内并与肠道菌群共生。部分小滋养体移向结肠，并变为包囊，此时患者无症状，称为排包囊者，是重要传染源。在机体抵抗力低下或肠壁受损时，小滋养体会侵入肠壁组织发育成大滋养体，破坏肠壁组织和膜下组织，引起阿米巴痢疾、阿米巴肠炎等肠道阿米巴病；大滋养体可经血液入侵肠外组织如肝、肺、脑等组织，引起阿米巴炎症或脓肿，称为肠外阿米巴病。

抗阿米巴病药分为三类：①抗肠内、外阿米巴病药，包括甲硝唑、替硝唑、依米丁、去氢依米丁等；②抗肠内阿米巴病药，包括卤化喹啉类（喹碘方、双碘喹啉、氯碘羟喹）、二氯尼特、尼龙霉素等；③抗肠外阿米巴病药，氯喹等。

1. 抗肠内、外阿米巴病药

甲硝唑

甲硝唑又称灭滴灵，为人工合成的硝基咪唑类衍生物，口服吸收迅速且完全，生物利用度高达 90%～100%。在体内分布广泛，易进入组织和体液中，包括唾液、乳汁、精液和阴道分泌物。能通过血脑屏障和胎盘。主要在肝脏代谢，大部分经肾脏排泄，也可由阴道分泌物、乳汁、唾液排出。

【药理作用和临床应用】

(1) 抗阿米巴作用　对肠内、外阿米巴滋养体均有强大的杀灭作用，是治疗肠内、外阿米巴病的首选药。对急性阿米巴痢疾和肠外阿米巴病效果最好。但肠腔内药物浓度偏低，宜与抗肠内阿米巴病药合用。

(2) 抗滴虫作用　对阴道毛滴虫有直接杀灭作用，是治疗阴道滴虫病的首选药。口服后药物可出现于阴道分泌物、精液和尿液中，故对男女泌尿生殖系统滴虫感染都具有良好疗效。治疗量对阴道正常菌群无影响。

(3) 抗厌氧菌作用　对所有厌氧球菌、革兰氏阴性厌氧杆菌和革兰氏阳性厌氧芽孢杆菌均有强大的杀灭作用。对脆弱杆菌感染特别有效。较少引起耐药性。对口腔、盆腔和腹腔内厌氧菌感染及由此引起的败血症及气性坏疽，均有良好防治作用。

(4) 抗贾第鞭毛虫的作用　是目前治疗贾第鞭毛虫病最有效的药物，治愈率达 90% 以上。

【不良反应和注意事项】

不良反应较轻而少见。常见头痛、眩晕、恶心、口中金属味、腹泻、腹痛、食欲下降。少数患者出现白细胞暂时性减少。极少数者出现神经系统症状，如肢体麻木，共济失调，惊厥等。啮齿类动物实验表明，若长期大量服用会有致癌作用，对细菌有致突变作用。故妊娠早期禁用。

替硝唑

替硝唑是甲硝唑的衍生物，疗效优于甲硝唑，作用维持时间较甲硝唑久。本药半衰期较长，生物利用度高，血药浓度达峰快且维持时间长。对阿米巴痢疾和肠外阿米巴病的疗效与甲

273

硝唑相当，但毒性略低；也可用于阴道滴虫病和厌氧菌感染的治疗。不良反应与甲硝唑相似。

奥硝唑

奥硝唑是继甲硝唑、替硝唑之后的第三代新型硝基咪唑类衍生物。本药及其中间代谢产物均有活性，作用于厌氧菌、阿米巴原虫、贾第鞭毛虫和阴道毛滴虫细胞 DNA，使其螺旋结构断裂或者阻断其转录、复制而致死。

不良反应为轻度胃部不适、口中异味、头痛及困倦，偶尔出现眩晕、颤抖、四肢麻木、痉挛、皮疹。

依米丁和去氢依米丁

依米丁为茜草科吐根属植物根中提取的异喹啉类生物碱，又名吐根碱。其衍生物去氢依米丁抗阿米巴作用更强，毒性更低。因依米丁刺激性强，一般不采用口服给药，只能用于深部肌内注射。

依米丁和去氢依米丁均能干扰溶组织内阿米巴滋养体的分裂与繁殖，能直接杀灭组织中的阿米巴滋养体。临床可用于治疗急性阿米巴痢疾和肠外阿米巴病。但不能杀灭肠腔中的滋养体，不宜用于慢性阿米巴痢疾。由于其毒性较大，仅在病情严重、甲硝唑疗效不满意时才考虑使用，且必须在严密监控下给药。孕妇、儿童和患有心、肝、肾疾病者禁用。

不良反应主要有胃肠道反应、肌无力、头痛、头晕及心脏损害。

2. 抗肠内阿米巴病药

卤化喹啉类

本类药物包括喹碘方、双碘喹啉、氯碘羟喹等。主要用于治疗肠腔内阿米巴病，特别是轻型痢疾及无症状排包囊者，对组织内阿米巴无效。与甲硝唑或依米丁合用治疗急性阿米巴痢疾，可提高根治率。本类药物主要不良反应为胃肠反应及甲状腺轻度肿大。长期大量应用及儿童用药危险性较大，可引起严重的视觉障碍，许多国家已禁用或限用。甲亢、肝肾功能不良及对碘过敏者禁用。

巴龙霉素

巴龙霉素为氨基糖苷类抗生素。口服吸收差，肠腔内浓度高，停留时间长，能杀灭阿米巴滋养体，可用于阿米巴肠炎和阿米巴痢疾的治疗。对肠外阿米巴病无效。主要的不良反应为胃肠道不适、恶心呕吐等，长期服用可致二重感染。

3. 抗肠外阿米巴病药

氯喹

氯喹为抗疟药，也有杀灭阿米巴滋养体的作用。口服后自小肠吸收，分布在肝、肾、脾等的浓度比血浆浓度高数百倍，分布在肠壁组织较少。主要用于甲硝唑无效或禁忌的阿米巴肝脓肿或阿米巴肝炎，对肠内阿米巴病无效。

4. 杀灭包囊的抗阿米巴病药

二氯尼特

二氯尼特为目前最有效的杀包囊药物，对无症状或者轻微症状的排包囊者有良好疗效，对肠外阿米巴病无效。单独使用二氯尼特治疗急性阿米巴疾病疗效不满意，在甲硝唑控制症状后，再用二氯尼特可有效预防复发。

本药毒性小，不良反应轻微、常见有腹胀、腹泻、恶心、呕吐以及皮疹、瘙痒等。

二、抗滴虫病药

滴虫病主要是指由阴道毛滴虫所致的滴虫性阴道炎。阴道毛滴虫也可寄生于男性泌尿道，可通过性接触而传染。甲硝唑是目前阴道滴虫病最有效的药物，若遇耐甲硝唑的滴虫感染，可用乙酰肿胺局部给药，乙酰肿胺为五价肿剂，其置于阴道穹窿部能直接杀死滴虫，对局部有较轻刺激，可使阴道分泌物增多或产生皮疹。已婚者夫妻双方应同时治疗。

第三节　抗血吸虫病药和抗丝虫病药

一、抗血吸虫病药

血吸虫又称裂体吸虫，寄生于人体的主要有日本血吸虫、曼氏血吸虫和埃及血吸虫。在我国主要是日本血吸虫，主要分布于长江及长江以南流域。

吡喹酮

吡喹酮为吡嗪异喹啉衍生物，口服吸收迅速而完全，2h左右血药达峰浓度，由于首过代谢作用明显，吸收后迅速分布于肝、肾、胰、肾上腺等多种组织，约24h内经肾和胆道排出体外。由于血吸虫病患者肝脏功能受损，使吡喹酮体内血药峰浓度提高且半衰期延长。一般认为其主要通过作用于5-HT受体使虫体产生痉挛，麻痹脱落，对多数绦虫成虫和未成熟虫体都有较好效果。

【药理作用和临床应用】

（1）治疗血吸虫病　吡喹酮对多种血吸虫均有杀灭作用，对成虫作用较强，对童虫作用较弱，是目前广泛应用的新型广谱抗血吸虫病药物。可用于肝吸虫病、肺吸虫病、华支睾吸虫病、姜片吸虫病的治疗。

（2）抗蠕虫作用　吡喹酮对牛肉绦虫、猪肉绦虫、短膜壳绦虫和阔节裂头绦虫感染均具有良好疗效。临床作为驱绦虫的首选药，也可用于姜片虫病的治疗。

【不良反应和注意事项】

吡喹酮不良反应多，但一般比较轻微和短暂，可出现恶心、腹痛、腹泻、头痛、眩晕、嗜睡等。少数患者出现心电图T波降低、心律失常等。

二、抗丝虫病药

丝虫病是由丝状线虫寄生于人体淋巴系统所引起的疾病。蚊子是主要传播媒介。在我国流行的丝虫病的病原体为班氏丝虫和马来丝虫。丝虫的生长发育分为在中间宿主蚊体内发育和终末宿主人体内发育两个阶段。

乙胺嗪

乙胺嗪的枸橼酸盐，又称海群生。

【药理作用和临床应用】

乙胺嗪对班氏丝虫和马来丝虫的微丝蚴均具有杀灭作用，是治疗丝虫病的首选药。能使微丝蚴迅速从患者的血液中减少或消失。对成虫也有杀灭作用但需要大剂量或者长疗程。作用机制可能有两方面：一是分子中哌嗪部分使微丝蚴的肌肉组织发生超极化，使虫体失去活动能力；二是可破坏微丝蚴的表面膜结构，使其容易受到宿主防御功能的破坏，产生杀灭丝虫的作用。

【不良反应和注意事项】

乙胺嗪毒性小，主要是胃肠道症状，如恶心、呕吐、食欲不振等。治疗过程中由于丝虫成虫和蚴虫大量死亡而释放异体蛋白而引起过敏反应，表现为皮疹，瘙痒、血管神经性水肿、体寒、发热、哮喘等。用本药前应先驱蛔虫，以免引起胆道虫病。肾功能不全患者应适当减少剂量。

呋喃嘧酮

呋喃嘧酮是我国研制的一种抗丝虫的化学合成新药，对成虫作用强，对棉鼠丝虫、马来丝虫和班氏丝虫的成虫与微丝蚴有强大的杀灭作用，活性和疗效均优于乙胺嗪。口服吸收迅速，30min 达血药浓度峰值，吸收后分布于各组织，代谢迅速，随尿液排泄，无蓄积作用。不良反应与乙胺嗪相似。

第四节　抗肠蠕虫药

肠道蠕虫分为肠道线虫、肠道绦虫和肠道吸虫三大类，肠道线虫包括蛔虫、蛲虫、钩虫和鞭虫等；绦虫主要有猪肉绦虫和牛肉绦虫；吸虫有姜片吸虫等。抗肠道蠕虫药主要通过干扰蠕虫活动，引起虫体肌肉麻痹或痉挛，杀灭或驱除上述寄生虫的药物。本节主要介绍抗肠线虫药和抗绦虫药。

一、驱肠线虫药

甲苯达唑

甲苯达唑是苯并咪唑的衍生物，口服难吸收，肠道内浓度高，故能有效杀灭肠道内寄生虫，大部分药物以原形由粪便排出，对宿主影响小，是广谱驱肠虫药。

【药理作用和临床应用】

甲苯达唑通过抑制蠕虫细胞内的微管形成，干扰依赖微管的葡萄糖摄取和利用，使虫体内贮存糖原耗尽而死亡。起效缓慢，给药数日后才能将虫排尽。临床主要用于蛔虫、钩虫、鞭虫、蛲虫感染。

【不良反应和注意事项】

本药无明显不良反应，偶见短暂的恶心、呕吐、腹泻、腹痛。大剂量偶见转氨酶升高。孕妇、2 岁以下儿童及对本药过敏者禁用。

阿苯达唑

阿苯达唑又名肠虫清，也是一高效、广谱、低毒的驱虫药，对蛔虫、蛲虫、钩虫、鞭虫、绦虫和粪类圆线虫等有驱杀作用；在肝、肺等组织中浓度较高，并能进入棘球蚴囊内，对肠道外寄生虫病如棘球蚴病、囊虫病、旋毛虫病、华支睾吸虫病、肺吸虫病、脑囊虫病等均有较好的疗效。

不良反应较轻，主要有消化道反应、头晕、偏头痛和嗜睡等，多在数小时内自行缓解，不必停药。孕妇及 2 岁以下儿童禁用。

左旋咪唑

左旋咪唑为四咪唑的左旋异构体，药用其盐酸盐，是广谱驱肠虫药。

【药理作用和临床应用】

作用机制可能是抑制虫体肌肉内的琥珀酸脱氢酶，使延胡索酸还原为琥珀酸的路径受阻，减少能量产生。当虫体跟药物接触后，神经节兴奋，肌肉发生持续性收缩而导致麻痹，随粪便排出体外。临床上主要用于治疗蛔虫病、钩虫病。具有免疫调节功能，可提高抗感染能力。

【不良反应和注意事项】

可引起恶心呕吐、腹痛头痛等，数小时后自行恢复。偶见流感样症状，如肌肉酸痛、全身不适等。个别患者出现白细胞减少、剥脱性皮炎及肝损伤。肝、肾功能不全者慎用或不用。

噻嘧啶

噻嘧啶的枸橼酸盐称为驱虫灵，是广谱驱线虫药，具有高效、广谱、副作用小的优点。对蛔虫、钩虫、蛲虫感染均有效，对鞭虫无效。

本药是去极化神经肌肉阻断药，能抑制胆碱酯酶活性，造成乙酰胆碱堆积，使神经肌肉去极化，引起虫体痉挛和麻痹，通过粪便排出体外。口服不易吸收，不良反应轻且短暂，主要是胃肠道反应，其次可产生头昏、发热等。

哌嗪

哌嗪的枸橼酸盐称为驱蛔灵，可抗蛔虫和蛲虫。能够阻断虫体的胆碱受体，抑制神经-肌肉传递，使虫体肌肉麻痹而排出体外。本药服药时间较长，治疗没有阿苯达唑等方便。不易吸收，偶见胃肠道反应和荨麻疹等。

恩波吡维铵

恩波吡维铵又称扑蛲灵，为氰胺类染料。对蛲虫具有明显的驱杀作用，是治疗蛲虫病的首选药。作用机制是干扰蛲虫呼吸酶系统，抑制虫体需氧呼吸并阻断对葡萄糖的吸收，抑制虫体生长繁殖。少数患者可出现恶心、呕吐、腹痛、腹泻、眩晕等不良反应。偶见感光过敏和肌肉痉挛。

二、驱抗绦虫药

氯硝柳胺

氯硝柳胺又叫灭绦灵，原为杀钉螺药，口服不易吸收。对血吸虫尾蚴和毛蚴均有杀灭作用，用于血吸虫的防治。对猪肉绦虫、牛肉绦虫、短膜壳绦虫和阔节裂头绦虫感染均具有良好疗效，尤其对牛肉绦虫为佳。作用机制为抑制绦虫线粒体内氧化磷酸化反应和对葡萄糖的摄取，杀灭绦虫头节和体节前段，但不能杀灭节片中的虫卵。因猪肉绦虫死亡，节片被消化后，虫卵可逆流入胃和十二指肠，侵入胃壁，有引起囊虫病的可能，因此不宜用于猪肉绦虫病。偶见消化道症状。

吡喹酮

吡喹酮为广谱抗吸虫药和驱绦虫药，不仅对多种吸虫有强大的杀灭作用，对绦虫感染和囊虫病也有良好效果，是治疗各种绦虫病的首选药。治疗囊虫病有效率为82％～98％。治疗脑型囊虫症时，虫体死亡后的炎症反应可引起脑水肿、颅内压升高，宜同时使用脱水药和糖皮质激素以防发生意外。

第五节　驱肠虫药的应用

不同药物对不同蠕虫的治疗效果各异，驱虫时必须针对不同的蠕虫感染选择不同的药物。有些药物为广谱驱肠虫药，对多种肠蠕虫感染均有效。在我国肠道蠕虫病以肠道线虫感染最为普遍。临床常用抗肠道蠕虫病药物特点比较见表38-1。

表38-1　抗肠道蠕虫病药物疗效比较

药物	作用对象及效果						
	蛔虫	蛲虫	钩虫	鞭虫	绦虫	囊虫	包虫
甲苯达唑	√√	√√	√√	√√	√		√
阿苯达唑	√√	√√	√√	√	√	√√	√√
左旋咪唑	√	√	√				
噻嘧啶	√	√	√				
哌嗪	√	√					
恩波吡维铵		√					
吡喹酮					√√		√
氯硝柳胺					√	√√	

注：√√表示首选；√表示有疗效。

用药指导

一、处方分析

案例：朱某，女，29岁，诊断为细菌性阴道炎，医生开具了下列处方。

Rp：硝呋太尔片 0.2g×30 片

　　甲硝唑维生素 B6 片 0.2g×42 片

　　阴道给药 每次各 2 片，每天 2 次

请问：以上处方是否合理？为什么？

分析：不合理。硝呋太尔具有广谱的抗菌作用，对曲霉菌、阴道毛滴虫、支原体、衣原体、厌氧菌、革兰氏阳性菌和部分革兰氏阴性菌在内的阴道感染具有良好的治疗效果；甲硝唑对厌氧菌、滴虫有抗菌活性，两药合用作用重叠。

二、模拟练习

案例：尢某，男，34个月，最近常喊肚子痛，揉按后可缓解。夜间睡眠易惊醒且伴磨牙和流口水。大便中检查出蛔虫卵，诊断为肠道蛔虫病。

请问：可用何药治疗？用药注意事项有哪些？

分析：可用枸橼酸哌嗪（驱蛔灵）治疗，包括片剂和糖两种剂型。驱虫应选择儿童健康状态下进行，一般情况下，一个疗程的驱虫药即可。

? 巩固提高

一、真题分析

1. 关于青蒿素的叙述不正确的是（　　　）。

A. 对红细胞内期裂殖体有强大而迅速的杀灭作用

B. 对耐氯喹虫株感染有良好疗效

C. 最大缺点是复发率高

D. 动物实验大剂量时，曾发现骨髓抑制、肝损害、胚胎毒性

E. 用于病因性预防

2. 下列感染不以甲硝唑作为首选药治疗的是（　　　）。

A. 肠内阿米巴　　　　　　　　B. 滴虫　　　　　　　　　　C. 贾第鞭毛虫

D. 真菌　　　　　　　　　　　E. 肠外阿米巴

二、选择题

1. 控制复发和阻止传播的首选抗疟药物是（　　　）。

A. 氯喹　　　　B. 青蒿素　　　　C. 奎宁　　　　D. 伯氨喹　　　　E. 乙胺嘧啶

2. 通过抑制疟原虫的二氢叶酸还原酶，阻碍核酸合成的药物是（　　　）。

A. 氯喹　　　　B. 奎宁　　　　C. 磺胺嘧啶　　　　D. 甲氧苄啶　　　　E. 乙胺嘧啶

3. 对耐氯喹的脑型疟患者，应选用（　　　）。

A. 乙胺嘧啶　　　　B. 伯氨喹　　　　C. 短效磺胺　　　　D. 奎宁　　　　E. 以上均不是

4. 用于控制疟疾发作的最佳抗疟药是（　　　）。

A. 氯喹　　　　B. 奎宁　　　　C. 伯氨喹　　　　D. 青蒿素　　　　E. 乙胺嘧啶

5. 治疗急性阿米巴痢疾和阿米巴肝脓肿应首选（　　　）。

A. 二氯尼特　　　　B. 左旋咪唑　　　　C. 甲苯达唑　　　　D. 甲硝唑　　　　E. 乙酰肿胺

6. 对甲硝唑无效或禁忌的肠外阿米巴病患者可选用（　　　）。

A. 氯喹　　　　B. 替硝唑　　　　C. 依米丁　　　　D. 喹碘方　　　　E. 乙酰肿胺

7. 抗阿米巴病的药物毒性最大的是（　　　）。

A. 巴龙霉素　　　　B. 双碘喹啉　　　　C. 氯喹　　　　D. 依米丁　　　　E. 氯磺喹啉

8. 对蛔虫、蛲虫、鞭虫、钩虫、绦虫感染均有效的药物是（　　　）。

A. 哌嗪　　　　B. 吡喹酮　　　　C. 甲苯咪唑　　　　D. 噻嘧啶　　　　E. 氯硝柳胺

9. 作用机制为使虫体神经肌肉去极化，引起痉挛和麻痹的抗线虫药是（　　　）。

A. 氯硝柳胺　　　　B. 甲苯咪唑　　　　C. 噻嘧啶　　　　D. 哌嗪　　　　E. 吡喹酮

10. 目前临床治疗血吸虫病的首选药是（　　　）。

A. 硝硫氰胺　　　　B. 吡喹酮　　　　C. 乙胺嗪　　　　D. 伊维菌素　　　　E. 酒石酸锑钾

三、简答题

1. 什么叫抗寄生虫病药？通常分哪几类？

2. 简述疟原虫的生活史。

第三十九章　抗恶性肿瘤药

学习目标

1. 掌握常用抗恶性肿瘤药物的分类和主要不良反应。
2. 熟悉常用抗恶性肿瘤药物的作用、临床应用。
3. 了解细胞增殖周期、抗恶性肿瘤药物的应用原则。

恶性肿瘤又称癌症，是严重危害人类健康的常见病、多发病。目前恶性肿瘤的治疗主要有手术、放射、药物、免疫和基因治疗等方法，抗恶性肿瘤药大多是通过干扰细胞分裂过程的某些环节杀死癌细胞，其作用靶点在癌细胞和正常细胞中几无区别，从而产生广泛而严重的不良反应，严重限制了药物的应用。近年来，抗恶性肿瘤药与手术、放射治疗等有机结合的综合性疗法，使恶性肿瘤化学治疗的疗效有了显著的提高，并明显减少了不良反应和耐药性的发生。随着细胞生物学和分子生物学的进步，抗恶性肿瘤药作用靶点的范围正在不断扩大，新型的抗恶性肿瘤药如肿瘤细胞诱导分化剂、肿瘤细胞凋亡诱导剂、抗肿瘤侵袭及转移药、新生血管生成抑制剂、肿瘤耐药性逆转剂以及肿瘤基因治疗等的类别和数量有望大幅度增加。

第一节　概述

一、抗恶性肿瘤药的分类

1. 根据抗肿瘤药物对各增殖期细胞的作用不同，可将抗肿瘤药分为：

（1）细胞周期特异性药物（cell cyele specific agents，CCSA）　仅能杀灭增殖周期中某一期肿瘤细胞的抗肿瘤药。抗代谢药（如羟基脲、甲氨蝶呤等）主要作用于 S 期细胞；长春碱类主要作用于 M 期细胞。

（2）细胞周期非特异性药物（cell cyele non-specific agents，CCNSA）　对增殖细胞群中的各期细胞都有杀灭作用的抗肿瘤药，对非增殖细胞群的作用较弱或几乎无作用。周期非特异性药物主要有烷化剂、抗肿瘤抗生素和抗癌金属药。

2. 根据抗肿瘤药物的作用机制不同，可将抗肿瘤药分为：

（1）干扰核酸（RNA 及 DNA）生物合成的药物　甲氨蝶呤、氟尿嘧啶、巯嘌呤、羟基脲、阿糖胞苷等。

（2）破坏 DNA 结构和功能药物　烷化剂、博来霉素、顺铂、丝裂霉素等。

（3）干扰转录过程和阻止 RNA 合成的药物　放线菌素 D、柔红霉素、多柔比星等。

（4）影响蛋白质合成的药物　长春碱类、紫杉醇类、三尖杉酯碱和左旋门冬酰胺酶等。

（5）调节体内激素平衡的药物　肾上腺皮质激素、雄激素、雌激素、他莫昔芬等。

（6）其他　维 A 酸、三氧化二砷、刀豆素 A 等。

二、抗恶性肿瘤药的不良反应

大多数抗肿瘤药的治疗指数较小，且选择性低，在杀伤肿瘤细胞的同时，也损伤正常组织细胞，尤其是增殖迅速的组织，如骨髓、消化道黏膜上皮、淋巴组织、生殖细胞等，主要的不良反应有：

(1) 骨髓抑制　主要表现为白细胞、血小板明显减少，继而粒细胞、红细胞及全血细胞减少。抗肿瘤药物的骨髓抑制程度、出现快慢及持续时间有所不同，对有迟发性骨髓造血功能损害的药物，使用时应特别注意。长春新碱骨髓毒性较小、博来霉素、门冬酰胺酶、甾体激素类等无骨髓毒性。

(2) 消化道黏膜损害　消化道黏膜对抗肿瘤药物十分敏感，用药后可有食欲缺乏、恶心、呕吐等胃肠反应，严重者可引起消化道黏膜广泛溃疡、胃肠道出血。睡前服药、应用镇吐药可缓解。严重者应减量或停药。

(3) 皮肤及毛发损害　多数抗肿瘤药能损伤毛囊上皮细胞，引起不同程度的脱发。以烷化剂最多见，脱发常出现于给药后1～2周，1～2月后脱发最明显，停药后毛发可再生。部分药物如博来霉素等也可引起皮肤红斑、色素沉着等。

(4) 肾损害和膀胱毒性　顺铂及大剂量甲氨蝶呤可直接损伤肾小管上皮细胞，表现为急性或慢性的血尿素氮升高，血清肌酐及肌酐酸升高。环磷酰胺可引起急性出血性膀胱炎，尤其在大剂量静脉注射时易出现。

(5) 免疫抑制　长期大量应用，可抑制机体免疫功能，使抗病能力降低，引起继发感染。

(6) 致突变、致畸和致癌　许多抗恶性肿瘤药可损伤DNA，干扰DNA复制，导致基因突变。发生于胚胎生长细胞可致畸，以抗代谢药物最强；发生于一般组织细胞可致癌，以烷化剂最显著。

(7) 其他　甲氨蝶呤、6-巯基嘌呤引起肝肿大、脂肪变性及肝炎等。博来霉素、环磷酰胺等可引起肺纤维化、呼吸困难。阿霉素、丝裂霉素、三尖杉酯碱有心脏毒性，可致心率加快，心肌损伤。长春新碱、紫杉醇及顺铂可引起自主神经功能紊乱，导致手足麻木、感觉迟钝。顺铂有耳毒性，可致耳聋。

第二节　常用抗恶性肿瘤药

一、干扰核酸合成药

该类药物又称抗代谢药物，其化学结构和核酸代谢的必需物质如叶酸、嘌呤、嘧啶等相似，通过特异性干扰核酸的代谢，阻止细胞的分裂。主要作用于S期细胞，属细胞周期特异性药物。这类药物在影响瘤细胞核酸合成时，对体内增殖更新迅速的细胞也有抑制作用，骨髓抑制是其共性不良反应。

甲氨蝶呤（MYX）

甲氨蝶呤又名氨甲蝶呤，本药刺激性小，可口服、肌内注射、静脉注射，用药方便。甲氨蝶呤结构与叶酸相似，进入体内后可抑制二氢叶酸还原酶，阻断二氢叶酸转化为四氢叶酸，使DNA合成受阻；MTX也可阻止嘌呤核苷酸的合成，故能干扰蛋白质的合成。临床应用用于治疗儿童急性白血病疗效显著，对绒毛膜上皮癌、恶性葡萄胎、乳腺癌、卵巢癌、肺癌等也有一定的疗效。

常见口腔、胃肠道黏膜损伤及肝硬化，骨髓抑制明显，长期大剂量应用可致肝肾损害及肺间质肺炎。

氟尿嘧啶

氟尿嘧啶又名5-氟尿嘧啶，本药在体内转变为5-氟尿嘧啶脱氧核苷酸，抑制脱氧胸苷酸合成酶，阻止脱氧尿苷酸变成脱氧胸苷酸，从而抑制DNA生物合成。也可掺入RNA的合成，干扰蛋白质合成，故主要杀灭S期细胞，对其他各期细胞也有抑制作用。临床应用主要用于治疗消化道癌和乳腺癌，对卵巢癌、绒毛膜上皮癌、宫颈癌、膀胱癌等也有一定疗效。

多见消化道反应，重者有血样稀便，危及生命。骨髓抑制明显，也可引起共济失调、脱发等反应。

巯嘌呤

巯嘌呤又名乐疾宁，是常用的嘌呤核苷酸抑制药。本品在体内经酶催化转变为硫代肌苷酸，可竞争性抑制肌苷酸转化为腺苷酸和鸟苷酸，干扰嘌呤代谢，阻碍DNA合成。对S期细胞有效，对其他各期细胞也有杀伤作用，且有较强的免疫抑制作用。

主要用于儿童急性淋巴细胞白血病的维持治疗，大剂量对绒毛膜上皮癌和恶性葡萄胎也有效。多见胃肠道黏膜损害及骨髓抑制等不良反应。

阿糖胞苷

阿糖胞苷在体内经脱氧胞苷激酶催化成二或三磷酸胞苷，进而抑制DNA多聚酶，阻止DNA合成；并可掺入DNA和RNA中，干扰DNA的复制和RNA的功能，主要杀灭S期细胞。

主要用于成人急性粒细胞性白血病，对恶性淋巴瘤及急性淋巴细胞白血病也有效。不良反应主要为骨髓抑制、胃肠道反应，偶致肝功能异常。

二、直接破坏DNA结构与功能药

本类药物可直接与DNA以共价键结合，从而严重破坏DNA。主要包括各种烷化剂、铂类配合物、某些抗生素及喜树碱类，属细胞周期非特异性药物。对人体生长较快的正常组织如骨髓、胃肠黏膜等均有损害作用。

氮芥

氮芥是最早用于恶性肿瘤治疗的药物，为双氯乙胺烷化剂的代表，属双功能基团烷化剂。目前主要用于霍奇金病、非霍奇金淋巴瘤等。由于氮芥具有高效速效的特点，尤其适用于纵隔压迫症状明显的恶性淋巴瘤患者。不良反应有恶心、呕吐、骨髓抑制、脱发、耳鸣、听力丧失、眩晕、黄疸、月经失调及男性不育等。

环磷酰胺

口服易吸收，静脉注射后可迅速分布于全身组织，肝脏浓度较高，肿瘤组织浓度高于正常组织。环磷酰胺本身无抗肿瘤活性，进入体内后经肝微粒体细胞色素P450氧化，生成中间产物醛磷酰胺，再在肿瘤细胞内分解出具有强大烷化作用的磷酰胺氮芥，使DNA发生烷化而发挥抗肿瘤作用。环磷酰胺抗瘤谱较广，是目前应用广泛的烷化剂。

【临床应用】

对恶性淋巴瘤疗效显著，对多发性骨髓瘤、急性淋巴细胞白血病、肺癌、乳腺癌、卵巢癌、神经母细胞瘤和睾丸肿瘤等均有一定疗效。还可作为免疫抑制剂用于自身免疫性疾病和器官排斥。

【不良反应】

特有的毒性反应是出血性膀胱炎，严重者有血尿，与代谢产物对膀胱较强的刺激性有关，大量饮水或给予美司钠（巯乙磺酸钠）可缓解症状。有致畸、致突变作用，孕妇及哺乳期妇女禁用。

塞替派

塞替派是乙酰亚胺类药物代表，能与细胞 DNA 的鸟嘌呤结合，抑制瘤细胞的分裂。其抗瘤谱广，对乳腺癌及卵巢癌有较好的疗效，对肝癌、恶性黑色素瘤和膀胱癌等也有效。主要不良反应为骨髓抑制，可引起白细胞和血小板减少。局部刺激小，可作静脉注射、肌内注射及动脉内注射和腔内给药。

白消安

白消安又名马利兰，在体内解离后起烷化作用，小剂量可抑制粒细胞的生成，大剂量可抑制血小板及红细胞系统。主要治疗慢性粒细胞性白血病，缓解率可达 80%～90%，平均生存期 3～4 年。对急性白血病无效。主要不良反应为消化道反应，骨髓抑制，久用可致闭经或睾丸萎缩。

亚硝脲类

亚硝脲类药物有洛莫司汀、司莫司汀。此类药物脂溶性高，易通过血脑屏障，其活性代谢物在脑脊液中浓度较高。可用于脑瘤、黑色素瘤及胃肠道瘤等治疗。对淋巴瘤、乳腺癌、急性白血病脑转移等也有效。不良反应为骨髓抑制、恶心、呕吐，也可引起肾毒性。

博莱霉素 (bleomycin, BLM)

博莱霉素又名争光霉素，体内分布广泛，以肺及鳞癌组织较多，不易被灭活，主要经肾脏排泄，可静脉注射、肌内注射。BLM 能与亚铁离子形成络合物，使氧分子转变成氧自由基，引起 DNA 单链或双链断裂，阻止 DNA 复制，干扰细胞分裂增殖。对 G2 期和 M 期细胞作用均较强。

主要用于鳞状上皮癌（头、颈、口腔、食管、阴茎、外阴、宫颈等），也用于淋巴瘤、睾丸癌、卵巢瘤等。常见不良反应有过敏性休克样反应、厌食、手掌起泡、角质化等；少见而最严重的毒性为间质性肺炎、肺纤维化，有致死者。对造血系统影响较少。

丝裂霉素 (MMC)

丝裂霉素口服吸收不规则，常注射给药。化学结构中具有乙撑亚胺基及氨甲酰酯基团，具有烷化作用，能与 DNA 双链交叉联结，抑制 DNA 复制，也能使部分 DNA 断裂。抗瘤谱广。临床常主要用于消化道癌如胃癌、肠癌、肝癌、胰腺癌等，疗效较好。对肺癌、乳腺癌、宫颈癌及绒毛膜上皮癌也有效。不良反应为骨髓抑制、消化道反应；注射局部刺激性大；偶见心脏毒性。

顺铂（cisplatin，DDP）

顺铂又名顺氯氨铂，为含铂无机配合物，二价铂与 DNA 链上的鸟嘌呤、腺嘌呤、胞嘧啶形成交叉联结。从而破坏 DNA 的结构和功能，具有活性强、抗癌谱广的特点，主要用于睾丸癌、卵巢癌、膀胱癌、肺癌和子宫颈癌等。

不良反应以肾毒性最为严重，其他不良反应为骨髓抑制、消化道反应、听力损害等。

卡铂

卡铂为第二代铂类配合物，作用机制类似顺铂，但抗恶性肿瘤活性较强，毒性较低。主要用于治疗小细胞肺癌、头颈部鳞癌、卵巢癌及睾丸肿瘤等。主要不良反应为骨髓抑制。

喜树碱和羟喜树碱

喜树碱（CPT）和羟喜树碱（OPT）是从我国特有喜树的根皮、果实中提出的生物碱，能抑制 DNA 拓扑异构酶 I，破坏 DNA 结构、抑制 DNA 合成。主要作用于 S 期。

临床主要用于食道癌、胃癌、结肠癌、直肠癌、绒毛膜上皮癌和急、慢性粒细胞性白血病等。喜树碱也可膀胱内灌注治疗膀胱癌。羟喜树碱则对原发性肝癌有一定疗效，新近发现它对支气管肺癌和乳腺癌也有效。不良反应主要为胃肠道反应，骨髓抑制和血尿等。

鬼臼毒素衍生物

依托泊苷和替尼泊苷为鬼臼毒素的半合成衍生物。鬼臼毒素能与微管蛋白相结合，抑制微管聚合，从而破坏纺锤丝的形成。但依托泊苷和替尼泊苷主要抑制 DNA 拓扑异构酶 I 的活性，从而干扰 DNA 结构和功能。属细胞周期非特异性药物，主要作用于 S 期和 G2 期细胞。临床用于治疗肺癌及睾丸肿瘤，有良好效果。也用于恶性淋巴瘤治疗。替尼泊苷对脑瘤亦有效。不良反应有骨髓抑制及消化道反应等。

三、干扰转录过程和阻止 RNA 合成药

放线菌素 D

放线菌素 D 又名更生霉素，为多肽类抗恶性肿瘤抗生素。能嵌入到 DNA 双螺旋链中相邻的鸟嘌呤和胞嘧啶碱基之间，与 DNA 结合成复合体，抑制 RNA 多聚酶，阻止 RNA 特别是 mRNA 和蛋白质的合成，进而抑制肿瘤细胞的生长。抗癌谱较窄，对恶性葡萄胎、绒毛膜上皮癌、霍奇金病、肾母细胞瘤、横纹肌肉瘤以及神经母细胞瘤等疗效较好。常见不良反应主要有消化道反应如恶心、呕吐、口腔炎等，骨髓抑制先呈血小板减少后出现全血细胞减少，少数患者可出现脱发、皮炎和畸胎等。

多柔比星

多柔比星又名阿霉素。能直接嵌入 DNA 双螺旋链中，阻止双链分离，抑制 DNA 复制及 RNA 合成。对免疫功能也有较强抑制作用。抗癌谱广，对急性淋巴细胞性白血病、淋巴瘤、乳腺癌、肺癌及其他多种实体肿瘤均有效。最严重的毒性反应为心脏毒性和骨髓抑制，此外，还有消化道反应、皮肤色素沉着及脱发等不良反应。

柔红霉素

柔红霉素又名正定霉素，为蒽环类抗生素，作用与多柔比星相似。主要用于急性淋巴细

胞性白血病和急性粒细胞性白血病。其骨髓抑制及心脏毒性强。

四、干扰蛋白质合成的药

长春碱和长春新碱

长春碱（VLB）和长春新碱（VCR）是由夹竹桃科植物长春花中提取的生物碱。长春新碱的抗肿瘤作用较强，两者均可抑制肿瘤细胞的有丝分裂，使细胞的有丝分裂停止于 M 期，主要杀伤 M 期细胞，大剂量也可影响 S 期细胞。肿瘤细胞对两药均可产生耐药性，并存在交叉耐药现象。长春碱主要用于急性单核细胞白血病、霍奇金病、绒毛膜上皮癌等。长春新碱主要治疗急性白血病、小细胞肺癌、乳腺癌等。

长春碱骨髓抑制明显，尚有胃肠道反应、神经毒性、脱发等。长春新碱骨髓抑制不明显，神经系统毒性明显，表现为指或趾感觉异常、腱反射迟钝或消失等。

紫杉醇

紫杉醇是由短叶紫杉或我国红豆杉的树皮中提取的有效成分。是作用较强的有丝分裂抑制药，静脉滴注促进微管蛋白装配成微管，抑制微管解聚，从而使纺锤体失去正常功能，细胞有丝分裂停止。由于它作用机制独特，对耐药的肿瘤细胞仍有效。对转移性乳腺癌、卵巢癌有独特的疗效，对肺癌、食道癌、大肠癌、恶性黑色素瘤、淋巴瘤、脑瘤等也有效。

不良反应为骨髓抑制、周围神经性病变、心脏毒性及过敏反应等。

三尖杉生物碱类

三尖杉酯碱和高三尖杉酯碱是从三尖杉植物的枝叶和树皮中提取的生物碱，静脉滴注可抑制蛋白质合成的起始阶段，干扰核蛋白体的功能，并使核蛋白体分解，释出新生肽链，但对 mRNA 或 tRNA 与核蛋白体的结合无抑制作用。对 S 期细胞作用明显。

对急性粒细胞白血病疗效较好，也可用于急性单核细胞白血病及慢性粒细胞白血病、恶性淋巴瘤等的治疗。不良反应有骨髓抑制、消化道反应、脱发等，偶有心脏毒性。

L-门冬酰胺酶

L-门冬酰胺酶（ASP）为水解门冬酰胺的酶，某些肿瘤细胞自身不能合成 L-门冬酰胺，必须从细胞外摄取。L-门冬酰胺酶可水解血清中的门冬酰胺而使肿瘤细胞缺乏供应，导致生长受抑制。

临床用于急性淋巴细胞性白血病的治疗，但易耐药，作用不持久。无骨髓抑制作用。不良反应主要是胃肠道反应及精神症状。

五、调节体内激素平衡药

某些肿瘤如乳腺癌、前列腺癌、甲状腺癌、宫颈癌、卵巢癌和睾丸肿瘤均与相应的激素失调有关。因此，应用某些激素或其拮抗药来调节体内激素的平衡，抑制这些激素依赖肿瘤的生长，而且无骨髓抑制等不良反应，但激素作用广泛，使用不当会对机体产生不良影响。

肾上腺皮质激素类

常用的药物有泼尼松、泼尼松龙、地塞米松等。对免疫过程的许多环节有抑制作用，能引起淋巴细胞溶解，作用迅速，维持时间短暂。对急性淋巴细胞性白血病及恶性淋巴瘤疗效较好。但易产生耐药性，常与其他抗肿瘤药配伍。在联合给药方案中少量短期使用，可缓解肿瘤引起的发热，使患者精神好转，食欲增加，保护并恢复骨髓造血功能。

雌激素类

雌激素常用己烯雌酚、雌二醇等。雌激素可以通过负反馈抑制下丘脑及垂体，减少雄激素的分泌。也可直接对抗雄激素的促进前列腺组织生长作用。临床主要用于前列腺癌，也可用于治疗绝经期乳腺癌，机制未明，禁用于妇女绝经前的乳腺癌。

雄激素类

主要有丙酸睾丸酮、甲基睾丸酮等。雄激素能够抑制腺垂体分泌促卵泡激素，使卵巢分泌雌激素减少，也能抑制催乳素的分泌，抑制乳腺癌的生长。适用于晚期乳腺癌，尤其是骨转移者疗效较佳。对其他肿瘤无效。

他莫昔芬

他莫昔芬能竞争性拮抗雌激素受体，阻断雌激素对乳腺癌的促进作用。抑制肿瘤细胞生长。适于治疗晚期乳腺癌，疗效与雄激素相同，但无女性男性化的副作用。

戈舍瑞林

戈舍瑞林是一种合成的、促黄体生成素释放激素的类似物，长期使用可抑制垂体的促黄体生成激素的分泌，从而引起男性血清睾酮和女性血清雌二醇的下降，停药后这一作用是可逆的。适用于前列腺癌、绝经前及围绝经期的乳腺癌治疗。曾有报道出现皮疹，偶见皮下注射部位的轻度肿胀。男性患者可见潮红及性欲减退，偶见乳房肿胀和硬结。

亮丙瑞林

亮丙瑞林为促黄体生成释放激素（LH-RH）的高活性衍生物，在首次给药后能立即产生一过性的垂体-性腺系统兴奋作用（急性作用），然后抑制垂体生成和释放促性腺激素。还进一步抑制卵巢和睾丸对促性腺激素的反应，从而降低雌二醇和睾酮的生成（慢性作用）。主要用于闭经前且雌激素受体阳性的乳腺癌和前列腺癌。

氟他胺

氟他胺又名氟硝丁酰胺，是一种口服的非甾体类雄激素拮抗剂。氟他胺及其代谢产物2-羟基氟他胺可与雄激素竞争雄激素受体，并与雄激素受体结合成复合物，进入细胞核，与核蛋白结合，抑制雄激素依赖性的前列腺癌细胞生长。主要用于治疗前列腺癌。

托瑞米芬

托瑞米芬是选择性雌激素受体调节药，在乳腺癌细胞质内与雌激素竞争性结合雌激素受体，阻止雌激素诱导的肿瘤细胞 DNA 合成及细胞增殖，抑制雌激素受体阳性的乳腺癌生长。主要用于治疗绝经妇女雌激素受体阳性转移性乳腺癌。

来曲唑

来曲唑为选择性非甾体类芳香化酶抑制药。通过竞争性与细胞色素 P450 酶亚单位的血红素结合，从而抑制芳香化酶，减少雌激素的生物合成。主要用于绝经后雌激素或孕激素受体阳性，或受体状况不明的晚期乳腺癌。

阿那曲唑

阿那曲唑为高效高选择性非甾体类芳香化酶抑制药。主要用于绝经后受体阳性的晚期乳腺癌。雌激素受体阴性，但他莫昔芬治疗有效的患者也可考虑使用。此外，还可用于绝经后乳腺癌的辅助治疗。

氨鲁米特

氨鲁米特又名氨基导眠能、氨格鲁米特、氨苯哌酮，为镇静催眠药格鲁米特的衍生物，能特异性抑制使雄激素转化为雌激素的芳香化酶的活性。绝经期妇女的雌激素主要来源是雄激素，氨鲁米特可以完全抑制雌激素的生成。本品还能诱导肝脏混合功能氧化酶系活性，促进雌激素的体内代谢。用于绝经后晚期乳腺癌。

六、其他抗恶性肿瘤药

(1) 分化诱导剂 维 A 酸的衍生物全反式维 A 酸通过诱导最后的分化，损伤前髓细胞的分化能力而缓解急性骨髓细胞性白血病。最常见的毒性反应为皮肤黏膜、骨骼肌及肝的损害。

(2) 诱导细胞凋亡的药物 近年来用三氧化二砷治疗早幼粒细胞性白血病已在我国某些地区获得初步成功，其主要作用机制为促使白血病细胞凋亡。

(3) 影响细胞膜的药物 植物凝集素中的刀豆素 A 通过与瘤细胞膜上的受体结合发生拓扑变化，随之发生凝集反应，阻止瘤细胞分裂而起抗癌作用。可用于结肠癌、直肠癌、乳腺癌和成骨肉瘤等。可产生局部反应和过敏反应。

(4) 左旋咪唑及干扰素诱导剂等作为免疫增强剂也已用于肿瘤的治疗 cAMP 的促癌细胞逆转作用，维生素 A 等防癌变作用也使抗癌药物的研究领域进一步拓宽。

▣ 用药指导

一、处方分析

案例：刘某，男，17 岁，慢性粒细胞性白血病患者，既往服用药物，病情得到控制。三天前，持续发热不退，使用抗生素无效。短时间内出现贫血症状，且进行性加重。就诊后医生给予以下处方。

Rp：白消安片 2mg×100 6mg q. d. p. o.

请问：以上处方是否合理？为什么？

分析：该处方不合理。该患者出现了持续发热不退和贫血的症状，很有可能为慢性粒细胞性白血病急性病变，而白消安对慢性粒细胞性白血病疗效显著，对慢性粒细胞白血病急性病变无效。此外，白消安一日剂量应该分三次服用。建议明确诊断，换用其他药物。

二、模拟练习

案例：王某，女，15 岁，急性淋巴细胞白血病患者。最近一段时间一直在使用环磷酰胺静脉滴注，用法为每天 4mg/kg，隔日用药一次，用药后患者出现尿急、尿痛和血尿的情况。

请问：分析出现此现象的原因以及如何预防。

分析：环磷酰胺代谢后生成丙烯酸，大量丙烯酸经泌尿道排出体外，可能会引起出血性膀胱炎，导致上述症状的出现。合用美司钠可预防出血性膀胱炎的发生。

巩固提高

一、真题分析

大多数抗癌药最常见的严重不良反应为（　　　）。

A. 肝脏损害   B. 神经毒性   C. 心肌损害

D. 骨髓抑制   E. 肾脏损害

二、选择题

1. 甲氨蝶呤抗肿瘤的主要机制是（　　　）。

A. 抑制二氢叶酸合成酶   B. 抑制二氢叶酸还原酶

C. 阻碍肿瘤细胞的嘌呤合成代谢   D. 干扰肿瘤细胞的 RNA 转录

E. 抑制胸腺嘧啶核苷酸合成酶

2. 可引起肺纤维化的抗癌药物是（　　　）。

A. 阿霉素   B. 丝裂霉素   C. 柔红霉素

D. 阿糖胞苷   E. 博来霉素

3. 可导致出血性膀胱炎的烷化剂是（　　　）。

A. 氮芥   B. 环磷酰胺   C. 塞替哌   D. 白消安   E. 顺铂

三、简答题

1. 简述抗肿瘤药常见的不良反应。

2. 简述抗肿瘤药的分类及代表药物。

第四十章 影响免疫功能药

学习目标

1. 了解常用影响免疫功能的药物的药理作用、临床应用、不良反应及注意事项。
2. 指导患者如何提高自身免疫能力。

机体的免疫功能是指机体识别和排出抗原性异物的功能。正常情况下，属于机体的保护性反应，包括免疫防护、免疫稳定和免疫监视。当免疫功能异常时，对机体有损害作用，可出现免疫病理反应，包括变态反应（过敏反应）、自身免疫性疾病、免疫缺陷病和免疫增殖病等，严重的甚至死亡。

影响免疫功能药是通过影响免疫应答反应和免疫病理反应而调节机体免疫功能，防治免疫功能异常所致的疾病，包括免疫抑制药和免疫增强药。

第一节　免疫抑制药

免疫抑制药通过药物抑制有关免疫细胞的增殖和功能，降低机体免疫反应，以达到治疗目的。免疫抑制药是一类非特异性抑制机体免疫功能的药物。主要用于自身免疫性疾病的治疗和器官移植。本类药物在抑制异常免疫反应的同时，对正常的免疫反应也有抑制作用，长期应用除可呈现各药的特有毒性外，亦可降低机体抵抗力而诱发感染，增加肿瘤发生率，影响生殖系统功能等不良反应。

常用的免疫抑制药有：糖皮质激素类（泼尼松、泼尼松龙、地塞米松等）；钙调磷酸酶抑制药（环孢素、他克莫司）；烷化剂（环磷酰胺、白消安、塞替派等）；抗代谢药（6-巯基嘌呤、硫唑嘌呤等）；抗淋巴细胞球蛋白等。

一、糖皮质激素类

常用的药物有泼尼松、泼尼松龙、地塞米松。作用广泛而复杂，且随剂量不同而异。生理情况下所分泌的糖皮质激素主要影响物质代谢过程，超生理剂量则发挥抗炎、抗免疫的药理作用。

【药理作用】

糖皮质激素类药物作用于免疫反应各期，对免疫反应的多个环节都有影响。主要是抑制巨噬细胞对抗原的吞噬和处理；也抑制淋巴细胞 DNA 的合成和有丝分裂，破坏淋巴细胞，使外周血淋巴细胞减少，损伤浆细胞，抑制抗体生成，从而抑制细胞免疫。

【临床应用】

临床用于器官移植的抗排异反应和自身免疫性疾病。

【不良反应】

本品较大剂量容易引起糖尿病、消化道溃疡和类库欣综合征症状，对下丘脑-垂体-肾上腺轴抑制作用较强。并发感染为主要不良反应。

> **知识链接**
>
> ### 免疫的类型
>
> 免疫是指机体免疫系统识别自身与异己物质，并通过免疫应答排除抗原性异物，以维持机体生理平衡的功能。它分为非特异性免疫和特异性免疫。非特异性免疫又叫先天免疫。指的是人类在长期的进化过程中逐渐建立起来的一种天然防御功能。它是先天遗传，不针对任何一种病原体，对多种病原体都有防御作用。特异性免疫又叫获得性免疫，指的是人在出生以后才产生的。只对某一种特定的病原体或者异物起防御作用，对其他的病原体无效。

二、钙调磷酸酶抑制药

环孢素

环孢素又称环孢霉素 A，是从霉菌代谢产物中提取的一种含有 11 个氨基酸的环状多肽。现已能人工合成。口服吸收不完全，其生物利用度低（20％～50％）。口服后血药浓度 2～4h 达峰值。血浆蛋白结合率为 95％。主要由肝代谢，胆汁排出。$t_{1/2}$ 为 10～27h。

【药理作用】

环孢素选择性作用于 T 淋巴细胞活化初期，主要抑制辅助性 T 细胞产生细胞因子，如白细胞介素-2 和淋巴细胞干扰素等。对抑制性 T 细胞无影响。对 B 淋巴细胞、粒细胞及巨噬细胞影响小，故对机体的一般防御能力没有显著影响。

【临床应用】

主要用于器官移植，已广泛用于肾、肝、胰、心、肺、皮肤、角膜和骨髓移植，预防和治疗排异反应；治疗自身免疫性疾病，用于治疗其他药物无效的难治性自身免疫性疾病，如类风湿性关节炎、银屑病、皮肌炎及系统性红斑狼疮等。

【不良反应和注意事项】

发生率较高，其严重程度、持续时间均与剂量、血药浓度相关，多为可逆性，以肾毒性最常见，发生率 70％，表现为肾小球滤过率下降，血清肌酐、尿素氮水平升高，呈剂量依赖性，停药后可恢复。其次为肝毒性，用药早期多见，可见转氨酶升高、黄疸。继发感染也较为常见，多为病毒感染。并可导致高血压、胃肠道反应及神经紊乱。此外还可引起水电解质紊乱、过敏反应、牙龈增生、不育等。

用药时应注意：①避免霉菌、病毒感染。②妊娠期妇女（有致畸作用）、哺乳期妇女禁用。③儿童近日接触或发作过水痘、带状疱疹及注射肝炎病毒疫苗者亦禁用。④避免与有肾毒性的药物合用，用药期间应定期监测肝、肾功能。⑤药酶诱导剂加速本品代谢。

他克莫司（FK506）

他克莫司是从链霉素属分离提取的一种大环内酯类抗生素。口服吸收很快，口服生物利用度在 25％左右，达峰时间为 1～2h，$t_{1/2}$ 为 5～8h，经肝代谢后排出体外。该药作用机制与环孢霉素相似，能结合细胞内结合蛋白形成复合物，抑制 LI-2 的基因转录，产生强大的免疫抑制作用。临床主要用于肝、肾及骨髓移植后的排斥反应和自身免疫性疾病，不良反应与环孢霉素相似。

西罗莫司

西罗莫司又称雷帕霉素，是一种大环内酯抗生素类免疫抑制剂，能阻断 T 淋巴细胞活化的后期反应（增殖）抑制细胞从 G1 期进入 S 期，阻断白细胞介素-2（IL-2）与其受体的结合，使 Tc、Td 细胞不能成为具有免疫应答作用的致敏性 T 淋巴细胞，发挥其免疫作用。西罗莫司是迄今为止发现的毒性较小的、有潜力的新型强效免疫抑制剂，可延长移植术后的生存期，减少急性排斥反应的发生，为移植者提供了一种新的治疗替代方法。不良反应主要包括高脂血症、骨髓抑制、肝脏损害等。

三、抗增殖药

本类药物有硫唑嘌呤、6-巯基嘌呤（6-MP）、氨甲蝶呤等，主要抑制 DNA、RNA 及蛋白质的合成而发挥抑制 T 细胞、B 细胞作用，但对 T 细胞抑制作用较强，故可同时抑制细胞免疫和体液免疫反应，但不抑制巨噬细胞的吞噬功能。本类药物主要用于肾移植的排斥反应和自身免疫性疾病如类风湿关节炎、系统性红斑狼疮、皮肌炎等。硫唑嘌呤的毒性较小，临床最为常用。不良反应主要有骨髓抑制、胃肠道反应、口腔食管溃疡、肝损害等。注意别嘌醇能抑制黄嘌呤氧化酶，减慢 6-巯基嘌呤和硫唑嘌呤的代谢，增加其毒性，合用时硫唑嘌呤或 6-巯基嘌呤用量应减至常用量的 1/4 左右。

四、细胞毒性药物

细胞毒性药物中具有免疫抑制作用的是烷化剂。烷化剂中常用的有环磷酰胺（CTX）、噻替派、白消安等，以环磷酰胺应用最多。本类药物能选择性地抑制 B 淋巴细胞，大剂量也能抑制 T 淋巴细胞，还可抑制免疫母细胞，并使抗体生成障碍，从而阻断体液免疫和细胞免疫反应。环磷酰胺因作用明显、副作用少、可口服而常用。临床常用于糖皮质激素不能缓解的自身免疫性疾病，如肾病综合征、全身性红斑狼疮、难治性类风湿关节炎及器官移植的排斥反应等。不良反应主要有骨髓抑制引起白细胞及血小板减少、胃肠道反应、出血性膀胱炎及脱发等（见第三十九章）。

五、抗体类

抗淋巴细胞球蛋白

抗淋巴细胞球蛋白（ALG）是采用人淋巴细胞或胸腺细胞、胸导管淋巴细胞或培养的淋巴母细胞免疫动物（马、羊、兔等）获得抗淋巴细胞血清，经提纯得到抗淋巴细胞球蛋白，其中用人的胸腺细胞免疫动物得到的制品，又称抗胸腺细胞球蛋白（ATG）。

【药理作用】

本药为直接抗淋巴细胞的抗体，现已能用单克隆抗体技术生产，特异性高，属于强免疫抑制剂。本药选择性地与 T 淋巴细胞结合，在血清补体参与下，使外周血淋巴细胞裂解，对 T、B 细胞均有破坏作用，但对 T 细胞的作用较强。亦可通过结合到淋巴细胞表面抑制淋巴细胞对抗原的识别能力。其能有效抑制各种抗原引起的初次免疫应答，对再次免疫应答作用较弱。其特点是无骨髓毒性。

【临床应用】

临床主要用于防治器官移植的排斥反应，可与硫唑嘌呤或糖皮质激素等合用预防肾移植排斥反应，并适用于白血病、多发性硬化症、重症肌无力及溃疡性结肠炎、类风湿性关节炎和系统性红斑狼疮等疾病的治疗。

【不良反应】

常见不良反应为过敏反应，表现为发热、寒战、皮疹、关节痛、血小板减少、粒细胞减少、低血压及过敏性休克等。

第二节　免疫增强药

免疫增强药是指单独或同时与抗原使用时能增强机体免疫应答的药物，主要用于免疫缺陷病、慢性感染性疾病，也常作为肿瘤的辅助治疗药物。随着人们对疾病治疗观念的转变，治疗的重点已经由直接杀伤外源性病原体转向调整生物机体自身功能，因而免疫增强药在医学的应用引起广泛的关注。免疫增强药种类繁多，包括提高巨噬细胞吞噬功能的药物如卡介苗等，提高细胞免疫功能的药物如左旋咪唑、转移因子及其他免疫核糖核酸胸腺素等，提高体液免疫功能的药物如丙种球蛋白等。

一、微生物来源的药物

卡介苗

卡介苗（BCG）又称结核菌苗，为牛结核分枝杆菌的减毒活菌苗。

【药理作用】

卡介苗除用于预防结核病外，尚可作为免疫佐剂使用，为非特异性免疫增强剂。卡介苗能增强细胞免疫和体液免疫功能，刺激 T 细胞增殖，提高巨噬细胞的吞噬功能，促进白细胞介素-1（IL-1）的产生，增强 T 辅助细胞（Th）和自然杀伤细胞（NK）的功能。

【临床应用】

临床主要用于肿瘤的辅助治疗，如白血病、肺癌及黑色素瘤等。近年来，也用于膀胱癌术后灌洗，以预防复发。用皮肤划痕法给药可用于结核病的预防。

【不良反应】

不良反应较多，发生率和严重程度与剂量、给药方式、免疫治疗的次数及药品制备有关。注射部位易发红斑、硬结或溃疡；亦可出现寒战、发热、全身不适等；偶见过敏反应。免疫功能严重低下者可致播散性卡介苗感染，需用异烟肼治疗。急性传染病、发热、结核病、心脏病、肾炎、严重皮肤病不宜应用。

二、生物制剂类药物

转移因子

转移因子（TF）是从正常人的淋巴细胞或淋巴组织、脾、扁桃体等提取的一种核酸肽，是 T 细胞促成剂。也可从动物猪脾、牛脾中提取，牛脾含量最多。不被 RNA 酶、DNA 酶及胰酶所破坏，无抗原性。

【药理作用】

转移因子其免疫调节作用无明显种属特异性。TF 可将供体的细胞免疫信息转移给受体，使受体的淋巴细胞转化并增殖分化为致敏淋巴细胞，由此获得供体的特异性和非特异性的细胞免疫功能。转移因子是 T 细胞促成剂，能够活化效应细胞，加强其对肿瘤细胞的攻击反应，从而抑制或破坏肿瘤细胞。另外 TF 还具有抗病毒作用，此作用可能与其诱导产生干扰素有关。

【临床应用】

临床主要用于原发或继发性细胞免疫缺陷的补充治疗，恶性肿瘤（黑色素瘤、骨肉瘤、平滑肌瘤、肾母细胞瘤等）及急性病毒感染（乙型脑炎、乙型肝炎、带状疱疹、病毒性心肌炎、流行性腮腺炎等）的辅助治疗。其抗病毒作用可能与其诱导产生干扰素有关。

【不良反应】

不良反应少，注射局部有酸胀、疼痛感，个别病例出现风疹性皮疹、皮肤瘙痒，少数人有短暂的一过性发热。

胸腺素

胸腺素又称胸腺多肽，是从小牛或猪胸腺中提取的小分子多肽，内含胸腺生成素、胸腺体液因子、血清胸腺因子等。能诱导前 T 细胞（淋巴干细胞）转化为 T 细胞，并进一步促进其分化成熟，增强 T 细胞对抗原或其他刺激的反应，同时增强白细胞、红细胞的免疫功能，并调节和增强机体的免疫功能。临床主要用于细胞免疫缺陷性疾病、自身免疫性疾病、感染性疾病和晚期肿瘤的治疗。除少数可出现注射部位轻度水肿及过敏反应外，一般无严重不良反应，大剂量可产生免疫抑制。

三、化学合成药

左旋咪唑

左旋咪唑（LMS）原为一个广谱的抗肠虫药（见第三十八章），后发现其具有免疫调节作用，是第一个化学结构明确的免疫调节剂。可口服、肌内或皮下注射给药，吸收良好。成人口服后 2～4h 血药浓度达峰值。主要肝代谢。本药及代谢产物的 $t_{1/2}$ 分别为 4h 和 16h。

【药理作用】

LMS 对免疫功能的作用受机体免疫状态的影响，对正常人几乎不影响抗体生成，但对免疫功能低下者则能增加抗体生成，能使受抑制的巨噬细胞和 T 细胞功能恢复正常。作用机制可能与激活环核苷酸磷酸二酯酶，降低巨噬细胞和淋巴细胞内 cAMP 含量有关。能诱导 IL-2 的产生，使免疫应答增强。

【临床应用】

临床主要用于免疫功能低下者，以增强机体抵抗力。对原发肿瘤无效，但与其他抗肿瘤药物联合用药既可提高疗效，又可减少不良反应，可作为肿瘤的辅助治疗。也可用于治疗自身免疫性疾病如类风湿关节炎、红斑狼疮等，这可能与本药能增强抑制性 T 淋巴细胞功能，恢复其调节 B 细胞功能，从而抑制体液免疫反应有关。

【不良反应】

发生率较低（5%），主要有胃肠道、神经系统（如头痛，失眠，味、嗅觉异常）反应和过敏反应（如荨麻疹）。长期连续用药可出现粒细胞及血小板减少，偶有肝损害。

四、基因工程药物

白细胞介素-2

白细胞介素-2（IL-2）又称 T 细胞生长因子，是由 T 辅助细胞（Th）产生的细胞因子，现已能应用基因重组工程生产。通过基因重组工程生产的白细胞介素-2，称重组人白细胞介素-2。

【药理作用】

白细胞介素-2 是重要的淋巴因子，参与免疫反应。其本身为抑制性 T 细胞（Ts）和细胞毒 T 细胞（Tc）分化、增殖所必需的调控因子；能够刺激自然杀伤细胞（NK）的活性与增殖；诱导或增强细胞毒 T 细胞、单核细胞及巨噬细胞的活性；诱导激活细胞毒淋巴细胞（LAK）的分化增殖；诱导干扰素产生；促进 B 淋巴细胞的分化、增殖和抗体分泌。具有广谱性免疫增强作用。

【临床应用】

临床主要用于恶性肿瘤如肾细胞瘤、黑色素瘤、结肠和直肠癌等的辅助治疗，可控制肿瘤发展，减小肿瘤体积，延长患者生命。也可用于治疗慢性肝炎、免疫缺陷病等。

【不良反应】

不良反应较多，以恶心、呕吐、腹泻等胃肠道反应多见，可见是发热、寒战，并可出现神经系统症状、肾功能减弱、水肿、低血压等症状，减小剂量可减轻。使用本品应严格掌握剂量，出现上述反应应立即对症治疗。

干扰素

干扰素（IFN）是一族可诱导的分泌性糖蛋白，主要分为 α、β、γ 三类。对酸、碱、热有较强的抵抗力，但易被蛋白酶等破坏。各种哺乳动物的细胞包括淋巴细胞、巨噬细胞与成纤维细胞均可因病毒感染或其他刺激而产生 IFN。目前已有基因重组生产的高纯度 IFN。IFN 具有高度的种属特异性，故动物的 IFN 对人无效。

【药理作用和临床应用】

（1）广谱抗病毒作用　对所有 DNA 病毒和 RNA 病毒均有抑制作用，是一种广谱抗病毒药，临床可用于病毒感染性疾病，如疱疹性角膜炎、病毒性眼病、带状疱疹等皮肤病、慢性乙型肝炎等。

（2）调节人体免疫功能　主要表现为增强细胞免疫和体液免疫作用，能够调节自然杀伤细胞的杀伤活性；增加或激活单核巨噬细胞的吞噬功能；激活 B 细胞，促进抗体生成；诱导白细胞介素，肿瘤坏死因子等细胞因子的产生。可用于治疗获得性免疫缺陷综合征，类风湿性关节炎等。

（3）抗肿瘤作用　本药既可直接抑制肿瘤细胞的生长，又可通过免疫调节发挥间接抑制肿瘤细胞的生长作用。IFN 对成骨肉瘤患者的疗效较好，对肾细胞癌、毛细胞白血病、黑色素瘤、乳癌等有效；而对肺癌、胃肠道癌及某些淋巴瘤无效。

【不良反应】

常见不良反应为流感综合征，出现发热、寒战、出汗、头痛、肌痛、关节痛、全身倦怠等症状，并具有剂量依赖性，减量或停药后症状消失。偶见大剂量可致可逆性血细胞减少，以白细胞和血小板减少为主，引起轻度贫血、凝血障碍等。偶见嗜睡、运动障碍、感觉障碍、语言障碍、精神错乱、抑郁、幻觉等神经症状。并可见过敏反应、肝肾功能减退及注射局部疼痛、红肿等。过敏体质，严重肝、肾功能不全，白细胞及血小板减少患者慎用。

用药指导

一、处方分析
案例：黄某，男，67岁，糖尿病病史12年，曾因胃溃疡入院治疗。近日因类风湿性关节炎入院就诊。就诊后医生给予以下处方。

Rp：甲泼尼龙片　4mg×30片　12mg　q.d.p.o.

请问：以上处方是否合理？为什么？

分析：不合理。甲泼尼龙片为糖皮质激素类药物，它虽然可以抑制免疫系统，治疗类风湿性关节炎，但同时它可以引起血糖升高、诱发和加重胃肠道溃疡，所以糖尿病和胃溃疡患者应禁用。患者应改用其他免疫抑制剂。

二、模拟练习
案例：刘某某，男，42岁，武汉人，既往体健。2020年2月18日开始出现低热、轻微乏力等症状。遂入院治疗。入院后医生诊断为新型冠状病毒肺炎轻症。

请问：患者可以使用哪一种免疫增强剂？使用时应该注意什么？

分析：根据国家卫生健康委员会和国家中医药管理局"关于印发《新型冠状病毒肺炎诊疗方案》的通知"，患者可以使用免疫增强剂α-干扰素。该药用于新型冠状病毒肺炎时不能静脉注射，只能雾化吸入。成人每次500万U或相当剂量，加入灭菌注射用水2mL，每日两次雾化吸入。

巩固提高

一、真题分析
主要用于抑制异体器官移植排斥反应的药物是（　　）。

A. 地塞米松　　B. 塞替哌　　　C. 环孢素　　　　D. 干扰素　　　　E. 左旋咪唑

二、模拟练习
1. 环孢霉素A主要抑制下列哪种细胞？（　　）

A. 巨噬细胞　　B. NK细胞　　　C. T细胞　　　　D. B细胞　　　　E. 吞噬细胞

2. 干扰素没有哪个作用？（　　）

A. 抗真菌　　　　　　　　B. 抗病毒　　　　　　　　C. 抗肿瘤

D. 调节免疫　　　　　　　E. 抑制细胞增殖

3. 左旋咪唑的主要适应证有（　　）。

A. 糖皮质激素不能耐受的自身免疫性疾病　　　　B. 黑色素瘤

C. 胸腺依赖性细胞免疫缺陷病　　　　　　　　　D. 病毒感染

E. 获得性免疫缺陷病

三、简答题
1. 简述免疫抑制药的分类与代表药物。

2. 常用的免疫增强药有哪些？简述其临床用途。

第四十一章　解毒药

学习目标

1. 掌握有机磷酸酯类农药中毒的解救措施及解毒药的药理作用、临床应用、不良反应及注意事项。

2. 熟悉氰化物中毒的解毒药及重金属中毒的解毒药的药理作用、临床应用。

3. 了解有机氟农药中毒的解毒药的药理作用及临床应用。

第一节　有机磷酸酯类中毒解毒药

有机磷酸酯类农药是目前应用最广泛的杀虫剂，广泛用于农作物及水果、蔬菜病虫害的防治。我国生产和使用的有机磷酸酯类农药大多数毒性很强，如对硫磷（1605）、甲拌磷（3911）、内吸磷（1059）、敌敌畏、乐果、敌百虫、马拉硫磷（4049）等，在生产和使用过程中如不注意防护，会使人体中毒。

【中毒机制】

有机磷酸酯类脂溶性高，可经消化道、呼吸道、皮肤、黏膜等处吸收。进入机体后，有机磷酸酯类与胆碱酯酶以共价键结合，生成难以水解的磷酰化胆碱酯酶，使胆碱酯酶丧失水解乙酰胆碱的能力，造成乙酰胆碱大量堆积，过度激动 M 受体、N 受体，出现一系列胆碱能神经功能亢进的中毒症状。若不及时解救，磷酰化胆碱酯酶则不容易被解离，胆碱酯酶难以复活，形成所谓的"老化"现象。此时即使使用胆碱酯酶复活药，也不能恢复胆碱酯酶的活性。因此一旦中毒，必须迅速抢救。

【急性中毒症状】

有机磷酸酯类药物中毒主要出现 M、N 样及中枢神经系统症状，详见第五章拟胆碱药。

【急救措施】

（1）一般解救措施　迅速脱离中毒现场，立即脱去衣服、鞋帽，用生理盐水、清水或肥皂水清洗被污染的头发、皮肤、手、脚等处。口服中毒者应尽早催吐及洗胃，用清水或0.02%高锰酸钾溶液（对硫磷中毒者禁用）或 2%碳酸氢钠（敌百虫中毒者禁用）溶液洗胃，直至洗出液不再有农药气味为止，然后给予硫酸镁导泻。碱性溶液洗胃，不仅可排除毒物，而且还有破坏有机磷酸酯类农药的作用。但敌百虫中毒时禁用碱性溶液洗胃，因敌百虫在碱性溶液中可转化为毒性更大的敌敌畏，而对硫磷等硫代磷酸酯类化合物中毒时则禁用高锰酸钾溶液洗胃，因对硫磷等遇高锰酸钾也可转化为毒性更大的物质如对氧磷等。

（2）特殊解救措施　可选用 M 受体阻断药及胆碱酯酶复活药进行解毒。

一、　M 受体阻断药

此类药除阿托品，还有山莨菪碱、东莨菪碱等，详见第六章抗胆碱药。

二、胆碱酯酶复活药

胆碱酯酶复活药是一类能使已被有机磷酸酯类抑制的胆碱酯酶恢复活性的药物，目前常用的药物有碘解磷定、氯解磷定、双复磷等。它们可与磷酰化胆碱酯酶结合形成复合物，然后游离出胆碱酯酶，恢复其水解乙酰胆碱的活性。

氯解磷定

氯解磷定水溶液稳定，肌内注射和静脉注射均可，给药方便。

【药理作用】

氯解磷定进入体内后可与磷酰化胆碱酯酶中的磷酰基结合，形成氯解磷定-磷酰化胆碱酯酶复合物，复合物裂解游离出胆碱酯酶，并恢复其活性；氯解磷定也可直接与体内游离的有机磷酸酯结合，形成无毒的磷酰化氯解磷定由尿中排出，而解除其毒性。

【临床应用】

用于各种急性有机磷酸酯类农药中毒的解救，可快速消除骨骼肌震颤症状，对中枢中毒症状也有一定改善作用，但对 M 样症状效果差，需与 M 受体阻断药合用。氯解磷定应尽早给药，首剂足量，重复给药至各种中毒症状消失，病情稳定 48h 后方可停药。

【不良反应】

静注速度过快可引起恶心、头痛、视力模糊、血压升高、心动过速等；用药量过大可引起抽搐、癫痫发作，严重者出现呼吸抑制。

碘解磷定

碘解磷定作用、用途与氯解磷定相似，但其作用弱，不良反应多，只能静脉给药，不能肌内注射。

第二节　金属和类金属中毒解毒药

多种重金属（如铅、汞、铬、银等）和某些类金属（如砷、锑、铋、磷等）中的金属离子与细胞的代谢活性基团（—NH$_2$、—SH、—COOH 等）结合，可导致某些酶等生物活性功能障碍，引起人体严重中毒。

常用的解毒药大多是螯合剂，其分子中含有—NH$_2$、—SH、—COOH、—OH，可与金属离子螯合成为可溶的、无毒或低毒的化合物从尿排出。与金属螯合后不再解离者，解毒效果更好。

二巯丁二钠

二巯丁二钠是我国创制的解毒药，水溶液不稳定，久置具有较大毒性，必须新鲜配制。

【药理作用】

二巯丁二钠在化学结构上含有两个巯基，与金属离子有较强的亲和力能与金属离子结合成为不易解离的无毒的环状化合物，由尿排出，从而防止含巯基的酶与金属离子结合，使这些酶的活性被抑制；如及早用药，还能与巯基酶上的金属离子竞争性结合，使巯基酶恢复活性。因该药与金属离子结合后仍有一定程度的解离，故应强调早期用药、重复用药。

【临床应用】

主要用于酒石酸锑钾中毒，有明显疗效；对汞、砷、铅中毒也有明显的解毒和促进排泄作用；对铜、钴、镍等中毒也有疗效；还可用于肝豆状核变性病。

【不良反应】

毒性较小。注射后可有口臭、头痛、恶心、全身乏力及四肢酸痛，减慢注射速度，症状会减轻。偶见过敏反应。

二巯丙磺酸钠

二巯丙磺酸钠的作用机制与二巯丁二钠相似，首选治疗汞、砷中毒；对铬、铋、铅、铜及锑中毒有一定的疗效。也可用于灭鼠药毒鼠强中毒及农药杀虫双、杀虫单中毒的特效解毒药。

本品静脉注射过快可引起恶心、头晕、口唇发麻、面色苍白及心悸等，少数人可发生过敏反应，甚至过敏性休克。

依地酸钙钠

依地酸钙钠又名解铅乐，能与多种金属离子（铅、锰、铜等）和放射性物质（钇、镭、钚等）络合形成可溶性络合物，使金属离子失去作用，迅速由尿中排出。主要用于铅中毒，也可用于铜、锰、铬、镉等中毒和放射性物质中毒。

本品不良反应少，部分患者可出现短暂的头晕、恶心、关节酸痛、乏力等；大剂量对肾有损害，用药期间应注意查尿，肾病患者禁用。

青霉胺

青霉胺为青霉素的水解产物，为含巯基的氨基酸。可与金属离子形成可溶性螯合物，由尿迅速排出。青霉胺首选用于治疗肝豆状核变性病，对铅、汞、锌中毒也有效。

本品可引起头痛、乏力、恶心、腹痛、腹泻，也可引起发热、皮疹、关节痛、白细胞及血小板减少。与青霉素有交叉过敏反应，用前必须做青霉素皮试。

去铁胺

去铁胺是特效的铁络合剂，可与组织中的铁络合成无毒物而从尿中排出。主要用于铁中毒，但口服吸收差，必须注射给药。

该药注射太快可引起面部潮红、低血压等，注射局部可出现疼痛。

第三节　氰化物中毒解毒药

氰化物是一种毒性很强的化学物质，常见的有氢氰酸、氰化钾、氰化钠，桃、杏、枇杷、杨梅及樱桃的核仁和木薯、高粱秆等植物中含有氰苷，分解后可产生氢氰酸，人畜误服均可中毒。此外，硝普钠过量亦可引起氰化物中毒。

氰化物在体内释放出 CN^- 离子，能与细胞色素氧化酶结合成氰化细胞色素氧化酶，使细胞色素氧化酶失去传递电子的功能，组织细胞不能利用氧而缺氧窒息，导致机体中毒。由于中枢神经对缺氧极为敏感，因此可出现呼吸中枢麻痹，如不及时解救，可很快导致死亡。

临床解救药物有亚甲蓝、亚硝酸钠、硫代硫酸钠等。

一、高铁血红蛋白形成剂

亚甲蓝

【药理作用】

亚甲蓝又称美蓝，为氧化还原剂。小剂量缓慢静脉注射，在辅酶Ⅰ（NADH）催化下生成还原型亚甲蓝，后者可将高铁血红蛋白还原为血红蛋白。大剂量时辅酶Ⅰ不能全部还原高浓度亚甲蓝，氧化型亚甲蓝可氧化正常的血红蛋白转化为高铁血红蛋白，后者再与 CN^- 离子结合形成氰化高铁血红蛋白。这一作用只能暂时解除 CN^- 离子对组织的毒性，短时保护血红蛋白的正常功能。只有与硫代硫酸钠配合，才能使 CN^- 离子转化为无毒的硫氰酸盐排出体外，彻底解除氰化物毒性。

【临床应用】

亚甲蓝临床用于缓解氰化物中毒及其他原因引发的高铁血红蛋白血症。

【不良反应】

静脉注射过快，可引起头晕、恶心、呕吐、胸闷、腹痛等反应。剂量过大，还可出现头痛、血压降低、心率增快伴心律失常、大汗淋漓和意识障碍。

二、供硫剂

亚硝酸钠

【药理作用】

亚硝酸钠可促使血红蛋白氧化为高铁血红蛋白，加速 CN^- 离子外排，并能同时夺取与细胞色素氧化酶中三价铁离子（Fe^{3+}）结合的 CN^- 离子，从而保护或恢复细胞色素氧化酶的活性，发挥解毒作用。

【临床应用】

亚硝酸钠临床用于解救氰化物中毒，疗效比亚甲蓝好。

【不良反应】

快速注射或大剂量，可致血压骤降，心率加快。

硫代硫酸钠

【药理作用】

硫代硫酸钠又称次亚硫酸钠，通过转硫酶的作用，可与高铁血红蛋白结合的 CN^- 离子及游离的 CN^- 离子相结合，形成无毒的硫氰酸盐排出体外。其解毒作用较慢，可以先用生效较快的亚硝酸钠、亚硝戊酯或亚甲蓝缓慢静注，促使血红蛋白氧化为高铁血红蛋白，加速与体内 CN^- 离子结合。然后注射硫代硫酸钠，促使 CN^- 离子形成硫氰酸盐外排。

【临床应用】

硫代硫酸钠临床用于解救氰化物、砷剂等中毒。也有抗过敏作用，用于皮肤瘙痒症、慢性荨麻疹、药疹等。

【不良反应】

轻度胃肠、中枢刺激。静脉注射过快，引起血压下降。

第四节 有机氟、亚硝酸盐、蛇毒中毒解毒药

一、有机氟中毒解毒药

常用药物乙酰胺，又称解氟灵，其化学结构与有机氟农药氟乙酰胺相似，能与氟乙酰胺争夺酰胺酶，乙酰胺夺取此酶后，使氟乙酰胺不能脱氨变成氟乙酸，后者在体内可阻断三羧酸循环，导致柠檬酸堆积，从而破坏细胞的正常功能而使细胞死亡。主要用于解救氟乙酰胺类农药、氟乙酸钠（灭鼠药）中毒。

乙酰胺毒性低，使用安全。由于呈强碱性，肌内注射有局部疼痛，常与普鲁卡因合用以减轻疼痛。

二、亚硝酸盐中毒解毒药

有机氮农药主要用于防治水稻螟虫、棉花红铃虫等病虫害，包括杀虫脒，虫岭畏等。杀虫脒急性中毒时，药物经呼吸道吸入、皮肤污染吸收，而导致意识障碍、高铁血红蛋白血症和出血性膀胱炎等临床中毒反应。

亚硝酸盐中毒者应迅速脱离现场，脱去衣、帽、鞋、袜。轻度中毒可刺激咽喉部催吐，严重者及时对症紧急处理。口服中毒及时催吐洗胃，静脉滴注维生素 C 和葡萄糖溶液。高铁血红蛋白血症明显的，用美蓝 2mg/kg 加 50％葡萄糖溶液稀释，静脉缓慢注射，必要时可半量重复一次。出血性膀胱炎患者静脉滴注 5％NaHCO$_3$ 溶液。昏迷和休克等应对症急救处理。

三、蛇毒中毒解毒药

毒蛇咬伤人体，在我国较常见，尤其在南方丘陵山区。最常见的蛇毒可分为神经毒素（如金环蛇、银环蛇）、血循毒素（竹叶青蛇、尖吻蝮蛇）、混合毒素（既含有神经毒素，又含有血循毒素，如眼镜蛇、蝮蛇）三等。被毒蛇咬伤后若救治不及时，伤者可出现头昏、眼花、肌肉关节疼痛、吞咽困难、颈项强直、抽搐、呼吸肌麻痹等症状，最后窒息而死亡或引起溶血、出血、血管内皮细胞破损，并对心肌产生损害，引起心肌炎、心力衰竭而死亡。

被毒蛇咬伤后应立即结扎咬伤处，冲洗伤口加快毒素排出。应用对应的抗蛇毒血清，一般蝮蛇咬伤注射抗蝮蛇毒血清 6000IU；五步蛇咬伤注射抗五步蛇毒血清 8000IU；银环蛇或眼镜蛇咬伤注射抗银环蛇毒血清 10000IU 或抗眼镜蛇毒血清 2000IU。同时可强心、利尿、止血、抗溶血等对症支持治疗。抗蛇毒血清常见不良反应表现为过敏性休克。

💬 用药指导

一、处方分析

案例：王某某，女，45 岁，因家庭琐事与丈夫发生争吵，一气之下喝下大量敌百虫农药，不久出现恶心、呕吐、大汗淋漓、大小便失禁等症状，被送往急诊科就诊，就诊后医生给予以下处方。

Rp：碳酸氢钠注射液　　500mL　　洗胃

　　　硫酸阿托品注射液　　1mg/mL×30支　　2mg　b.i.d　i.m.

请问：以上处方是否合理？为什么？

分析：该处方不合理。敌百虫口服中毒时，不能用碱性的碳酸氢钠注射液洗胃，因其在碱性溶液中可转化为毒性更强的敌敌畏。另外，阿托品的用量不够，难以达到阿托品化。

二、模拟练习

案例：吴某，男，8岁，因贪玩误食一定量不明野果，不久出现恶心、呕吐、腹泻、呼吸困难等症状，被家人送往急诊科抢救，诊断为苦杏仁中毒。

请问：患者应使用哪种解毒药？用药注意事项有哪些？

分析：苦杏仁中主要含有氰化物，由此可以判断该患者为氰化物中毒，可以使用亚甲蓝、硫代硫酸钠作为解毒药物。不能皮下、肌内或鞘内注射，皮下、肌内注射引起坏死，鞘内注射会引起瘫痪，亚甲蓝用量不能过大，静脉注射速度不能过快。使用亚甲蓝至口周发绀消失时再用硫代硫酸钠。

？ 巩固提高

一、真题分析

有机磷酸酯类农药中毒时的M样症状选择下列哪种药物抢救？（　　　）

A. 亚甲蓝　　　　　　　　B. 新斯的明　　　　　　　　C. 氯解磷定

D. 阿托品　　　　　　　　E. 二巯丁二钠

二、模拟练习

1. 氰化物中毒选择下列哪种药物急救？（　　　）

A. 阿托品　　　B. 碘解磷定　　　C. 亚甲蓝　　　　D. 去铁胺　　　E. 乙酰胺

2. 使磷酰化胆碱酯酶复活的药物是（　　　）。

A. 阿托品　　　　　　　　B. 毒扁豆碱　　　　　　　　C. 毛果芸香碱

D. 新斯的明　　　　　　　E. 氯解磷定

3. 一般蝮蛇咬伤注射抗蝮蛇毒血清的单位是（　　　）。

A. 6000IU　　　B. 8000IU　　　C. 10000IU　　　　D. 2000IU　　　E. 2000IU

三、简答题

1. 简述金属和类金属中毒解毒药的种类。

2. 简述有机磷酸酯类农药中毒解救的基本原则。

参 考 文 献

［1］ 刘书华.药理学.西安：第四军医大学出版社，2008.

［2］ 刘斌，罗跃娥.药理学.北京：高等教育出版社，2014.

［3］ 朱依醇，殷明.药理学.北京：人民卫生出版社，2016.

［4］ 秦爱萍，樊一桥，韩永红.药理学.天津：天津科学技术出版社，2016.

［5］ 葛喜珍，刘建明.药理学.北京：化学工业出版社，2017.

［6］ 褚杰，郭步伐.药理学.北京：中国科学技术出版社，2017.

［7］ 执业药师考试药学专业知识二.北京：中国医药科技出版社，2019.

［8］ 秦红兵，陈俊荣.药学服务实务.北京：人民卫生出版社，2019.

［9］ 中华人民共和国药典（2020版）.北京：中国医药科技出版社，2020